中医眼科临证心得录

编 著 陈小华

学苑出版社

图书在版编目(CIP)数据

中医眼科临证心得录 / 陈小华编著. — 北京：学苑出版社，2025.2. — ISBN 978-7-5077-7111-4

Ⅰ.R276.7

中国国家版本馆 CIP 数据核字第 2025TA4825 号

出　版　人	：洪文雄
责 任 编 辑	：黄小龙
书 籍 设 计	：懋晟合德
出 版 发 行	：学苑出版社
社　　　　址	：北京市丰台区南方庄 2 号院 1 号楼
邮 政 编 码	：100079
网　　　　址	：www.book001.com
电 子 邮 箱	：xueyuanpress@163.com
联 系 电 话	：010-67601101（营销部）、010-67603091（总编室）
印　刷　厂	：天津鸿景印刷有限公司
开　　　　本	：710 mm×1000 mm　1/16
印　　　　张	：13.25
字　　　　数	：228 千字
版　　　　次	：2025 年 2 月第 1 版
印　　　　次	：2025 年 2 月第 1 次印刷
定　　　　价	：88.00 元

编 委 会

编 著 陈小华

副主编 王绍坡　宁志豪　王东明

　　　　　甘　露　刘一潼

编 委（按姓氏笔画排序）

　　　　　王晓玲　叶凤红　邢璐璐

　　　　　戎曙欣　李　薇　李子昱

　　　　　张　洁　张茂鹏　陈　静

　　　　　柴亚男　高甜丽　郭瑞红

　　　　　盛时运　冀佳豪

自 序

自1997年入职河北省中医院中医眼科以来,我在临床工作学习中先后受教于秦杏蕊教授、石守礼教授,两位老师曾跟随全国著名的中医眼科专家庞赞襄教授学习,深得庞老技艺精髓,目睹老前辈对中医眼科的执着与热爱,也惊叹于老师们诊治疑难眼病的临床疗效,深感中医药及中医特色疗法在非手术性眼病的治疗中有其独到的优势。

本人作为河北省著名中医眼科专家石守礼教授的学术经验继承人,系统总结并传承了其学术思想和临床经验,后又参加了河北省中医药管理局组织的国医大师学术经验传承研修班,学习国医大师李士懋教授的平脉辨证的学术思想。后于2017年入选第四批全国中医临床优秀人才,在三年的研修过程中,先后拜国医大师及名中医药专家薛伯寿教授、李佃贵教授、刘景源教授、顾植山教授、李发枝教授及眼科名家燕京眼科学术流派传承人韦企平教授为师。每位老师都有自己的学术专长,临床跟诊获益良多,更加感慨中医理论的博大精深。在此期间夯实了我的中医基础理论,拓展了临床思维,当再读古代先贤之书时,古人的语言由最初的晦涩难懂变得亲切而实在,有醍醐灌顶、豁然开朗的感觉。每一次开卷的心得,都会在临床中给予启示与指导,大大提高了临床疗效。在20余年的工作及成长过程中深刻体会到读经典、跟名师、做临床的重要性,由此萌发了将学习过程中的心得进行总结的想法。因跟师时间有限,在此不能尽展老师们的学术光芒及精湛医术,加之自觉才疏学浅,书中阐述不当之处还请同道多多批评指正!并在此一并致谢在本书的编写过程中李清文教授、白世淼教授及戎曙欣教授的帮助和指导!

陈小华

2023年12月

前　　言

眼睛是人体的重要器官,我国劳动人民在几千年来的繁衍生存中与各种各样的眼病做斗争并积累了丰富的经验。从《黄帝内经》这部集先秦医学之大成之作到诸如《审视瑶函》等中医眼科专著的出现,使中医眼科学在理论上不断完善,有了自己独有的辨证与治疗特色。

《黄帝内经》是我国现存最早的一部中医经典著作,所包含的内容十分丰富,其中的养生思想与观念是眼病临床中重要的预防调护指导原则。它从宏观角度论证了天、地、人之间的相互联系,并提出"圣人不治已病治未病"的预防思想。在"天人相应"的观念指导下,将人与天地万物紧密联系,把人看作整个物质世界的一部分来探讨生命规律,提出了遵循天道、守法自然的养生观,强调了人与自然和谐统一的重要性。在这种"天人合一"观念的影响下,它不仅强调人与大自然的整体性,同时认为人体自身也是一个小宇宙,同样具有整体性。人体的各个组成部分在生理上是相互联系的,在病理上是相互影响的,并且按一定规律发展变化。《黄帝内经》首次从解剖的角度提出了目、眼、匡、内眦、外眦(锐眦)、约束、络、白眼、黑眼、瞳子、目系等名词,对眼的生理功能及某些眼病的病机做了初步描述。眼睛作为人体的视觉器官,是接收外界信息的重要窗口,在信息时代下,人们的用眼需求不断增加,有许多不当的用眼习惯、生活习惯以及不宜的居住环境为眼部疾病的发生埋下了隐患,虽然较之几千年前眼病的疾病谱发生了变化,但《黄帝内经》中未病先防、既病防变的思想,在防止疾病发生,或减缓疾病发展的进程,或减少疾病复发频率等方面仍然有积极的指导意义。

秦汉时期的《神农本草经》中记载防治眼病的中药有 70 余味,包括明目药、利窍药、治目痛药等等,这些反映了当时药物治疗的水平。东汉末年,张仲景的《伤寒杂病论》首创了中医辨证论治的原则,从整体观念出发,参合全身的脉证,其中的三阴三阳六经辨证,为后世眼科医家所传承和发扬。隋唐时期为中医眼科的奠基时期,中医眼科从基础理论到临床实践各方面都有了进一步发展,出现了眼科专书,如晚唐时期著名的《龙树眼论》《刘皓眼论准的歌》,后者所载的五轮歌及眼病的内外障分类法,对中医眼科的学术发展影响深远,现在的中医眼科辨证方法中依然沿用。经过宋元时期理论与临床的不断完善,中医眼科作为独立的学科发展起来,到明清达到了鼎盛时期,明代王肯堂的《证治准绳·杂病·七窍门》,明末傅仁宇的《审视瑶函》都是眼科临证重要的参考书籍。综上所述,在天人合一、整体观念的基础理论之上,结合眼科独有的辨证方法,形成了中医眼科临床思维。

随着眼科显微检查设备的广泛应用,使中医眼科医生的望诊范围不断扩大深入,比如五轮辨证中的水轮归肾所属,而水轮是指瞳孔及其后面的眼部组织,包括了虹膜、晶状体、玻璃体、视网膜、脉络膜、视神经、视网膜血管、视网膜色素等方面,难以单纯用肾的病理机制解释疾病,所以后世医家提出了"内五轮学说"将眼底组织赋予新的脏腑归属,并在此理论的指导下取得很好的临床疗效。然而在临床中仍然有些疑难眼病不能突破,对中西医来说都较为棘手,比如老年性黄斑变性、视网膜色素变性等,还有和全身疾病相关的眼病如糖尿病视网膜病、视网膜血管性疾病、视神经疾病、葡萄膜炎等。

毛主席说:"中国医药学是一个伟大的宝库,应当努力发掘,加以提高。"习总书记说:"中医药学凝聚着深邃的哲学智慧和中华民族几千年的健康养生理念及其实践经验,是中国古代科学的瑰宝,也是打开中华文明宝库的钥匙。深入研究和科学总结中医药学对丰富世界医学事业、推进生命科学研究具有积极意义。"中医药凝聚着国学智慧,既是中华文明的重要载体,又是人民生命健康的重要保障。目前中医药发展上升为国家战略,中医药的振兴发展迎来天时、地利、人和的大好时机,继承与创新成为发展中医的重要主题。值此之机,将自己的临床体会、感悟及跟师心得做一总结,请读者不吝赐教,以期进一步提高临床疗效。

本书共由三个章节组成。第一章为中医眼科理论基础,简述了与眼部疾病相关的中医基础理论知识;第二章为中医眼科病案精选,选用跟师教授及笔者日常诊疗中的病案进行汇总归纳、整理分析;第三章为跟师心得及学习心悟,将跟师心得及学习感悟加以梳理汇总分类,起到触类旁通之作用。由于自身水平有限,书中错漏之处在所难免,敬请各位读者斧正。

编者
2023年12月

目　　录

第一章　中医眼科理论基础 ·· 1
第一节　藏象学说概要 ·· 1
第二节　五轮学说概要 ·· 5
第三节　气血津液学说概要 ··· 7
第四节　玄府学说概要 ·· 11

第二章　中医眼科病案精选 ·· 13
第一节　胞睑疾病 ·· 13
一、针眼 ··· 13
二、胞生痰核 ··· 15
三、睑弦赤烂 ··· 16
四、胞轮振跳 ··· 18
五、目劄 ··· 19

第二节　两眦疾病 ·· 21

第三节　白睛疾病 ·· 22
一、时复目痒 ··· 22
二、白涩症 ·· 24
三、胬肉攀睛 ··· 31

第四节 黑睛疾病 …………………………………………… 32
  一、聚星障 …………………………………………………… 32
  二、凝脂翳 …………………………………………………… 34
第五节 瞳神疾病 …………………………………………… 36
  一、瞳神紧小 ………………………………………………… 36
  二、云雾移睛 ………………………………………………… 44
  三、暴盲 ……………………………………………………… 46
  四、视瞻昏渺 ………………………………………………… 67
  五、高风内障 ………………………………………………… 84
  六、青盲 ……………………………………………………… 90
  七、消渴目病 ………………………………………………… 102
第六节 其他眼病 …………………………………………… 109
  一、目黑候 …………………………………………………… 109
  二、风牵偏视 ………………………………………………… 111
  三、目倦 ……………………………………………………… 121

第三章 跟师心得及学习心悟 …………………………………… 122

第一节 跟师心得 …………………………………………… 122
  一、石守礼教授学术思想和临床经验 ……………………… 122
  二、韦企平教授学术特色和临床经验撷菁 ………………… 130
  三、秦杏蕊教授学术特色及临床经验 ……………………… 136
第二节 学习心悟 …………………………………………… 140
  一、跟师薛伯寿教授学习心悟 ……………………………… 140
  二、李士懋教授学术思想在眼科临床应用心悟 …………… 145
  三、跟师李佃贵教授学习浊毒理论在眼病中的思考 ……… 152
  四、跟师刘景源教授学习失眠与汗症的治疗心得 ………… 155
  五、跟师李发枝教授学习甘草泻心汤心悟 ………………… 159

六、跟师顾植山教授学习五运六气思想在眼科临床应用心悟 …… 162

七、论"五脏元真通畅人即安和" …………………………… 168

八、气机升降理论在中医眼科疾病中的指导 ……………… 173

九、从《黄帝内经》养生观谈眼睛保健与防护 …………… 180

十、浅谈养血祛风法在外障眼病中的应用 ………………… 182

十一、失眠与眼疲劳 ………………………………………… 184

十二、读《黄帝内经》谈阳气在眼病中的意义 …………… 187

十三、学习《伤寒论》应用小柴胡汤加减治疗眼病 ……… 189

十四、试以李东垣"补脾胃、泻阴火、升阳气"理论组方治疗
　　　视网膜静脉阻塞黄斑囊样水肿 ……………………… 191

十五、基于玄府学说指导干眼的治疗心得 ………………… 193

中西医眼部解剖名称对照 ……………………………………… 195

参考文献 …………………………………………………………… 196

后记 ………………………………………………………………… 198

第一章 中医眼科理论基础

第一节 藏象学说概要

《审视瑶函·内外二障论》指出："眼乃五脏六腑之精华上注于目而为明。"在《灵枢·邪气脏腑病形》中言："十二经脉，三百六十五络，其气血皆上于面而走空窍。其精阳气，上走于目而为之睛。"《灵枢·口问》曰："目者，宗脉之所聚也。"经络内属脏腑，外络肢节头面，在人体沟通表里上下，联络脏腑器官，行气血，营阴阳，将人体脏腑组织器官连接成一个有机的整体。眼为五官之一，主司视觉，眼与脏腑经络有着密切的内在联系。五脏六腑的精华通过经络上聚于眼而发越于外才产生了视觉。若脏腑经络功能失调，精气不能上达于目，则目失濡养而影响视觉功能。《太平圣惠方·眼论》中记载"明孔遍通五脏，脏气若乱，目患即生；诸脏既安，何辄有损"，更是反映出眼与脏腑经络的密切关系。

一、眼与五脏六腑的关系

《灵枢·大惑论》中言："五脏六腑之精气，皆上注于目而为之精。精之窍为眼，骨之精为瞳子，筋之精为黑眼，血之精为络，其窠气之精为白眼，肌肉之精为约束，裹撷筋骨血气之精而与脉并为系，上属于脑，后出于项中。"这段经典理论不仅阐明了眼与五脏的关系，还将眼的解剖结构与五脏进行了分属，为后世眼病的脏腑辨证、审因论治提供了重要依据。五脏者，心、肝、脾、肺、肾；六腑者，胆、胃、大肠、小肠、膀胱、三焦。"五脏者，藏精气而不泻也……六腑者，传化物而不藏……"，五脏六腑互为表里，相互依赖，共同完成气的升降出入及生长化收藏的生命过程。故眼不仅与五脏紧密相连，与六腑亦关系密切。

1. 眼与心和小肠的关系　心主血，舍神明，目为心使。《素问·五脏生成论》曰："诸脉者，皆属于目""诸血者，皆属于心"。《灵枢·口问》亦云："目者，宗脉之所聚也，上液之道也。"《审视瑶函·开导之后宜补论》曰："夫目之有血，为养目之源，充和则有发生长养之功，而目不病；少有亏滞，目病生焉。"指出全身血脉皆连属于心，血之于目，有重要的充养作用，是目视睛明的重要条件。《素问·灵兰秘典论》载道："心者，君主之官，神明出焉。"《灵枢·大惑论》指出："目者，心之使也。"指出了人的精神、意识、思维乃至整个生命活动的外在表现，均由心主宰。此外，《素问·脉要精微论》中说："夫心者，五脏之专精也；目者，其窍也。"心主神明，为五脏六腑之大主，五脏六腑之精气皆为心所使，而目赖脏腑精气所养。因此，人体脏腑精气的盛衰，以及精神活动状态均可由目反映出来，故有"眼睛是心灵的窗户"之说。《素问·灵兰秘典论》曰："小肠者，受盛之官，化物出焉。"其清者由脾传输至全身，从而使目得濡养；其浊者下注大肠，多余的津液下渗膀胱。心与小肠相表里，经脉相互络属，经气相通。两者受邪常相互波及，心火上炎所致目病，可移热于小肠。利小便有助于泻心火。

2. 眼与肝和胆的关系　肝开窍于目，目为肝之外候。《素问·金匮真言论》中说："东方青色，入通于肝，开窍于目，藏精于肝。"《灵枢·五阅五使》中记载："目者，肝之官也"，《诸病源候论·目病诸候》曰："目为肝之外候。"即眼目为肝之官窍。肝所受藏的精微物质能上输于目，从而维持眼的视觉功能。肝脏若发生病理改变，亦可从眼部表现出来，正如《灵枢·本脏》所说："视其外应，以知其内脏，则知所病矣。"肝主藏血，"肝受血而能视"。《审视瑶函·目为至宝论》曰："真血者，即肝中升运于目，轻清之血，乃滋目经络之血也。"肝气通于目，目为肝之窍，肝气可直接通达于目。《灵枢·脉度》中记载："肝气通于目，肝和则目能辨五色矣。"肝主疏泄，条达情志，调畅气机，使气机升降出入有序，有利于气血津液上输于目，故目得所养能辨色视物。所以调情志是眼病患者重要的预防调护措施。《素问·宣明五气篇》曰："五脏化液……肝为泪。"《银海精微》亦载道："泪乃肝之液。"泪液有润泽和保护目珠的作用，泪液的分泌和排泄与肝之疏泄功能有关，若肝的疏泄功能失调，就会出现不能收摄泪液而致的流泪症，或泪液分泌异常而出现的干眼症等。《灵枢·经脉》曰："肝足厥阴之脉，……连目系。"肝脉上连目系，十二经脉之中，唯肝脉以本经直接上连目系，目系即现代医学的视神经，后世医家将眼底的视神经、视网膜归肝所属。足少阳胆腑，藏精汁，主疏泄与决断，寄相火，其阳气不亢不烈，如日初出，因此称少阳，其温煦长养，推动全身气机的展发。胆汁有规律的贮藏和排泄，协助阳明胃降，太阴脾升，如此可处事果断，精神愉悦，思维敏捷，脏腑气机调畅，全身代谢旺盛。少阳木气如春之生，如晨之始，对人体的生长化收藏，对五脏六腑表里内外新陈代谢、能量交换有重要作用，故《素问·六节藏象论》中言"凡十一脏取决于胆也"。《证治准绳·杂病·七窍门》曰："神膏者，目内包涵膏液……此膏由胆中渗润精汁积而成者，能涵养瞳神，衰则有损"，肝胆表里相合，升降相宜，畅达气血，疏利三焦，调和情志，是眼病密切相关的脏腑。

3. 眼与脾和胃的关系　李东垣在《脾胃论·脾胃虚实传变论》中指出："九窍者，五脏主之，五脏皆得胃气乃能通利。"若"胃气一虚，耳、目、口、鼻俱为之病"，在《兰室秘藏·眼耳鼻门》曰："夫五脏六腑之精气，皆禀受于脾，上贯于目……故脾虚则五脏六腑之精皆失所司，不能归明于目矣。"《素问·玉机真脏论》中论及脾的虚实云："其不及则令人九窍不通。"脾胃为后天之本，气血化生之源，脾主运化，胃主受纳。食物受纳腐熟于胃，运化于脾，脾输精气，上贯于目。脾胃居于中焦，为机体升降出入之枢。脾主升清，胃主降浊，两者升降正常，出入有序，则清浊分明，清阳出上窍，浊阴出下窍，浊阴不致上犯于目。脾运健旺，方能气血充足，精微物质才能上输头目，目得气血精微濡养，则能明视万物。故视觉功能的正常有赖于脾之精气的上输。《景岳全书·杂证谟》曰："盖脾统血，脾气虚则不能收摄。"脾主统血，若脾气虚弱，则血失统摄，可发生眼部出血之证。《素问·痿论》曰："脾主身之肌肉。"脾主肌肉，眼睑肌肉及眼外肌有赖于脾之精气充养，方能眼睑开阖自如，目珠转动灵活。

4. 眼与肺和大肠的关系　肺主气，司呼吸，主宣发肃降、通调水道。《素问·五脏生成论》曰："诸气者，皆属于肺。"《素问·六节藏象论》亦云："肺者，气之本。"《灵枢·决气》中记载："气脱者，目不明。"肺是调节气机的重要环节，肺的宣发与肃降相反相成，布散气血津液至全身，维持正常水液代谢，如此则眼络通畅，精微敷布，玄府开通，目窍通利。大肠与肺相表里，主司传导之职，下输糟粕之物。大肠之传导功能与肺的肃降有关。正如《医经精义·脏腑之官》中记载道："大肠之所以能传导者，以其为肺之腑。肺气下达，故能传导。"肺失肃降，大肠传导之令不行，热结于下，熏蒸于上而发为眼病；反之，大肠积热，腑气不通，亦可使肺气不降，气壅于上而导致眼病。

5. 眼与肾和膀胱的关系 《素问·上古天真论》曰"肾者主水，受五脏六腑之精而藏之"，肾主藏精，既藏先天之精，亦藏后天之精。《素问·脉要精微论》曰："夫精明者，所以视万物、别黑白、审短长；以长为短、以白为黑，如是则精衰矣。"《审视瑶函·目为至宝论》中记载："真精者，乃先后二天元气所化之精汁，起于肾……而后及乎瞳神也。"肾主骨生髓，诸髓属脑，脑为髓海，而目系"上属于脑"。故《灵枢·海论》曰："髓海不足，则脑转耳鸣……目无所见。"肾精充足则髓海丰满，目视精明有神采；若肾精不足，髓海空虚，则头晕目眩、视物昏花。肾脏主津液，《灵枢·五癃津液别》曰："五脏六腑之津液，尽上渗于目。"《素问·逆调论》曰："肾者水脏，主津液。"五脏六腑的津液在肾的调节下，不断输送至目，外为润泽之水，内为充养之液。膀胱有贮藏津液、化气行水、排泄尿液的功能与肾互为表里。肾气的盛衰影响膀胱的气化。肾与膀胱的功能失常，则水液停潴而上泛于目，变生目疾。《银海指南·膀胱主病》曰："目珠上属太阳，见症甚多……故凡治目，不可不细究膀胱。"即膀胱属于足太阳经，主一身之表，易遭外邪侵袭而致眼病。

6. 眼与三焦的关系 三焦为孤腑，主持诸气，通行水道。《难经·六十六难》曰："三焦者，原气之别使也，主通行三气，经历于五脏六腑。"《素问·灵兰秘典论》曰："三焦者，决渎之官，水道出焉。"三焦是水火气机的通道，是气化的场所，内寄相火。人体少阳（胆和三焦）木气的展发，对肝气的疏泄，脾胃的升降，心气心阳的振作，肺气的宣降，肾气的藏泄，表气的布达，里气的疏通，能量的合成、输布和利用，情绪的稳定和舒畅，都有着调节、控制、激发、推动作用。人体之气通过三焦而敷布全身，目亦得滋养。全身的水液代谢，虽然由肺、脾、肾、膀胱等脏腑协同作用而完成，但须以三焦为通道。若三焦功能失常，可致水谷精微的消化吸收和输布发生障碍，或致脏腑气机失调，气血不能上濡于目，则目失濡养；若三焦水道失利，水液停潴，水湿上泛于目而引发眼病。

综上所述，眼之所以能辨色视物，皆赖各脏腑所化生受藏的精、气、血、津液的濡养及脏腑气机的调畅。

二、眼与经络的关系

十二经脉，三阴三阳表里相合，正经首尾相贯，旁支别络纵横交错。营血在经隧中运行全身，始于手太阴，终于足厥阴，周而复始，如环无端。都直接或间接地与眼发生着联系。其中，手足三阳经及手少阴心经、足厥阴肝经直接与眼有着联系，而足少阴肾经、足太阴脾经、手太阴肺经及手厥阴心包经则间接与眼发生联系。奇经八脉是十二正经之外的八条经脉，与脏腑无直接络属关系，它们循行分布于十二经脉之间，具有加强经脉之间的联系，调节正经气血的作用，其中督脉、任脉、阴跷脉、阳跷脉及阳维脉与眼有直接联系。此外手少阴心经与手太阳小肠经、足太阴脾经与足阳明胃经、足厥阴肝经与足少阳胆经的经别及手足三阳之经筋均与眼睛有密切联系，它们密布于眼周，源源不断地将脏腑气血输送至目，使目得精微而神光华彩，使胞睑开合有度、眼珠转动灵活。一旦经脉失调，就会引起眼部病变。

第二节　五轮学说概要

五轮学说是中医眼科独具特色的理论体系，是整体观念下天人合一、五脏整体观的具体体现。古代将眼的胞睑、两眦、白睛、黑睛、瞳神五个部分，分别命名为肉轮、血轮、气轮、风轮、水轮。

五轮学说起源于《黄帝内经》中《灵枢·大惑论》，书中言："五脏六腑之精气，皆上注于目而为之精。精之窠为眼，骨之精为瞳子，筋之精为黑眼，血之精为络，其窠气之精为白眼，肌肉之精为约束，裹撷筋骨血气之精而与脉并为系，上属于脑，后出于项中。"此段论述将眼的各部分生理解剖与五脏相联系，是五轮学说与五脏的藏象学相互关联的理论基础。

据考，"五轮"最初出现于晚唐时期的《刘皓眼论准的歌》。在我国现存医籍中，则以《太平圣惠方·眼论》的记载为早。"五"《说文解字》

言："从二，阴阳在天地间交午也。"中医认为"人与天地相参也，与日月相应也"，在这种整体观的认知下，"五"之数"从二"，二者为天地，"阴阳在天地间交午也"，《素问·六微旨大论》言："言人者求之气交"，天地之间阴阳之气相交为之人，人应五之数。故中医理论中多言五，如五行、五脏、五官、五轮等。《太平圣惠方·眼内障论》言："故眼通五脏，气贯五轮"，故"五"之数亦为对应五脏、五行而言，故言之五轮。"轮"《说文解字》言"有辐曰轮"，其述眼如有辐之轮，考虑眼中虹膜之纹理，诚如辐条一般，其称之为轮，形象之极。再者《审视瑶函·五轮所属论》言："夫目有五轮，属于五脏。五轮者，皆五脏之精华所发。名之曰轮，其像如车轮圆转，运动之意也。"所言轮者，取其运动之意，目者，居高处，为清窍，唯清阳之气所供养。正如《灵枢·邪气脏腑病形篇》所言："十二经脉，三百六十五络，其血气皆上于面而走空窍，其精阳气上走于目而为睛。""阳气者精则养神，柔则养筋"，唯有阳气不断运动，才能走玄府，充目系，神光才得以发越，目中才有各种变化，诚如《审视瑶函·目为至宝论》所言："神光者，谓目中自然能视之精华也。夫神光原于命门，通于胆，发于心，皆火之用事。"故轮者，既为形象之言，又有轮转运动之意，切合眼的形象和生理功能。

五轮脏腑所属，在《审视瑶函·目为至宝论》中有详细的描述，曰："肺之精腾，结而为气轮；肝之精腾，结而为风轮；心之精腾，结而为血轮；脾之精腾，结而为肉轮；肾之精腾，结而为水轮。"

"气轮者，白睛是也，内应乎肺，肺为华盖，部位至高，主气之升降……金色宜白，故白而光泽者顺也。"《审视瑶函·五轮所属论》曰："金为五行中之最坚，故白睛亦坚于四轮"，故气轮指白睛，相当于解剖学之球结膜和前部巩膜。白睛在脏属肺，肺主气，故称气轮。因肺与大肠相表里，所以，气轮疾病常责之于肺和大肠。

"风轮者，白睛内之青睛是也。内应乎肝，肝在时为春，春生万卉，而肝开窍于目，肝木主风，故曰风轮。此轮清脆，内包膏汁，有涵养瞳神之功，其色宜青，故青莹者顺也。"风轮指黑睛，相当于解剖学之角膜。黑睛在脏属肝，肝主风，故称风轮。因肝与胆相表里，故风轮疾病常责之于肝胆。

"肉轮者，脾土是也，脾主肉，故曰肉轮。夫土为五行之主，故四轮皆脾之包含。土性主静，其色宜黄，得血为润，故黄泽为顺也。"肉轮指胞睑，相当于解剖学之眼睑皮肤、皮下组织、肌肉、睑板和睑结膜。胞睑在脏属脾，脾主肌肉，故称肉轮。因脾与胃相表里，所以，肉轮疾病常责之于脾胃。

"血轮者，两目角大、小红眦是也，内应于心，心主血，故曰血轮……火色宜赤，惟红活为顺也。"血轮指两眦，相当于解剖学之眦部皮肤、结膜、血管及内眦的泪阜、半月皱襞和泪点。两眦在脏属心，心主血，故称血轮。因心与小肠相表里，所以，血轮疾病常责之于心和小肠。

此外，黑睛之后为黄仁，黑睛与黄仁之间充满神水，瞳神位于黄仁中央，故当黑睛疾病之病邪深入时，容易影响黄仁、神水，并波及瞳神。"青睛之内一点黑莹者，则为瞳神，属乎肾水……肾主水，故曰水轮。"膏中一点黑莹，乃是肾胆所聚之精华，唯此一点，烛照鉴视，空阔无穷者，是曰瞳神，此水轮也。其妙有三：胆汁、肾气、心神也。水轮指瞳神。狭义的瞳神专指解剖学之瞳孔；广义的瞳神不仅指瞳孔，还包括葡萄膜、视网膜、视神经以及房水、晶状体、玻璃体等。"水轮"一般多指广义的瞳神，是眼能明视万物的主要部分。五轮学说原主张瞳神在脏属肾，肾主水，故称水轮。因肾与膀胱相表里，所以水轮疾病责之于肾和膀胱。但由于瞳神结构复杂，经古今不少医家的实践证明，其生理、病理不仅与肾和膀胱有关，与其他脏腑也有着同样重要的密切关系。

第三节　气血津液学说概要

一、气血津液概述

1. 气血津液理论沿革　气血津液理论的形成和发展，不仅受到古代哲学思想中朴素唯物论的影响，而且与藏象学说的形成和发展有着密切的关联，属于中医基础理论的一个重要内容。《黄帝内经》中对气血津液的生成、各自的功能及相互间的关系有详细地阐述。自秦汉以来，历代医家皆有所应用但少有阐发。东汉末年医圣张仲景在《金匮要略·脏腑经络先后病脉证第一》中提出的"五脏元真通畅，人即安和"可谓是重视气和气机的经典理论，古代医家认为"元真"即为"气"，是宇宙中最基本的一种物质元素，是保命全形的关键。所以人体要保持健康状态，一是五脏之气要充沛，二是脏腑经络之间气血津液运行通道要畅达，两者相辅相成，互相影响。近年来，随着中医药的不断发展，许多医家在保留中医学传统思维的同时，结合现代科学技术手段，充分挖掘传统医学资源，使气血津液理论不断得到验证与完善。

2. 气血津液的生理与病理　气、血、津液在生理上与脏腑、经络等组织器官之间存在着密切联系，所以在病理上也会相互影响。一旦气、血、津液发生病变，不仅会影响脏腑的功能，甚至会影响人体的生命活动。反之，脏腑发生病变，也必然影响气血津液的功能。

人体之气是不断运动着的活力很强的精微物质，它来源于先天之精气、水谷之精微和自然界的清气，流行全身，无处不有，是人体生命活动发生发展变化的动力。具有推动、温煦、防御、固摄、气化等作用。《难经·八难》说："气者，人之根本也。"《类经·摄生类》说："人之有生，全赖此气。"气的功能体现在它的运动，气的运动即为气机，升降出入是气运动的四种基本形式，是生命活动的重要表现。《素问·六微旨大论》曰："出入废则神机化灭，升降息则气立孤危，故非出入无以生长壮老已，非升降则无以生长化藏。是以升降出入，无器不有。"大到人体的五脏六腑，小到各个孔窍，其正常功能的实现无处不有气的升降出入。五脏中肝升肺降，脾升胃降，肾水上升以济心火使心火不亢，心火下降以温肾水，使肾水不寒，五脏气机各守法度，保持对立统一、协调平衡的气机调畅状态，才能发挥维持人体生命活动的作用。气化是气很重要的功能之一，是气的运动产生的各种变化，常表现在气血津液精的新陈代谢及相互转化中。当气的来源不足，或气的运行不利，都会出现气机失调状态，而影响脏腑、经络及组织器官的功能，常见气滞、气逆、气陷、气脱与气闭。

血是富有营养和濡润作用的红色液体，是构成人体和维持人体生命活动的基本物质之一。血运行于脉中，脉为"血府"，脉道的通畅完好是保证血液正常运行的重要因素。它来源于水谷、肾精和自然之清气，《灵枢·决气》指出"中焦受气取汁，变化而赤，是谓血。"五脏之中心主血脉，肺朝百脉而主治节，脾主统血，肝主藏血，肾主藏精，精生髓，精血同源，故五脏均与血有密切关联。人体在血的营养和濡润作用下才能发挥正常的生理功能，正如《素问·五脏生成篇》中说："肝受血而能视，足受血而能步，掌受血而能握，指受血而能摄。"血虚、血瘀、血溢脉外等是血最常见的病理状态，往往非独立存在，而是与气互为因果。

津液是人体内正常水液的总称，包括各脏腑组织内的体液及其正常的分泌物，也是构成人体和维持生命活动的基本物质之一。主要来源于饮食水谷中的水饮流质部分，《素问·经脉别论》云："饮入于胃，游溢精气，上输于脾，脾气散精，上归于肺，通调水道，下输膀胱，水精四布，五经并行。"《素问·逆调论》云："肾者水脏，主津液。"《素问·灵兰秘典论》中说："三焦者，决渎之官，水道出焉。"故而津液的生成输布和排泄与肺脾肾及三焦关系最为密切，若脏腑的功能失调，导致津液生成不足或耗损过多而使其滋润濡养、化生血液等功能下降；若其输布排泄障碍，就会导致水液停滞于脏腑组织官窍之内而出现相应的痰、饮、水、湿的病理变化。

3. 气血津液之间的关系　从阴阳属性上来分，气为阳，血、津为阴，故而三者不仅有各自的特点，还具有阴阳的关系，它们相互制约、相互转化、相互为用。

(1) 气与血的关系：《素问·调经论》曰："人之所有者，血与气耳。"《不居集》说："人之一身，气血不能相离，气中有血，血中有气，气血相依，循环不息。"气是血生成和运行的动力，气能生血、行血、摄血，血为气的载体，为气所依附，有"气为血之帅，血为气之母"之说。《寿世保元》里讲："……盖气者，血之帅也，气行则血行，气止则血止……气有一息之不运，则血有一息之不行。"气血共行脉中，气虚无力推动血行，或气滞血行不畅均会形成瘀血；气虚不能统摄血液，则会导致血溢脉外形成出血；气逆则血随气上而出现清窍出血，如《黄帝内经》中所说的"大怒则形气绝，而血菀于上，使人薄厥"。血不载气则气无所归附，形成气随血脱之证。

(2) 气与津的关系：津液的生成、输布、排泄等代谢活动离不开气的推动和升降出入的运动，《血证论》中说"气行水亦行"。若气虚气化无力或气机不畅，均可引起津液输布排泄失常，从而导致痰饮水湿等病理产物的生成。气不仅依附于血且依附于津，汗、吐、下津液大量丢失时，"气随津脱"。

(3) 血与津的关系：血与津属阴，均来源于脾胃运化的水谷精微，津血来源相同又可互相滋生、转化，故有"津血同源""津血互化"一说。故在治则上有"夺血者无汗""夺汗者无血"之警示。病理状态下血与津液互相影响，如血瘀可致水停，如《金匮要略·水气篇》中说"血不利则为水"，水一旦形成又会作为致病因素影响血液的循行，从而加重血瘀。

二、气血津液与眼的关系

气血津液的化生，来源于上焦肺吸入的清气，中焦脾胃纳化的水谷精微、下焦肾的先天精气，加之五脏气机升降出入协调化合而成，三者既是五脏气机运动的产物，又是维持五脏生理功能的物质基础。眼作为人体的视觉器官，具有视万物、察秋毫、辨形状、别颜色的重要功能，为脏腑先天之精所成，后天之精所养。《灵枢·大惑论》曰："目者，五脏六腑之精也。"《六书正讹》中言："人受气以生，目最先，神之所聚……"东汉思想家王充亦认为"人之精乃气也"。《太平圣惠方》曰："眼通五脏，气贯五轮。"眼的生理功能的实现与五脏六腑功能健旺密切相关。中医眼科著名的五轮辨证更是直接将五脏与眼部的五轮相对应，白睛为气轮属肺，黑睛为风轮属肝，胞睑为肉轮属脾，两眦为血轮属心，瞳神及瞳神之后的部分为水轮属肾，以此为依据来分析脏腑与眼的生理病理关系，直到今天仍然是眼科辨证中重要的指导。

气血津液靠经络运行到全身，经络沟通人体的表里上下，联络脏腑器官，故《灵枢·口问》曰："目者，宗脉之所聚也。"《灵枢·邪气脏腑病形篇》中说："十二经脉，三百六十五络，其血气皆上于面而走空窍，其精阳气上走于目而为精。"眼与脏腑通过经络的连接贯通，保持着有机的联系，经络源源不断地将五脏的气血输送到眼，才维持了眼的视觉功能。

若气行不畅，血脉瘀阻，滞塞不通，可致气血突然中断的络阻暴盲，也可导致血行不利，血溢脉外的络瘀暴盲；情志不畅，气机不利，玄府闭塞，神水瘀滞，可致眼压升高、头目疼痛的绿风内障；若津液代谢失调可表现为津液亏损与水湿停聚两方面，津液亏损而致目窍失养，外障眼病有白涩症、神水将枯等；目内充养之液不足，内障眼病可致视衣萎缩，视物昏矇或目无所见；水湿内停在视衣可为水肿、渗出，若水液积聚视衣之下，可致视衣脱离。如此等等的眼部病理改变无不体现脏腑功能失调与气血津液的运行障碍。

气血津液的代谢依靠脏腑、经络的功能活动得以实现，同时又是脏腑经络功能活动的物质基础。气血津液的任何一项异常，均可导致脏腑功能活动的失常。

第四节 玄府学说概要

玄府学说是中医眼科病因病机学的主要内容之一，由金元时期著名医家刘完素首创，经后世医家不断补充发挥而日臻完善。

"玄府"一词最早见于《黄帝内经》，《素问·调经论》曰："上焦不通利……玄府不通，卫气不得泄越，故外热。"《素问·水热穴论》曰："所谓玄府者，汗孔也。"《灵枢·小针解篇》曰："玄府者，汗孔也。"当时"玄府"是针对皮肤的汗孔而言的。刘完素著《素问玄机原病式》一书，书中专立"论目昏赤肿翳膜皆属于热"一节，用以解释目病之病机。"目昧不明热也，然玄府者，无物不有，人之脏腑皮毛，肌肉筋膜，骨髓爪牙，至于世间万物，尽皆有之，乃气出入升降之道路门户也，人之眼、耳、鼻、舌、身、意、神，识能为用者，皆升降出入之通利也。有所闭塞者，不能为用也。若目无所见，耳无所闻…悉由热气怫郁，玄府闭密而致气液血脉，荣卫精神，不能升降出入故也，各随郁结微甚，而为病之重轻，故知热郁于目，则无所见也。故目昏者，至近则转难辨物。由目之玄府闭小，如隔帘视物之象也，或视如蝇翼者，玄府有所闭合者也，或目昏而见黑花者，由热气甚而发之于目，亢则害，承乃制，而反出其泪泣气液眯之，以其至近，故虽微而亦见如黑花也。"刘完素的这一论述，将玄府构建成了一个遍布人体、无处不有的具有升降出入之性的结构，是气液血脉、营卫精神升降出入的道路，而不仅仅局限于汗孔，"玄府通利"是其生理状态，"玄府闭塞"是其病理状态。由此标志着眼科玄府学说的创立，强调玄府郁闭可导致眼病。

明初医家楼英编著的《医学纲目》一书中指出："诚哉河间斯言也，目盲耳聋，鼻不闻臭，舌不知味，手足不能运用者，皆由玄府闭塞，而神气出入升降之道路不通利。故先贤治目昏花，如羊肝丸，用羊肝引黄连等药入肝，解肝中诸郁。盖肝主目，肝中郁解，使目之玄府通利而明矣。故黄连之类解郁热也；椒目之类解湿热也；羌蔚之类解气郁也；蔓菁下气通中，理亦同也，凡此诸剂，皆治气血郁结目昏之法，而河间之言，信不诬也。至于东垣，丹溪治目昏，用参芪补血气，亦能明者，又必有说通之。盖目主气，血盛能使玄府通利而目明，血虚使玄府无以出入升降而昏，此则必用参芪四物等剂，助气血运行而明矣。"提出不仅"郁"可致玄府闭塞，而且进一步指出了血盛使玄府通利从而目明，血虚使玄府无以出入升降而致目昏的病因病机，可谓是对玄府学说的补充。故"郁"和"虚"成为使玄府功能失调的主要病因病机。

晚明医家王肯堂《证治准绳》不仅全面继承了河间、楼英关于玄府学说的观点，而且在玄府学说与内眼病的关系方面有了明显的发展。《证治准绳》关于青盲症的论述："目内外并无障翳气色等病。只自不见者是，乃玄府幽邃之源，郁遏不得发此灵明耳。"在目妄见一节中，将神光自见证，视正反邪证，视赤如白证的病机，分别解释为"阴精亏损，清气怫郁，玄府太伤，孤阳飞越，神气欲散，内障之重""玄府郁滞有偏""内络闭郁，玄府不和"，并分别指出了治疗方法。此外《原机启微》《审视瑶函》及《眼科金镜》都对玄府学说进行了继承和发展。

新中国成立后，诸多眼科专家应用玄府理论治疗眼病，使中医眼科的玄府学说日趋完善、成熟和系统。王明杰教授数十年致力于玄府学说研究并著有《玄府学说》一书，构建起理法方药较为完善的玄府学术体系，在书中提到"玄府学说在眼科领域的蓬勃发展，得益于一批当代最具影响力的中医眼科名家，如陈达夫、庞赞襄、韦文贵、姚和清、唐由之等及其弟子们薪火相传的应用发挥，发扬光大。具体表现为眼病玄府病机认识的深化，玄府论治眼病范围的扩大，开通玄府治法方药的丰富，临床治疗效果的提高，最终使玄府学说成为中医眼科公认的重要基础理论之一。"进一步指出玄府疾病的产生不外虚实两途，实则由外邪侵袭、气机怫郁及痰瘀阻滞使玄府邪实闭塞不通；虚则因气血津精亏损，以致玄府失养，衰竭萎闭。两者又常互为因果，或相兼为患。在临床中玄府病变的治则以"开通玄府"为基本治疗大法。在眼病的治疗中常采用发散宣透、化瘀通络、理气解郁、清解郁热、豁痰开窍、利水消肿等方法来治疗邪实之玄府闭塞；应用补益气血、养阴生津、填精益髓来治疗虚证的玄府不通。对于虚实夹杂，则视具体情况而采用补虚泻实相应的方法。总之玄府以通利为要。

第二章 中医眼科病案精选

第一节 胞睑疾病

一、针眼

▶病案一

患者：王某某，男，23 岁。2019 年 6 月 21 日初诊。

主诉：右眼红肿疼痛 2 天。

现病史：患者于 2 天前因吃辛辣食物后出现右眼发红，逐渐加重而来诊。大便干，小便黄，舌质红，苔薄黄，脉数。查右眼上睑近内眦处可见局限性红肿，触之有一硬结，压之疼痛。

中医诊断：针眼（右），证属热毒上壅。

西医诊断：睑腺炎（右）。

治法：清热解毒。

处方：金银花 15g，连翘 12g，蒲公英 15g，防风 10g，当归 10g，赤芍 10g，牛蒡子 15g，僵蚕 10g，黄连 4g，陈皮 6g，夏枯草 10g，甘草 6g。5 剂，水煎服，日 1 剂，分早晚两次温服。

随访告知 1 剂药后疼痛减轻，3 剂症状基本消失。

按语：针眼是指胞睑生小疖肿，形似麦粒，易于溃脓的眼病。中医常见的致病原因为风热外袭客于胞睑而成疖肿，或因脾胃蕴热，加之食用辛辣之品导致热毒炽盛，上攻于胞睑，气血凝滞于局部，而致红肿热痛、溃脓；也有小儿脾胃不健，运化失司，痰热上壅而致反复胞睑红肿等。本病初始多伴有风热，逐渐加重后多可见热毒之象，硬结多为气血凝滞，所以在组方时根据症、舌脉表现，风邪偏重时则加大辛凉祛风之力，热毒偏盛时加大清热解毒之功，因有硬结气血凝滞，故应有凉血活血、软坚散结之意。常用的方剂有银翘散、仙方活命饮、化坚二陈汤加减。在病情初起之时可配合湿热敷，以促进气血循行，解除瘀滞。如果皮肤鲜红转为暗红，局部皮肤触之有波动感，疼痛消失为局部已经化脓，可切开排脓，必要时引流，如果患者抗拒手术，可给予仙方活命饮方服用，能够促进溃破。该病注意饮食调摄，禁食辛辣刺激之物，禁食海鲜羊肉等腥发之物。对于反复发作者注意手卫生，节约用眼，避免熬夜。

▶病案二

患者：刘某，女，15 岁。2016 年 4 月 5 日初诊。

主诉：左眼痒痛 1 天。

现病史：患者于 1 天前无明显诱因出现左角眼痒，眨眼时疼痛，遂由家长带来就诊。现主症：左侧内眼角痒痛，咽干，纳可，二便尚可，舌尖红，苔薄黄，脉浮数。查左眼下睑近内眦处可见局限性红肿，压之疼痛，未触及明显硬结。

中医诊断：针眼（右），证属风热上犯。

西医诊断：睑腺炎（右）。

治法：辛凉清解。

处方：金银花 10g，连翘 10g，桔梗 9g，淡豆豉 10g，荆芥穗 10g，牛蒡子 10g，芦根 15g，甘草 3g。1 剂，水煎服，分早晚两次饭后温服。嘱咐患者先煎芦根 20 分钟，其他中药后放，再开锅 5 分钟即可，该方不可久煎，药渣可熏蒸患眼，1 剂不效可再取 1 剂。

1 天后患者家长告知症状消失，嘱停口服中药，剩余药渣可加温后继续熏蒸患眼 1 天。

按语：该病案亦为针眼初起之时，痒为主要症状，眨眼时疼痛，痒为风邪，痛为热邪，故本证应为风热上犯，应用银翘散加减治疗。银翘散出自《温病条辨》，是辛凉轻解、疏风透热的代表方剂。叶天士说："在表，初用辛凉轻剂"，吴鞠通说："治上焦如羽，非轻不举。"该方中以甘寒的银花、苦寒的连翘为君药；荆芥穗、豆豉辛温为臣药；牛蒡子辛平，疏散风热、利咽解毒；桔梗宣肺止咳，配生甘草利咽喉；芦根甘寒清热、保津生津共为佐使药。该方应用有效还在于煎服法，不可久煎。吴鞠通强调"香气大出，即取服，勿过煎"。能够把握风热之邪外袭之证的时机给予辛凉清解之法，疗效显著，如果硬结形成，以痛为主时，则热邪较重，还需配合清热解毒、活血散结之品。

二、胞生痰核

患者：刘某某，女，5岁。2021年3月17日初诊。

主诉：双眼红肿硬结反复发作1年。

现病史：患者于1年前出现右眼上睑红肿硬结，经应用抗生素滴眼液后症状未减，遂在他院住院并全麻状态下行手术治疗，术后不久双眼上下眼睑多处出现红肿硬结，大小不等，家长为求中医治疗而来诊。大便干，小便调，舌质红，苔薄黄腻，脉数。查双眼上下睑可见多处局限性红肿，触之有硬结，压之无明显疼痛。睑内面可见肉芽状突起。

中医诊断：胞生痰核（双），证属痰热上壅。

西医诊断：睑板腺囊肿（双）。

治法：清热化痰，软坚散结。

处方：金银花4g，连翘4g，蒲公英4g，防风3g，当归3g，赤芍3g，牛蒡子4g，僵蚕3g，陈皮3g，夏枯草3g，鸡内金5g，牡蛎6g，浙贝母3g，白芷3g，皂角刺3g，枳壳3g，甘草2g。14剂，颗粒剂，开水冲服，每日2次，每次1袋。

该药服用1个月后双眼睑结节均较前减小，无新生结节，睑内面肉芽突起扁平，患儿纳食转佳，精神饱满，继续隔日1次，服用2个月后结节及睑内面肉芽消失。

按语：本病为睑板腺囊肿，又称霰粒肿，是指胞睑内生核状硬结，不红不痛的眼病，然而往往小儿多发者常见皮肤色微红，但触之不痛，如果有痛者，则为继发感染。临床根据此症状表现考虑为痰热上壅胞睑所致，多与小儿的脾胃功能不健有关，脾胃不健，水谷不化，生痰蕴热，胞睑在五轮为肉轮,脏腑归属于脾胃,故中焦痰热易循经上犯。治疗以清热化痰、软坚散结、健脾消导为法。方仍根据患者的热、痰的偏重程度而调整药物,金银花、连翘有清热解毒宣透祛风之功,蒲公英、牛蒡子、夏枯草清热解毒散结,当归、赤芍活血,枳壳行气使气血凝滞得散;僵蚕、牡蛎、浙贝母化痰软坚;陈皮理气健脾,鸡内金助消导,白芷、皂角刺以消肿排脓,甘草调和诸药。因为该病为睑板腺的囊肿,治疗起来需要的时间较长,不可能速取显效,故在用药剂量上应注意安全,每次调方要注意患儿的饮食、二便及精神状态情况。眼症见效后可减为隔日1次,以图巩固疗效。

三、睑弦赤烂

▶病案一

患者:刘某某,男,33岁。2022年2月26日初诊。

主诉:双眼睑湿烂疼痛3周余。

现病史:患者于3周前在海南度假时出现躯干、四肢及面部湿疹,经当地治疗未见明显好转,症状逐渐加重,双眼眼睑皮肤起泡流黄水、疼痛,呈持续性,伴灼烧感,唇周红肿疼痛,腘窝皮肤破溃,皮肤可见湿疹,舌红苔黄腻,脉濡数。

中医诊断:睑弦赤烂(双),证属湿热上蒸。

西医诊断:睑缘炎(双)。

治法:清热利湿祛风。

处方:①内服方:豆蔻9g,广藿香10g,炒栀子10g,滑石15g,通草6g,石菖蒲10g,炒苦杏仁10g,薏苡仁15g,淡竹叶10g,清半夏6g,厚朴10g,连翘12g,黄芩9g,白鲜皮10g,地肤子10g,防风10g,芦根30g。7剂,颗粒剂,开水冲服,日1剂,分早晚两次温服。

②外用方:黄连10g,黄柏10g,黄芩10g,大黄10g,菊花10g,防风10g,苦参10g,荆芥10g,五倍子10g,薄荷10g,白鲜皮10g,地肤子10g,蛇床子10g。7剂,水煎外用闭眼淋洗眼睑,日1剂,每日2次,每次15分钟,淋洗后给予红霉素眼膏薄层涂患处。

患者服药1周后病情明显好转,继续原方应用1周后患者痊愈停药。

按语:睑缘炎是睑缘的一种慢性炎症,可因细菌、脂溢性皮肤炎或局部的过敏反应所引起，常合并存在。根据不同特点，在临床上一般分为溃疡性、鳞屑性、眦部睑缘炎。中医认为鳞屑性睑缘炎早期以风热上犯为多见，溃疡性睑缘炎以湿热为主，而眦部睑缘炎则以心火为主辨证治疗。患者因为北方之人，到海南度假，南方多湿热，湿热之邪侵犯身体，湿热上蒸蕴于胞睑而形成疱疹，流黄色液体，皮肤溃烂，热邪蒸灼目睛故眼痛；湿热之邪阻滞中焦，气机升降不利，脾开窍于唇，主四肢肌肉，故口周红肿疼痛、皮肤湿疹；湿热之邪流于下肢而出现腘窝皮肤溃烂。故本病的治疗当内外合治，宣上、畅中、渗下，给予甘露消毒丹及三仁汤为基础方，外用药以清热燥湿祛风为大法。特别提出方中芦根的应用，作者对于眼部湿热之邪为患的疾病喜用芦根，芦根甘、寒归肺经、胃经，有清热生津、除烦、止呕、利尿之功，尤擅清肺热，芦根中空还有透散之性，《玉楸药解》曰："清降肺胃，消荡郁烦，生津止渴，除呕下食，治噎哕懊。"肺胃之气以降为顺，肺为水之上源，其宣发肃降之性是水饮代谢的重要环节，且芦根的清热生津之功能够佐制众多的燥湿、渗湿、利湿之药的伤阴之弊。

▶病案二

患者：王某，男，16岁。2016年4月12日就诊。

主诉：双眼皮瘙痒11年。

现病史：家长诉患者于11年前无明显诱因出现双眼睑瘙痒红赤，致患者反复揉眼，眼周皮肤纹理粗糙起皮屑，患者曾多次就诊于皮肤科，给予润肤、消炎、抗过敏等药膏涂抹，均不见效，后应用激素药膏后能短暂有效，10余年来家长一直间断给予激素药膏应用。近年来感觉激素药膏的作用逐渐减弱，局部皮损逐渐增厚，颜色变暗，严重影响外观，故来诊。舌暗红，苔少，有裂纹，脉沉细。查双眼上下睑皮肤均增厚如革，间可见皮屑，纹理粗糙，部分皮肤微红，未见水泡、溃烂及溢脓等现象。

中医诊断：睑弦赤烂（双），证属血虚生风。

西医诊断：睑缘炎（双）。

治法：养血祛风。

处方：①内服方：当归10g，生地10g，白芍10g，川芎9g，沙参10g，麦冬10g，桑叶10g，菊花10g，银柴胡10g，五味子5g，乌梅10g，蝉蜕6g，防风10g，白鲜皮9g，地肤子10g，天花粉10g，甘草3g。7剂，水煎服，日1剂，分早晚两次温服。

②外用方：黄连10g，黄柏10g，黄芩10g，菊花10g，防风10g，白

鲜皮10g，地肤子10g。4剂，水煎外用闭眼淋洗眼睑，每2日1剂，每日2次，每次15分钟，淋洗后给予红霉素眼膏薄层涂患处。

二诊：2016年4月19日。患者感觉双眼睑瘙痒感减轻，在此期间未用激素药膏，能够忍受，眼睑皮损处板硬感减轻，皮屑减少，皮肤增厚处有所平复。舌质淡红，苔薄，脉细。患者服药后大便偏稀，每日1次，无腹痛肠鸣，原方加以炒白术10g，继续内服外用。应用1个月后患者眼症消失，其间未用激素药膏，平素偶有瘙痒感，能忍受。

按语：该病案亦诊断为睑缘炎，根据患者的症状及体征，更符合鳞屑性睑缘炎，常因眼睑皮脂腺及睑板腺分泌旺盛，以致皮脂溢出而发生轻度感染，风沙、烟尘刺激也是发病诱因之一，全身抵抗力降低、营养不良、睡眠不足、屈光不正、视力疲劳及用眼不卫生都是其致病因素。中医认为鳞屑性睑缘炎早期以风热上犯为多见，因早期未进行有效治疗而是应用激素暂时缓解症状，导致病情越来越顽固。风热之邪易伤津耗液，津血同源，血虚生风，虚实夹杂，缠绵难愈，故根据患者的舌脉表现给予养阴血祛风止痒为大法，局部应用清热解毒祛风止痒之药外用，内外同治而使迁延数年的顽疾得以好转。

四、胞轮振跳

患者：李某某，女，60岁。2018年3月17日初诊。

主诉：双眼皮频繁抽动1年。

现病史：患者主因1年前看手机至每日夜间11点左右入睡，逐渐感觉双眼干涩不适，后出现眼睑瞤动搐惕，逐渐加重。曾自行点眼药及口服维生素B_1及谷维素未效。曾在社区医生指导下服用半片安定（地西泮）痉挛有所减轻，但患者家属不支持其长期应用安定。后在外院门诊服用补气健脾益肾的中药及针刺治疗，感觉针刺后眼睛舒适但未能减轻痉挛，停止治疗后眼病又加重。患者为求中西结合系统治疗而来我院。现主症：双眼睑肌肉瞤动搐惕，精神紧张时加重，心悸以午后明显。舌质淡红、苔薄黄，脉沉弦缓。

既往史：否认糖尿病、高血压及冠心病病史。

专科检查：①视力：右眼1.0，左眼1.0；②眼前节：双眼睑肌肉频繁搐惕，球结膜无明显充血，角膜清，前房深浅可，瞳孔对光反射可，晶体密度较高，未发现明显混浊；③眼压：右眼12mmHg，左眼11mmHg。

中医诊断：胞轮振跳，证属血虚生风证。

西医诊断：眼睑痉挛（双）。

治法：养血祛风止痉。

处方：当归 10g，白芍 20g，银柴胡 10g，菊花 10g，防风 10g，钩藤 15g，地龙 10g，木瓜 10g，龙骨 15g，牡蛎 15g，炙甘草 6g，蒲公英 15g，蝉蜕 9g，僵蚕 10g，酸枣仁 15g，麦芽 15g。7 剂，颗粒剂，开水冲服，日 1 剂。

服用 7 剂后患者自觉精神紧张时痉挛减轻，能够有短暂的时间不出现痉挛。此方共服用 21 剂，配合早睡，避免过度用眼，禁食辛辣刺激食物等，痉挛在 1 天中偶尔出现。后嘱患者停药注意休息，注意节约用眼。经随访，症状完全消失而临床痊愈。

按语：患者年逾六旬，肝肾之阴渐虚，患者不知节约目力，惜视缄光，不能顺应四时养生，熬夜用眼。"人卧则血归于肝"，肝主藏血，"久视伤血"，肝阴血不足，阴不潜阳而肝风上窜；阴血不足，筋脉肌肉失养则筋脉抽掣，肌肉瞤动。阴血不足久必及肾，肾阴亏虚，肾水不能涵养肝木，而致肝风上扰，甚者会导致头或四肢抽搐震颤、动摇不定。病机明确则按"治风先治血，血行风自灭"的治则确定养血祛风、缓急止痉的治法。方中以当归、白芍养肝血，柔筋解痉为君药；银柴胡舒肝养肝，防风、钩藤、蝉蜕、僵蚕祛风通络、息风解痉为臣药；龙骨、牡蛎、酸枣仁安神定志，地龙、木瓜舒筋活络，菊花、蒲公英清肝明目共为佐药，炙甘草在此有芍药甘草汤之解痉之意，麦芽消导护胃顺肝之性有解郁之功，共为使药。全方共奏养血柔肝、息风缓急止痉之功而取效。眼睑痉挛是一种不明原因的不自主的面神经支配区肌肉的痉挛和抽搐，现代有用抗精神分裂、抗焦虑抑郁及卡马西平、黛力新治疗，也有应有 A 型肉毒杆菌治疗，疗效均不满意。部分患者与严重的干眼有关，而部分干眼与患者的生活饮食及用眼习惯有密切关系，所以嘱患者要节约用眼，调节情志，禁食辛辣刺激之物等。

五、目劄

患者：杨某，男，8 岁。2018 年 1 月 17 日初诊。

主诉：频繁眨眼 1 年余。

现病史：患儿 1 年前无明显诱因出现双眼频眨，曾在他院诊断为"多动症"并应用硫必利片、赖氨肌醇维 B12 口服溶液、肌苷片口服治疗 8 个月，服药期间患儿眨眼症状明显减轻，停药后眨眼较前更甚，患儿家长为求中医治疗而来我院。现主症：双眼频眨，以和老师、家长讲话时为重，纳食少，面黄消瘦，脾气急躁，好动，二便调。舌质淡红，苔略厚，脉弦滑。

专科检查：①视力：右眼 0.6，左眼 0.6，矫正视力 1.0（双）；②眼前节：球结膜无明显充血，角膜清，瞳孔形圆，对光反射灵敏，晶体清；③眼底：视盘边清色可，黄斑区中心凹光反射可见。

中医诊断：目劄，证属脾虚肝旺。

治法：健脾和胃，养血柔肝。

处方：太子参 9g，茯苓 10g，白术 6g，炙甘草 3g，菊花 10g，钩藤 10g，防风 10g，地龙 10g，白芍 12g，柴胡 6g，山楂 6g，神曲 10g，麦芽 12g，当归 10g，木瓜 6g，龙骨 10g，牡蛎 10g，蝉蜕 4g。7 剂，水煎服，日 1 剂，分早晚两次温服。

二诊：2018 年 1 月 26 日。患儿服药后症状明显减轻，偶尔在讲话时有症状，纳食转佳，情绪平和。上方继续服用 7 剂。

三诊：2018 年 2 月 2 日。症状完全消失，患儿已有 4 天无频繁眨眼。患儿父亲为求巩固治疗继用前方 7 剂。

按语：目劄就是胞睑频频眨动，不能自主，俗称"挤巴眼"，西医无明确对应的病名。该病多见于学龄前期和学龄期的小儿，是一种较常见的病症，虽无大的危害，但自愈的可能不大，要持续至成年或终生，影响人体的正常生活，特别是社交活动，甚至对人体的心理产生较大的影响。该病是以胞睑频频眨动，不能自主控制，重者伴有痒涩、畏光、灼热睛痛、喜揉拭，甚至伴有咧嘴、翕鼻、歪脖、眼球上转等动作，多数患儿做眼部检查无阳性发现，部分仅在睑结膜和穹窿部结膜有滤泡生长。临床上对本病的病因认识尚不一致，认为与干眼、眼疲劳、屈光不正、感染性结膜炎、过敏性结膜炎、倒睫、久视视频终端（电视、电脑、手机等）、微量元素缺乏、小儿多动症等相关，甚至认为是与不良习惯有关。现代医学采用局部点人工泪液，或缓解眼疲劳；视力矫正，以解决屈光不正；点抗生素眼液治疗炎症；还有口服微量元素，口服神经系统药物，甚至从心理疾病角度治疗。这些方法多不能有效根治此病。此病名首见于《审视瑶函》，其曰："目劄者，肝有风也。风入于目，上下左右如风吹，不轻不重而不能任，故目连劄也。"并分型为雀目劄、发搐劄、受惊劄，均从肝论治。《幼幼集成》里论述"目连札者，肝有风也"，病因也归于肝风。小儿以脏腑娇弱、形气未充、筋骨未坚、脾胃薄弱、气血不足、腠理疏松、神气怯弱、精神未全为特征，故该病的常见证型为脾虚肝旺证，双眼胞睑频频眨动，眼干涩，喜揉拭，白睛微红，干燥无泽，形体消瘦，烦躁易怒，饮食偏嗜，家长发现患儿精神紧张或和家长老师交谈时症状加重。此证采用健脾和胃、养血柔肝的方法治疗取得显著疗效，不仅治愈眼眨频，还能解决患儿偏食、挑食、厌食的问题，改善患儿急躁易怒的状态。本方以四君子汤及焦三仙健脾和胃；柴胡、当归、白芍舒肝养血；菊花、钩藤、蝉蜕平肝息风；地龙息风通络；防风辛温，风中润剂，风邪为患常用之药；龙骨、牡蛎平肝潜敛；木瓜味酸理脾而伐肝。全方共奏健脾和胃、养血柔肝之功而收效显著。

第二节 两眦疾病

以流泪症病案举例。

患者：李某某，女，77 岁。2018 年 7 月 13 日初诊。

主诉：双眼流泪 3 年，加重 2 个月，伴有视物逐渐不清。

现病史：患者于 3 年前无明显诱因出现双眼流泪，曾到多家医院诊治，给予冲洗泪道均畅通，曾点用多种滴眼液（具体不清）均未见效。2 个月前感觉双眼流泪症状加重，视物亦逐渐不清而来诊。现主症：双眼流泪，视物不清，耳聋，腰膝酸软，夜寐差，纳可，二便调，舌质暗红，苔少，脉沉细弱。既往糖尿病史 10 余年，目前血糖控制尚可。

专科检查：①视力：右眼 0.6，左眼 0.4（矫正后）；②眼前节：其泪小点位置如常，无眼睑瘢痕及睑外翻，未见倒睫，球结膜无明显充血，角膜清，前房深浅可，瞳孔对光反射可，晶体轻度混浊；③眼底：可见视盘边清色可，视网膜点片状出血，黄斑区金箔样反光。

中医诊断：流泪症，证属肝肾不足，脾气亏虚。

西医诊断：①溢泪（双）；②糖尿病性视网膜病变（双）；③白内障（双）。

治法：补益肝肾，健脾益气。

处方：枸杞子 10g，菊花 10g，生地黄 10g，山药 15g，山萸肉 10g，茯苓 15g，泽泻 10g，牡丹皮 10g，党参 10g，白术 10g，乌梅 10g，五味子 6g，炒酸枣仁 15g，防风 10g，炒麦芽 15g。5 剂，颗粒剂，日 1 剂，开水冲服。

二诊：2018 年 7 月 18 日。服药后感觉流泪症状减轻，夜寐转安，视物亦较前清晰。给予原方继服 14 剂。

按语：泪液由泪腺分泌，部分蒸发，部分由泪道排出。当泪液分泌过多，或泪道系统阻塞，或眼睑的疾病导致泪小点位置异常均可出现流泪的症状。该患者经过检查排除因眼表病变及外界刺激的原因，经过冲洗泪道，泪道亦为通畅状态，泪小点位置未见异常。现代医学认为，眼轮匝肌张力降低也是导致泪液不能顺利虹吸到泪道的原因之一。故考虑患者主要因年老，肝脾肾日渐亏虚，胞睑为肉轮，为脾所主，脾气亏虚，肌肉无力，肝肾不足，精微不能濡养视衣，导致视力下降。方中以杞菊地黄丸补肝益肾之精以明目；党参、白术健脾益气强肌；乌梅、五味子养肝阴及五脏之阴又有收敛之性；炒酸枣仁以安神；炒麦芽以护胃消导。全方共奏补益肝肾，健脾益气，收摄止泪之功。

第三节　白睛疾病

一、时复目痒

患者：张某某，女，48 岁。2022 年 4 月 11 日初诊。

主诉：双眼极痒反复发作 3 年，加重 1 个月。

现病史：患者于 3 年前每到春季即感双眼痒，红赤，局部点抗过敏的滴眼液才能缓解，今年春季复发后应用多种抗过敏滴眼液均无显效，为求中医治疗而来诊。现主症：双眼痒，烦躁易怒，口干，夜寐安，纳食可，二便调。舌质红，苔薄白，脉弦浮数。

专科检查：①视力：右眼 1.0，左眼 1.0；②眼前节：眼睑轻度红肿，上睑结膜可见乳头增生，球结膜轻度充血水肿，角膜清，前房深浅可，瞳孔形圆，对光反射灵敏，晶体清；③眼压：右眼 13mmHg，左眼 12mmHg。

中医诊断：时复目痒病，证属肺肝风热。

西医诊断：变应性结膜炎。

治法：疏风清热。

方药：桑叶 10g，银柴胡 10g，酒黄芩 6g，菊花 10g，防风 10g，羌活 10g，蝉蜕 10g，乌梅 10g，甘草 6g，当归 10g，赤芍 10g，川芎 9g，地黄 10g，五味子 4g。7 剂，颗粒剂，日 1 剂，开水冲服，分早晚两次温服。

二诊：2022 年 4 月 20 日。服药后患者自觉眼痒明显减轻，目前已经停止所有局部用药，每天偶尔感觉眼痒，但能耐受。舌质淡红，苔薄腻，脉弦缓。原方基础上加健脾祛湿的茯苓、白术。处方如下：桑叶 10g，银柴胡 10g，酒黄芩 6g，菊花 10g，防风 10g，羌活 10g，蝉蜕 10g，乌梅 10g，甘草 6g，当归 10g，赤芍 10g，川芎 9g，地黄 10g，五味子 4g，茯苓 15g，炒白术 10g。7 剂，颗粒剂，日 1 剂，开水冲服，分早晚两次温服。巩固疗效。

按语：时复目痒病是中医病名，西医为变应性结膜炎，亦称过敏性结膜炎或变态反应性结膜炎。季节性和常年性变应原都可触发变应性免疫反应。常见的变应原包括花粉、草类、杂草花粉、尘螨、室内真菌和动物皮屑（多为猫和狗）等。该病患者每年春季发生，考虑与接触季节性变应原有关。对于该方的组方原则从以下三个方面考虑，首先从眼与脏腑经络的关系及五轮辨证来看，目为肝窍，白睛为肺所主，胞睑为脾所主，所以从肺肝脾三脏论治，故方中以清肺肝风热健脾祛湿为大法；其次从五运六气来分析，2022 年为壬寅年，为木太过之年，少阳相火司天，厥阴风木在泉，发病时间位于二之气，为太阴湿土加临少阴君火，故风火湿之象明显，风胜则痒，火胜则红赤，湿胜则缠绵、黏腻，眼部不清爽，分泌物黏，故给予祛风清热化湿；考虑到该病为过敏性疾病，故在药物组成中应用了祝谌予先生的过敏煎。方中桑叶、菊花、黄芩清肺肝之热，归、地、芍、芎养血活血，以治风先治血，血行风自灭之意，羌活、防风、蝉蜕祛风止痒解痉，乌梅、五味子酸收以养肝阴抑肝木，二诊考虑患者患病已久，加之今年木太过，木克土，致土虚湿盛，故加以茯苓、白术以健脾祛湿，以应壬年苓术汤之意。

二、白涩症

▶病案一

患者：张某某，女，55岁。2018年3月21日初诊。

主诉：双眼内眦处干涩刺痒半年。

现病史：患者于半年前无明显诱因出现双眼内眦处刺痒，经点抗生素滴眼液及人工泪液均未见效，近日在我院门诊行针刺治疗，效果亦不明显。现主症：双眼内眦刺痒，口干不欲饮，饮后想吐，手脚冰凉，小便不利，大便常干，3日1行。患者曾于2008年胆囊手术后出现怕冷、畏风，后逐渐发现手肿，但脚不肿，冬天极易感冒，感冒后不易恢复，常引起哮喘。舌质淡红，苔薄白，脉沉弦。

中医诊断：白涩症，证属阳虚水泛。

西医诊断：干眼。

治法：温阳利水。

处方：茯苓15g，猪苓10g，泽泻10g，白术10g，桂枝6g，淡竹叶10g，连翘10g，当归10g，细辛2g，通草3g。3剂，水煎服，日1剂。

二诊：2018年3月23日。服药后眼刺痒减轻，小便转利，双手水肿减轻，身体自觉轻便，手脚仍然冰凉，腹部胀满，大便不通，舌质淡红，脉沉弦缓。上方加赤芍10g、蝉蜕6g、大腹皮10g。5剂，水煎服，日1剂。

三诊：2018年3月28日。服药后内眼角刺痒感继续减轻，双手肿渐消，有胸部憋胀感、恶心，小便量可，大便通畅，纳差，手触之温，舌质红，苔薄黄，左脉弦细，右沉。上方减桂枝、细辛，加紫苏梗10g、焦神曲10g、炒麦芽15g、栀子6g、太子参10g。7剂，水煎服，日1剂。

四诊：2018年4月4日。服药后眼痒症状基本消失，口渴时思饮，小便通利，胸部憋闷感减轻，吃饭时不再呕恶，手足温，舌质淡红，脉沉细。遵照三诊方继服7剂。

按语：患者眼痒，常规思路为风邪为患，或血虚生风，或肝风内动，或外邪侵袭，因在辨证过程中根据症、舌、脉考虑阳虚不能化气行水，导致水液泛溢周身，根据《黄帝内经》"小大不利治其标"原则，给予温阳利水之法，以五苓散为基础方温阳利水；内眦为血轮，属心所主，且根据

"诸痛痒疮皆属于心"的思路，选取淡竹叶、连翘入心经清热、利水、除烦，通草清热明目利小便，细辛祛风散寒，行水开窍。在患者眼症得以痊愈的基础上全身症状也得以改善，此病在辨证过程中重视整体观念，重视辨证方法，在内科辨证基础上结合眼科的五轮辨证而获效。

▶ 病案二

患者：康某某，女，46岁。2022年3月5日初诊。

主诉：眼干、口干，入睡困难8个月。

现病史：患者于8个月前因用眼过度后出现眼干、口干，入睡困难，进食需用水送服，内科诊断为干燥综合征，服用免疫相关药物（具体不详）后口干有所缓解，但眼干未见好转，患者为求眼症的治疗而来诊，现主症：眼干、口干，入睡困难，时有荨麻疹，服用抗过敏药后减轻，纳可、二便调。舌质暗红，苔少，脉弦细数。

中医诊断：白涩症（神水将枯），证属阴虚火旺。

西医诊断：干燥综合征。

治法：滋阴降火。

处方：地黄15g，知母10g，百合10g，山药15g，山萸肉10g，川芎9g，酒黄精10g，茯神15g，炒酸枣仁20g，北沙参10g，防风10g，乌梅15g，酒女贞子10g，石斛10g，桑葚10g，银柴胡10g，酒黄芩6g，当归10g，炒白芍15g，桑叶10g，炒蒺藜12g，炒麦芽15g。7剂，颗粒剂，开水冲服，日1剂，分早晚两次温服。

二诊：2022年3月19日。患者服用中药后感眼干涩稍减，失眠好转，自行外购药物继续服用1周。口干如前，喜饮水，纳可，伴水进食，荨麻疹有所减轻，二便调，舌质暗，苔黄略腻，脉弦细数。上方减黄精滋腻之品，加蝉蜕以祛风退翳。处方如下：地黄15g，知母10g，百合10g，山药15g，山萸肉10g，川芎9g，茯神15g，炒酸枣仁20g，北沙参10g，防风10g，乌梅15g，酒女贞子10g，石斛10g，桑葚10g，银柴胡10g，酒黄芩6g，当归10g，炒白芍15g，桑叶10g，炒蒺藜12g，炒麦芽15g，蝉蜕6g。7剂，颗粒剂，开水冲服，日1剂，分早晚两次温服。

按语：干燥综合征是一种侵犯外分泌腺体尤以侵犯唾液腺和泪腺为主的慢性自身免疫性疾病。主要表现为口、眼干燥，也可有多器官、多系统损害。中医上，该病临床常分为邪热留恋证，肺阴不足证，脾胃湿热证，肝肾亏损、阴虚不足证等。根据本患者的症状及体征，辨证为阴虚火旺证，但根据该病常涉及白睛及黑睛的病变，白睛属肺，黑睛属肝，故临床上亦常肺肝同治。患者寐差及过度用眼导致肝之阴血不足，肝血不足则目失濡养，肝之液为泪，故眼干燥不适；肝之疏泄失常，肺的津液布散失常，津液不能布达于清窍，故而眼干、口干。方中的地黄、知母养阴清热，滋阴降火；百合、山药、山萸肉、北沙参、石斛养五脏之阴，酒女贞子、桑葚滋肾明目，炒酸枣仁、茯神安神，"人卧血归于肝，肝受血而能视"，故良好的睡眠有利于养肝血及眼病的恢复。银柴胡、酒黄芩清解肺肝之热，当归，炒白芍养肝阴肝血，桑叶、炒蒺藜平肝清热明目，防风、川芎祛风活血以开玄府通津液，乌梅养肝阴，黄精之药在《别录》中记载"补中益气，除风湿，安五脏。久服轻身延年不饥"。李时珍曰："黄精受戊己之淳气，故为补黄宫之胜品。土者万物之母，母得其养，则水火既济，木金交合，而诸邪自去，百病不生矣。"炒麦芽行气消食，健脾开胃佐助诸药避免气机壅滞。该方药性平和，适合精神紧张及用眼过度后造成的干眼症、眼疲劳诸症。

▶病案三

患者：吕某，女，29岁。2020年7月15日初诊。

主诉：双眼干涩磨痛2个月，加重2天。

现病史：患者于2个月前因过度用眼及失眠后，出现双眼干涩磨痛，曾到多家医院就诊为干眼症、角膜炎，并给予抗生素、抗病毒及人工泪液滴眼液点眼，患者症状时好时坏，为求系统中西医结合治疗而来诊。现主症：双眼干涩磨痛，畏光，夜寐差，乏力，精神紧张，情绪低落，纳可，二便调。舌质暗淡，苔薄白，脉沉弦细弱。

专科检查：①视力：右眼0.8，左眼0.8；②眼前节：球结膜无明显充血，角膜上皮可见大量浅层点状混浊，前房深浅可，瞳孔形圆，对光反射良好，晶体清；③眼底：视盘边清色可，网膜血管走行及比例可，黄斑区中心凹光反射可见；④眼压：右眼13mmHg，左眼12mmHg；⑤Schirmer试验：右眼3mm，左眼2mm；⑥泪膜破裂时间（BUT）：双眼均为2秒；⑦角膜荧光素染色：阳性。

中医诊断：白涩症，证属肝郁脾虚。

西医诊断：干眼。

治法：疏肝健脾，滋阴润目。

处方：银柴胡10g，白芍10g，赤芍10g，当归10g，防风10g，蝉蜕6g，生地10g，麦冬10g，知母10g，百合10g，桑叶10g，菊花10g，牡丹皮10g，黄芪30g，柏子仁10g，大枣10g，浮小麦30g，炙甘草6g。14

剂，日1剂，水煎服，分早晚两次温服。

二诊：2020年7月29日。服药后患者感觉双眼干涩疼痛明显减轻，能够连续用眼2小时无不适，睡眠改善，身体较前有力，情绪低落感减轻，总有两胁肋部不适感，为巩固疗效而欲继续服药，舌质淡红，苔薄白，脉沉弦细。上方中减柏子仁及麦冬，加疏肝理气的枳壳、佛手。处方如下：银柴胡10g、白芍10g、赤芍10g、当归10g、防风10g、蝉蜕6g、生地10g、佛手10g、知母10g、百合10g、桑叶10g、菊花10g、牡丹皮10g、黄芪30g、枳壳10g、大枣10g、浮小麦30g、炙甘草6g。7剂，日1剂，水煎服，分早晚两次温服。嘱患者调情志、慎起居、避免辛辣刺激之物，节约用眼。

按语：干眼是目前常见病、多发病，与电子视频终端的广泛应用相关，尤其是手机的应用使患者双眼长时间在屏幕上浏览，减少了瞬目的次数，加速了眼表泪液的蒸发，从而使角膜缺乏泪液滋润使上皮组织损伤，出现干眼、角膜炎。中医眼科认为干眼不仅仅与用眼不节制有关，与脏腑的功能失调也有密切关系。患者平素精神紧张，夜寐差，导致肝郁，肝郁即易化火，火热之邪循经上扰目窍蒸灼津液，导致泪液减少；患者失眠，则肝阴血得不到修复补给，肝体阴用阳，肝体不健则其疏泄藏血功能下降，其疏泄功能体现在很多方面，包括津液的疏泄、胆汁的疏泄、气的调畅等，泪为肝之液，也受肝的疏泄功能影响。另外，郁热之邪伤及心肺阴液，导致失眠、情绪低落，类似于百合病及妇人脏躁。所以在处方时综合以上病因病机因素，拟定疏肝健脾、滋阴润目之法，方中含有逍遥散、黄芪赤风汤、百合地黄汤、百合知母汤、甘麦大枣汤的组方思路，使患者服用后从身体整体情况到眼睛局部均得到很好的改善。但治疗是一方面，最重要的是要保持、要预防，否则不良的生活、饮食习惯及长期不良精神因素的影响，仍然会在病情好转后再次加重。

▶ 病案四

患者：夏某某，女，61岁。2019年4月18日初诊。

主诉：双眼干涩磨痛刺痒3个月。

现病史：患者于3个月前无明显诱因出现双眼干涩，逐渐加重，他院诊断为干眼症，并应用抗生素及玻璃酸钠滴眼液点眼，未见明显疗效，患者为求中医治疗而来就诊。现主症：双眼干涩磨痛刺痒，寐差，入睡困难，易醒，每天睡3小时、口干、口苦，无腰膝酸软，纳可，大便不干，小便可。平素心情不好，易生闷气。舌质红，苔薄黄，脉弦细数。

专科检查：①右眼 1.0，左眼 0.8；②眼前节：球结膜充血（＋），角膜清，前房深浅可，瞳孔对光反射良好，晶体轻度混浊；③眼底：视盘边清色可，网膜血管比例及走行尚可，黄斑区中心凹光反射不清；④眼压：右眼 13mmHg，左眼 12mmHg；⑤Schirmer 试验：右眼 3mm，左眼 2mm（5 分钟）；⑥泪膜破裂时间（BUT）：右眼 3 秒，左眼 3 秒；⑦角膜荧光素染色：阴性。

中医诊断：白涩症，证属肝经郁热。

西医诊断：干眼。

治法：清肝解郁，滋阴明目。

处方：柴芩清解润目方合酸枣仁汤加减。柴胡 12g，黄芩 9g，当归 10g，白芍 12g，蒲公英 15g，菊花 10g，桑叶 10g，枳壳 10g，石斛 10g，炙甘草 6g，百合 10g，生地黄 10g，知母 10g，酸枣仁 18g，川芎 9g，防风 10g，炒麦芽 15g。7 剂，水煎服，日 1 剂，分早晚两次温服。

二诊：2019 年 4 月 25 日。服上药后双眼干涩磨痛症状好转，刺痒消失，睡眠好转，口干缓解，口苦消失，心情好转，每日清晨腹泻 1 次，腹不痛，此症状已有 10 年余，期盼此次服用中药能一并调治。舌质淡红，苔薄，脉弦细。上方柴胡调为银柴胡 10g，黄芩由 9g 调为 6g，减枳壳，加太子参 10g、炒白术 10g、茯苓 12g、五味子 5g。继服 7 剂，煎服法同前。

2019 年 5 月 9 日患者反馈，服药后夜寐安，大便成形，每日 1 次，眼症基本消失。

按语：患者平素情志不畅，气机郁滞，气郁化火，循经上扰目窍，蒸灼津液，清窍失养，故而眼干；热邪上扰心神，故而不能入寐，阴血亏虚，不能安神，故而易醒而难再寐；肝胆互为表里，肝热移胆，胆热上犯而口苦，故而本病为肝经郁热所致，处方当清肝解郁、养阴明目为大法，以自拟的柴芩清解润目方和酸枣仁汤为基础方，方中柴胡、黄芩清肝解郁为君药；当归、白芍养肝血，蒲公英、菊花、桑叶清肝热共为臣药；石斛、百合、生地、知母养肺脾肾之阴精，酸枣仁安神，川芎活血，枳壳理气共为佐药，炒麦芽、炙甘草护胃调和诸药共为使药，全方共奏清肝解郁滋阴明目之功。至于患者大便偏稀，考虑为肝郁伤脾，故给予四君子汤健脾益气以止泻。

▶ 病案五

患者：于某，女，30岁。2019年5月12日初诊。

主诉：双眼干涩半年，加重1周。

现病史：患者于半年前因工作紧张过度用眼后出现双眼干涩，省级医院诊断为干眼症并应用人工泪液点眼，未见明显疗效，近1周症状加重，为求中医诊治而来诊，现主症：眼干涩，夜寐安，纳食可，大便不干，口不干不苦，怕冷、手足冷凉，精神紧张、心情不好，月经周期正常，带经时间12天，痛经，经血色黑无血块。舌质红，苔白厚，脉弦细数。

中医诊断：白涩症（双），证属肝经郁热。

西医诊断：干眼。

治法：清肝解郁，养阴润目。

处方：柴胡12g，枳壳10g，当归12g，赤芍10g，茯苓12g，白术10g，防风10g，蒲公英15g，黄芩9g，清半夏9g，川芎9g，白芍12g，石斛10g，女贞子10g，菊花10g，玫瑰花10g，麦芽15g。7剂，水煎服，日1剂，分早晚两次温服。

二诊：2019年5月19日。服药后患者眼干涩明显好转，手足冷凉缓解，情绪好转。嘱患者继服前方7剂，并注意调节情志，不要过度用眼。

按语：患者平素工作紧张，心情郁闷，导致肝郁，肝郁日久则化热，郁热蒸灼津液则津液匮乏，目珠失润，眼干涩不舒；肝郁气机不畅而导致阳郁不达四末，故手足冷凉；下焦郁热，气机不通故其月经淋漓不断、痛经，其舌质红，苔白厚，脉弦细数，亦为肝经郁热，克伐脾土，土失健运之象。故方中以四逆散疏解郁滞，茯苓、白术健脾，蒲公英、菊花清肝明目，黄芩、半夏与柴胡取小柴胡汤之意，可清解少阳郁热，白芍、石斛、女贞子养阴，川芎、当归以调经，玫瑰花疏肝，麦芽和胃以有顺肝之性之意。全方共奏清肝解郁、养阴润目之功。此类患者目前临床较多，与现代的生活节奏较快、人们精神紧张有关，故肝郁体质的患者较多，肝与目密切相关，故这种类型的干眼症单纯以养阴之法不能达到润目的效果，当清、解、润并用，疗效较好。

▶ 病案六

患者：付某，女，40岁。2019年3月15日初诊。

主诉：双眼干涩磨痛，不欲睁眼2年。

现病史：患者于2年前生二胎后出现双眼干涩磨痛、不欲睁眼，曾到眼科医院就诊诊断为干眼症，应用玻璃酸钠滴眼液局部点眼，未见明显疗效，而来诊。现主症：双眼干涩磨痛，不欲睁眼，寐可，腰膝酸软，乏力，足跟痛。舌质暗红，苔薄白，右脉关寸沉，左脉弦细数，沉取无力。

中医诊断：白涩症，证属肝血不足、脾肾亏虚。

西医诊断：干眼。

治法：疏肝养血，补脾益肾。

处方：银柴胡10g，枳壳10g，当归12g，白芍12g，川芎9g，黄精12g，菊花10g，防风10g，山药15g，山萸肉10g，茯苓15g，太子参10g，白术10g，炙甘草6g，赤芍10g，黄芪15g，知母10g，百合10g，女贞子10g，墨旱莲10g，炒麦芽15g。7剂，日1剂，水煎服，分早晚两次温服。嘱其节约用眼，避免熬夜，禁食辛辣刺激之物。

二诊：2019年3月22日。服药后眼症减轻，身体有力，腰膝酸软减轻，睡眠浅。舌质暗红，苔薄白脉弦细。上方加酸枣仁18g，7剂，煎服法同前。

三诊：2019年3月30日。服药后患者眼症大减，身体有力，腰膝酸软消失，睡眠转佳。嘱患者此方可1周服用2剂，注意生活饮食调摄，1个月后若无明显不适则停药。

按语：患者因照看孩子不能很好休息，导致肝血不能很好地蓄养修复，故出现双眼干涩疼痛，加之患者为高龄生产，肾精被耗，因而腰膝酸软，足跟疼痛；气为血之帅，血为气之母，血不足则气亦匮乏，故周身乏力，眼目不欲睁。处方以疏肝养血、补脾益肾为宗旨。方中有四逆散、八珍汤、黄芪赤风汤、二至丸思路。方中的防风、菊花则是引药入清窍之使药。目前干眼症多见的有因工作紧张、过用目力、肝郁化热所致的，则应用清肝解郁润目之法；有因食用肥甘厚味辛辣刺激食物，再加之过用目力所致的，往往可见眼红，睑缘肥厚充血，睑板腺开口堵塞，此型则应以化浊解毒为大法，此型往往配合中药熏洗及睑板腺按摩；有因过劳伤津耗液，导致肝脾肾三脏不足所致的，则应以补益为主以清为辅。睡眠很重要，如睡眠不好者则重点要调睡眠。饮食应清淡，否则辛辣更易耗伤阴血，情绪要调和，急躁易怒的患者往往易化火伤阴，阴液不足，气机逆乱。所以此病虽然是眼表疾病，但和五脏六腑相关。局部治疗效果不佳者当服用中药以辨证治疗。

三、胬肉攀睛

患者：郭某，男，57 岁。2017 年 5 月 25 日初诊。

主诉：双眼痒涩不适伴有流泪 3 天。

现病史：患者于 3 天前因吃辛辣之物后出现双眼痒涩流泪，自行点氧氟沙星滴眼液未见好转，症状反有加重，而来诊。现主症：双眼痒涩、流泪，烦躁，夜寐尚可，纳可，大便偏干，小便热。舌尖红，苔薄黄，脉浮数。

专科检查：①视力：右眼 0.8，左眼 0.8；②眼前节：双眼内眦处可见胬肉隆起，色红，体厚，头尖高起在角膜边缘，角膜尚清，前房深浅可，瞳孔形圆，对光反射灵敏，晶体密度高。

中医诊断：胬肉攀睛，证属风热上犯。

西医诊断：翼状胬肉。

治法：祛风清热。

处方：栀子 9g，黄芩 9g，羌活 10g，防风 10g，蔓荆子 10g，荆芥穗 10g，蝉蜕 6g，密蒙花 10g，谷精草 10g，菊花 10g，木贼 9g，草决明 10g，蒺藜 10g，川芎 9g，甘草 9g。5 剂，水煎服，日 1 剂，分早晚两次温服。

二诊：2017 年 5 月 31 日。服药后患者症状明显减轻，红赤已退，胬肉体部变薄，继续给予 5 剂以巩固疗效。

按语：翼状胬肉是眼科常见病和多发病，一般认为是受外界刺激而引起的局部球结膜纤维血管组织的一种慢性炎症性病变，单眼或双眼可受累。呈底朝内眦、尖朝角膜的三角形，因其形状酷似昆虫的翅膀故名为翼状胬肉，中医称为"胬肉攀睛"。它是临床上常见的眼科疾病之一，多发生于室外工作者，可能与风沙、烟尘、阳光、紫外线等长期刺激有关。在临床上常将该病分为静止期和进展期，进展期以胬肉头尖体厚色红、发展迅速为主要特点，多伴有眵泪俱多，痒涩不适。胬肉发生发展变化起于内眦血轮，横贯白睛气轮，攀侵黑睛风轮，涉及心、肺、肝三脏，病机多为风热之邪上犯所致，以舌尖红、脉浮数为辨证要点。该病例用栀子胜奇散为基础方，栀子胜奇散出自《原机启微》，具有祛风清热之功，临床主要用于胬肉攀睛病，方中栀子清心、黄芩泻肺；羌活、防风、蔓荆子、荆芥穗辛散祛风退翳；蝉蜕、密蒙花、谷精草、菊花、木贼草、草决明、蒺藜退翳消膜；川芎行气活血消翳；甘草调和诸药。方中的蛇蜕在《审视瑶函》中作蝉蜕，所以临床中也习惯于应用蝉蜕，石守礼教授自拟方歌为"栀子胜奇蝉芥芎，羌防木蒺菊蒙从，草决谷精蔓荆子，芩草等量热茶冲"朗朗上口以帮助记忆，学者在临床中遇到内眦色红胬肉隆起，或以眦部为主的结膜炎症，或胬肉手术后又有复发趋势者，应用该方，效果较好。

第四节 黑睛疾病

一、聚星障

患者：窦某某，女，26岁。2014年9月27日初诊。

主诉：左眼红赤疼痛畏光，视力下降1个月余。

现病史：患者于1个月余前曾有感冒史，在他院诊断为左眼病毒性角膜炎，经应用抗生素、抗病毒眼药水未见明显疗效，为求系统中医治疗而来院。现主症：左眼红赤疼痛、畏光流泪、视物不清，舌质红，苔薄黄，脉弦数。

专科检查：①视力：右眼1.2，左眼0.05；②眼前节：右眼球结膜无明显充血，角膜清，荧光素染色（－）；左眼混合性充血（＋＋），角膜可见大量浅层点状混浊，偏中央有一灰白色片状混浊，中央部略凹陷，荧光素染色（＋），角膜后壁未见KP，瞳孔形圆，对光反射灵敏。

中医诊断：聚星障（左），证属风热外袭。

西医诊断：病毒性角膜炎（左）。

治法：清热散风，解毒退翳。

处方：柴胡10g，蒲公英15g，大青叶15g，板蓝根20g，夏枯草15g，菊花15g，茯苓30g，薄荷10g（后下），钩藤15g（后下），蝉蜕10g，草决明15g，甘草6g。14剂，水煎服，日1剂，分早晚两次温服。嘱其勿食辛辣食物，注意防止感冒。局部继续应用抗生素、抗病毒眼水。

二诊：2014年10月11日。服药后无不适，眼痛、流泪已愈，仍有异物感，畏光，视物模糊。眼科检查：①视力：右眼1.2，左眼0.2；②眼前节：左眼角膜浅层点状混浊已消失，角膜中央仍有一片状混浊，中央部稍浓厚；③荧光素染色：（＋）。继服原方7剂。

三诊：2014年10月18日。服药后无其他不适，左眼仍有异物感。检查显示：①视力：右眼1.2，左眼0.3；②眼前节：左眼已不充血，角膜中央可见一片状云翳；③荧光素染色：可见混浊之中央部仍有一点状着色。舌苔薄白，舌质红润，脉弦。上方加苍术15g、赤芍15g、白蒺藜12g，以活血退翳，7剂，水煎服，日1剂。

四诊：2014年10月25日。患者自述除左眼视物模糊外，余无不适。检查显示：①视力：右眼1.2，左眼0.4。②眼前节：左眼无明显充血，角膜中央偏下有一约1.5mm×1.0mm大小之片状混浊；③荧光素染色：（－）。舌苔薄白，脉弦。改拟活血退翳，佐以清热，处方如下：当归12g、赤芍15g、白芍15g、大青叶15g、板蓝根15g、菊花15g、丹参15g、草决明15g、羌活10g、茯苓30g、蝉蜕10g、白蒺藜15g、密蒙花10g、甘草6g。14剂，水煎服，日1剂，分早晚两次温服。

五诊：2014年11月8日。眼部无不适。检查显示：①视力：右眼1.2，左眼0.5；②眼前节：左眼不充血，角膜中央偏下有一片状云翳，较之前变薄；③荧光素染色：（－）；④瞳孔形圆，对光反射灵敏。嘱其停药观察。

按语：本病案为石守礼教授应用自拟消毒饮治疗病毒性角膜炎的医案。病毒性角膜炎是指因各种病毒引起的角膜感染，最常见的为单纯疱疹病毒，它是当今世界上危害严重的感染性眼病之一，发病率占角膜病的首位，病毒性角膜炎相当于中医学的"聚星障""黑睛生翳"范畴。西医多采用抗生素、抗病毒眼药治疗，但由于病毒自身不易被杀灭的特性，因而疗效欠佳。中医学认为六淫之邪所致眼病中风邪、火热之邪居多，目病风火为患，历代医家甚为重视，如《诸病源候论》所论目病诸候，将近半数目病言及热邪；而刘完素认为目病皆为热邪；张子和更是强调"目不因火则不病……能治火者一句可了。"风为阳邪，易袭阳位，眼位至高，同气相求；又风为百病之长，六淫为害多相兼致病。"聚星障"，其病名首见于《证治准绳·杂病·七窍门》，书中称"乌珠上有细颗，或白色，或微黄，微黄者急而变重。或联缀，或团聚，或散漫，或一同生起……"其发病在黑睛，黑睛直接与外界接触，易感六淫之邪，五轮学说中黑睛属于五轮中的风轮，内应肝胆。故病变初起，以肝经风热最多见，外感风热之邪，或加之肝胆内热，熏蒸于目，随病情发展风热之邪化为火毒入侵血分，而见目赤肿痛。消毒饮方中柴胡、薄荷、蝉蜕、菊花疏风清热，清利头目，使邪从表出；蒲公英、大青叶、板蓝根清热解毒，夏枯草清肝泻火明目，使邪由内消，钩藤清热平肝、引药入经，赤芍凉血活血以消翳，翳由热生，内外热清，其翳可退。方中柴胡、薄荷、蒲公英等药，据现代药理学研究，尚有抑制单纯疱疹病毒之作用。角结膜炎多有球结膜充血，球结膜对应白睛，白睛在五轮脏腑配属上属肺，故以黄芩清肺热，以缓解目赤；甘草调和诸药，共奏疏风清热、解毒退翳之功。

二、凝脂翳

患者：马某某，男，49岁。1999年7月21日初诊。

主诉：右眼红赤疼痛视物不清1个月。

现病史：患者于1个月前干农活时被麦芒刺伤右眼，当时感觉右眼磨涩不舒，畏光流泪，为抢收农作物，患者自行点氯霉素滴眼液维持，后症状越来越重，遂到省级医院治疗，诊断为角膜溃疡，给予抗生素药物静脉滴注，给予局部应用氧氟沙星滴眼液、眼药膏及散瞳剂点眼，症状未见减轻，后发现前房积脓，给予前房穿刺抽脓加抗生素药物治疗两次，均不能控制脓液的产生，告知患者需要摘除眼球。患者为求中医治疗而来诊。现主症：右眼红赤疼痛，畏光流泪，视物不清，夜寐欠安，急躁，纳一般，口干，大便干，已数日未解，小便黄。舌质红，苔黄，脉弦数。

专科检查：①视力：右眼：1尺指数，左眼1.0；②眼前节：右眼混合性充血（3+），角膜中央偏鼻侧可见一溃疡，边界不清，可见凝脂状附着物。角膜基质层水肿，前房可见脓性液平面，隐约可见接近瞳孔下缘，瞳孔形态窥不清。

中医诊断：凝脂翳（右），证属里热炽盛。

西医诊断：角膜溃疡，前房积脓（右）。

治法：清热解毒，通腑泄热。

处方：金银花20g，天花粉15g，夏枯草20g，生石膏15g，大青叶15g，板蓝根20g，枳实10g，大黄10g（后下），黄芩10g，茯苓30g，焦栀子10g，玄明粉5g（冲服），竹叶10g，甘草6g。3剂，水煎服，日1剂，分早晚两次温服。继续应用抗生素滴眼液及眼膏，应用散瞳剂点右眼。

二诊：1999 年 7 月 24 日。服药后感右眼红赤疼痛减轻，大便已行，每日 1 次，质干，小便可，口干急躁感好转，查右眼视力 0.04，右眼混合性充血（＋＋），角膜溃疡处未见扩大加深，角膜基质层水肿减轻，前房脓性液平面明显降低。舌质红，苔薄，脉弦数。继续应用原方服用 3 剂。

三诊：1999 年 7 月 28 日。服药后右眼已无疼痛感，视物较前清晰，大便不干，日行 1 次，小便可，舌质淡红，苔薄，脉数。查右眼视力 0.1，右眼混合性充血（＋），鼻侧较明显，角膜溃疡面积缩小，上覆的黄白色凝脂状物减少，角膜基质层水肿继续减轻，局限于角膜溃疡处，前房积脓仅于前房下方隐见，原方加瓜蒌仁 15g、元参 10g、防风 10g。原方继服 5 剂。

四诊：1999 年 8 月 3 日。服药后患者右眼红赤疼痛完全消失，大便每日 1 次，质软，小便可，舌质淡红，苔薄，脉缓。查右眼视力 0.1，右眼局限性充血，角膜溃疡面继续缩小，角膜基质层水肿减轻，前房积脓完全消失。瞳孔形欠圆，目前患者病情平稳，原方加茺蔚子 15g，继服 5 剂。

五诊：1999 年 8 月 9 日。服药后患者右眼病情继续好转，大便每日 1 次，质较稀，小便可，舌质淡红，苔薄，脉缓。查右眼视力 0.15，角膜溃疡面基本平复，上皮较光滑，荧光素染色阴性，角膜基质层水肿消失，瞳孔欠圆，在鼻侧可见虹膜部分后粘连。调整中药减通腑泄热药物，加强祛风退翳力量。处方如下：金银花 15g、蒲公英 15g、天花粉 15g、桑白皮 10g、黄芩 10g、菊花 15g、板蓝根 20g、薄荷 10g（后下）、羌活 10g、谷精草 15g、白蒺藜 10g、车前子 15g、茯苓 30g、赤芍 15g、蝉衣 10g、大青叶 10g、夏枯草 15g。7 剂，水煎服，日 1 剂。

六诊：1999 年 8 月 16 日。患者复查右眼视力 0.25，角膜可见云翳，荧光素染色阴性。患者病情平稳。

按语：该病案为石守礼教授医案。凝脂翳是黑睛生翳，状如凝脂，多伴有黄液上冲的急重眼病，如果治疗不及时，易使黑睛溃破，甚至失明。相当于西医学的化脓性角膜炎。角膜属于眼球壁的最外层，有保护眼球的作用，外伤导致风热之邪乘虚入侵，角膜疾病初期多以清热祛风为主，随着病邪深入，化火为毒，入脏入腑，大小便闭，邪无出路。该病例病情凶险，感染较重，一度有摘除眼球的危险，石守礼教授辨病与辨证相结合，初诊应用眼珠灌脓方（大黄、瓜蒌仁、生石膏、玄明粉、枳实、栀子、夏枯草、金银花、黄芩、天花粉、竹叶），清阳明腑热，使邪从二便而出。待热势减轻，病情逐渐好转，角膜留有翳障，继续应用消毒饮的思路以清热祛风退翳。使患者得以保住眼球，增进视力。明目退翳之法是眼科角膜疾病中特色的治疗方法。疾病初期，黑睛星翳点点，伴有红赤、畏光流泪之时，当以疏风清热为主，配伍少量退翳之药；黑睛生翳后期，以退翳为主，用药不可过于寒凉，以免邪气冰伏，气血凝滞。黑睛属肝，故很多的清肝、平肝、疏肝之药亦有退翳的作用。

第五节　瞳神疾病

一、瞳神紧小

▶病案一

患者：刘某，男，34岁。2020年11月16日初诊。

主诉：右眼红赤疼痛1周，加重1天。

现病史：患者于1周前因用眼多熬夜后出现右眼红赤疼痛，伴有头面部疖肿，曾在他院检查诊断为结膜炎，给予左氧氟沙星滴眼液及七叶洋地黄双苷滴眼液点眼，未见明显疗效，患者症状逐渐加重，患者自行服用阿莫西林、黄连上清片、复方金银花颗粒及脾氨肽药物后亦未见好转，而来我院。

现主症：右眼红赤疼痛，视物不清，眼眶疼痛，口干、夜寐安、纳食可，二便调。舌质红，苔色白，苔质薄，脉浮弦数。

专科检查：①视力：右眼0.08，左眼1.0；②眼前节：右眼混合性充血（+++），角膜后壁可见大量尘状KP，前房不浅，可见大量浮游物，瞳孔约2mm，对光反射迟钝，左眼结膜充血（+），角膜清，前房深浅可，瞳孔约3mm，对光反射灵敏，晶体清；③眼底：小瞳下窥不清。④眼压：右眼32.7mmHg，左眼16mmHg。

中医诊断：瞳神紧小病（右），证属肝经风热。

西医诊断：虹膜睫状体炎（右），继发性青光眼（右）。

治法：疏风清热，养阴利水。

处方：新制柴连汤加减。柴胡10g，黄连6g，防风10g，荆芥10g，金银花15g，连翘10g，牡丹皮10g，赤芍10g，蒲公英15g，桑叶10g，炒栀子6g，黄芩9g，生地黄12g，知母10g，泽泻10g，葶苈子10g，茺蔚子10g，盐车前子15g（包煎），焦麦芽15g。3剂，日1剂，水煎服，分早晚两次温服。局部应用抗生素、激素、散瞳剂及非甾体类抗生素点右眼。嘱患者次日复诊，必要时应用降眼压药。

二诊：2020年11月18日。复诊时眼痛即消失，眼压降至正常。嘱患者继续服用中药。

三诊：2020年11月21日。右眼红赤感减轻，角膜后壁KP减少，浮游物（＋），瞳孔药物性散大。右眼眼压15.7mmHg，左眼眼压14mmHg。继续给予原方3剂巩固疗效，复诊指导局部用药减量应用，直至停止。嘱患者必要时行免疫系统检查以排除免疫系统疾病。

按语：患者为壮年男性，因过度用眼及熬夜后出现右眼红赤疼痛，瞳神缩小，故属于中医眼科"瞳神紧小病"范畴。用眼过度加之熬夜，致使肝阴耗伤，肝之疏泄失常，气郁化火，郁火循经上扰目窍，加之卫外不固，外受风邪，风热之邪上攻目窍，内外合邪熏灼黄仁，致使瞳神缩小，展缩失灵，热邪伤津耗液故口干，其舌质红、苔薄白、脉弦浮数亦为肝经风热之证，治疗以疏风清热、养阴利水为大法，中药以新制柴连汤为基础方加减，方中柴胡、黄芩、黄连清肺肝之热，防风、荆芥、金银花、连翘疏风清热解毒，牡丹皮、赤芍凉血退赤，蒲公英、桑叶清肝明目，炒栀子清透三焦邪热，生地黄、知母养阴生津，佐制利水药伤阴，盐车前子、泽泻、葶苈子、茺蔚子利水以通窍，焦麦芽护胃调和诸药。全方共奏疏风清热、养阴利水之效，使炎症得以控制，眼压得以下降。

▶病案二

患者：柳某某，男，60岁。2018年11月30日初诊。

主诉：右眼视物不清伴红赤1个月余。

现病史：患者于1个月余前右眼突然红赤，遂到当地医院诊查，诊断为结膜炎，并给予抗生素滴眼液点眼，2日后未见好转，又有眼痛、视物不清，故到医院复诊，诊断为虹膜睫状体炎，遂应用妥布霉素地塞米松滴眼液点右眼，8次/日；双氯芬酸钠滴眼液点右眼，4次/日；阿托品眼用凝胶点右眼，1次/日。10天前患眼磨涩疼痛畏光，考虑角膜损伤而应用重组人表皮生长因子滴眼液点右眼，激素减量，后眼部磨涩畏光症状缓解，疼痛未见明显减轻，且伴有咽痛、舌痛。患者为求中医治疗而来诊。现主症：右眼红赤、疼痛、视物不清、咽痛、舌痛，无阴部溃疡，无关节疼痛及结节红斑。夜寐差，纳食可。舌质暗红，舌右侧后部可见约6mm×6mm大小的溃疡，边缘红赤，脉细数。

专科检查：①视力：右眼0.4，左眼1.0；②眼前节：右眼混合性充血（＋），角膜后壁尘状KP（＋＋），前房浮游物（＋＋），瞳孔药物性散大，晶体轻度混浊；③眼底：视盘边清色可，网膜血管比例及走行尚可，黄斑区中心凹光反射隐见。玻璃体腔中可见少许炎性细胞；④三面镜检查眼底未见明显血管炎症及异常渗出表现。

中医诊断：瞳神紧小病（右），证属阴虚火旺。

西医诊断：①虹膜睫状体炎（右）。②口腔溃疡。

治法：滋阴降火，解毒散结。

处方：黄柏10g，砂仁6g，甘草10g，知母10g，生地黄10g，玄参10g，天冬10g，金银花15g，连翘10g，焦栀子6g，牛蒡子10g，僵蚕10g，茯苓15g。5剂，水煎服，日1剂。继续妥布霉素地塞米松滴眼液点眼，3次/日；双氯芬酸钠滴眼液点右眼，4次/日；复方托吡卡胺滴眼液点右眼，3次/日；重组人表皮生长因子滴眼液点右眼，3次/日。

二诊：2018年12月6日。患者服药3剂后舌疼痛即消失，5剂后溃疡面平复。现右眼红赤疼痛减轻，咽喉疼痛及舌痛症状消失。舌质暗红，苔薄，脉细略数。查右眼充血已不明显，角膜上皮完整，角膜后壁KP消失，前房中浮游物消失，瞳孔药物性散大。嘱患者继续局部用药，逐渐减量。中药继续服用7剂，以巩固疗效。

按语：瞳神紧小在临床上常见的四种证型为肝经风热证、肝胆火炽证、风湿夹热证、阴虚火旺证。患者为老年人，肝肾阴虚，阴虚于下，不能涵养相火，相火僭越于上，致使清窍被灼，而出现眼痛、咽痛及舌痛。虚火上炎目窍灼伤黄仁而使瞳神紧小，因无外阴溃疡、关节疼痛及红斑结节，故暂未行免疫系统相关检查。治疗以滋阴降火、解毒散结为大法，方中以封髓丹为基础方，封髓丹出自清代医家郑钦安《医理真传》，方由黄柏、砂仁、甘草组成，并认为"此一方不可轻视，余常亲身阅历，能治一切虚火上冲、牙疼、咳嗽、喘促、面肿、喉痹、耳肿、面赤、鼻塞、遗尿、滑精诸症，屡获奇效，实有出人意外、令人不解者。余仔细揣摩，而始知其制方之意重在调和水火也。至平至常，至神至妙，余经试之，愿诸公亦试之。"《神农本草经》认为黄柏能安五脏，《黄帝内经》言："肾苦燥，急食辛以润之，开腠理，致津液，通气也。"《本草纲目》中说："肾恶燥，以辛润之，缩砂仁之辛，以润肾燥"，甘草调和上下，如此则水火既济，心肾相交，僭越之相火得以归位，清窍得以清虚。方中加以清热解毒、解郁散结的金银花、连翘、栀子，此三味药虽然性寒，但清中有散之性，而无寒凉直折之弊。僵蚕祛风止痛、解毒散结，药走上焦。知母、生地黄、玄参、天门冬养阴清热以滋肾水，茯苓以健脾助运化，保护老年人的脾胃功能。

▶ 病案三

患者：魏某，男，50岁。2020年3月7日初诊。

主诉：双眼红赤胀痛伴视物不清半月余。

现病史：患者于半月余前因着急加之过度用眼后出现双眼红赤胀痛，伴有视物不清，遂自行点用妥布霉素地塞米松滴眼液，后症状加重遂到他院就诊，给予加替沙星滴眼液、双氯芬酸钠滴眼液、更昔洛韦滴眼液点眼治疗，症状未见明显改善，眼压逐渐增高，遂在该院诊治下给予阿法根滴眼液，布林佐胺噻马洛尔滴眼液点眼，行甘露醇静脉滴注降眼压，并在我院眼科门诊行中药治疗及静脉滴注甘露醇，症状能暂时缓解，旋即反复。患者为求系统中西医结合治疗而由门诊以全色素膜炎收入我病区。现主症：双眼红赤、胀痛、视物不清，口干口渴喜饮，夜寐差，容易醒，偶有头晕眼黑，纳食可，二便调。舌质暗红，苔色白，苔质薄、黄、腻，脉象弦、滑、数。

既往史：糖尿病病史3年，血糖空腹最高9mmol/L，服用二甲双胍片0.5g，3次/日；米格列醇片50mg，3次/日，目前血糖控制情况不详。10年前曾因反复葡萄膜炎在综合性医院就诊，反复局部及全身应用激素治疗，后出现并发白内障、继发青光眼而行双眼白内障超声乳化＋人工晶状体植入术，术后葡萄膜炎及青光眼时常反复。

专科检查：①视力：右眼0.8，左眼0.6；②眼前节：双眼混合性充血（＋＋＋），睑结膜充血，可见乳头及滤泡，角膜上皮可见少许浅层点状混浊，角膜后壁大量颗粒不等的KP，前房中浮游物（＋＋），右眼为重，前房深浅可，瞳孔形圆，对光反射存在，双眼人工晶状体在位；③眼底未窥清；④眼压：右眼56mmHg，左眼28mmHg。

中医诊断：瞳神紧小病（双），证属肝胆火炽。

西医诊断：①全葡萄膜炎（双）；②青光眼（双）；③人工晶体植入状态（双）；④结膜炎（双）；⑤角膜炎（双）；⑥2型糖尿病。

治法：清肝泻火。

处方：龙胆9g，酒黄芩6g，炒栀子9g，石膏15g，盐车前子15g，泽泻10g，淡竹叶10g，茯苓15g，茺蔚子10g，葶苈子10g，夏枯草10g，野菊花10g，蒲公英15g，连翘10g，桑白皮10g，密蒙花10g，玄参10g，地黄15g，赤芍10g，白薇5g，石决明15g，蝉蜕6g，炒僵蚕10g，薏苡仁15g。5剂，水煎服，日1剂，分早晚两次温服。

局部给予酒石酸溴莫尼定滴眼液、盐酸卡替洛尔滴眼液（美开朗）、布林佐胺滴眼液降眼压。

患者应用上述方案后，眼压仍较高，最高为50mmHg以上，间断应用甘露醇静脉滴注，给予调整降眼压药物的应用时间，并加用拉坦前列素滴眼液，每晚1次。

2020年3月12日查房，患者诉服用中药无其他不适，眼仍有胀痛红赤、畏光，夜寐仍欠安，入睡困难，容易醒，醒后不容易再入睡，口干口渴喜饮，纳食可，二便调。舌质暗红，苔色白，苔质薄黄腻，脉弦滑数。原方基本同前，方中加以清肝明目的决明子。4剂，日1剂。

2020年3月16日查房，患者眼压在降眼压药物的作用下稳定在25mmHg左右，仍高于正常（10~21mmHg），患者服用中药后无明显不适，为加重清肝平肝的力量，给予患者中药处方中加入羚羊角粉0.3g冲服。

2020年3月23日查房，患者服药后眼压在应用各种降眼压药物的基础上仍在25mmHg左右，眼胀痛减轻，患者夜寐差，定时约凌晨2点醒，后脑部出汗，下肢有冷感（追问患者症状从何时出现，患者诉此种症状已有数年），此时考虑患者应为上焦火热、下焦有寒，故调整处方思路给予乌梅丸以寒温并用，当归六黄汤以滋阴降火清虚热，四妙勇安汤以清热解毒、化瘀通脉，犀角地黄汤以清营凉血加减治疗。中药处方如下：黄连6g，黄芩6g，黄柏6g，当归10g，生地黄12g，大黄4g，黄芪15g，乌梅20g，干姜3g，水牛角丝20g（先煎），金银花20g，玄参10g，山药30g，玉竹10g，黑顺片3g（先煎30分钟），肉桂2g，花椒5g，细辛2g，党参10g，茯苓15g。3剂，水煎服，日1剂，分早晚两次温服。服药后当晚夜寐转安，汗出减少，眼压平稳降至20mmHg以下。

出院时专科检查：①视力：右眼1.0，左眼0.6；②眼前节：双眼球结膜无明显充血，睑结膜可见少许乳头及滤泡，角膜上皮未见明显混浊，角膜后壁KP减少呈色素性，前房中浮游物偶见，瞳孔形圆，对光反射存在，双眼为人工晶状体在位；③眼底：视盘边清色可，网膜未见明显渗出；④眼压：右眼14mmHg，左眼15mmHg。

给予上方出院带药 7 剂，继续应用降眼压药物点眼，1 周后复查，眼压维持在 12mmHg 左右，嘱患者平稳减降眼压药物，直至仅用噻吗洛尔滴眼液点眼维持眼压。出院后该方应用 3 周，患者夜寐安，头部出汗减轻，口干缓解，血糖也在服用基础药物的同时平稳在正常水平，舌质淡红，苔薄白，脉缓和。

按语：色素膜又称为葡萄膜，富含血管和色素，同时又分布较多的免疫活性物质，加之葡萄膜自身的血管特点，令血液中的免疫介质和抗原抗体成分容易沉积不易排出而诱发免疫应答反应。这些生理结构特点导致葡萄膜易发生炎症反应且反复发作不易痊愈，激素治疗是快速控制该病的有效手段，但反复应用激素会导致白内障、青光眼，严重者还会导致股骨头坏死等全身的不良反应。患者曾于 10 余年前患有全色素膜炎，且有 2 型糖尿病病史，故反复发作后不能再次接受激素治疗，转而求治于中医。该病属于"瞳神紧小病"的范畴，其病因病机各代医家皆有论述。《证治准绳》言其："肝肾二经俱伤，元气衰弱不能升运精汁，以滋于胆，胆中三合之精有亏，则所输亦乏，故瞳中之精亦日见损耗。"《目经大成》言其："劳伤精血，阳火散乱，火衰不能鼓荡山泽之气生水滋木，致目自涸，而水亦随涸。"《银海精微》言其："瞳仁小者肝之实。"

清代医籍《眼科纂要》有新制柴连汤具有疏风清肝明目之功，现多用于治疗辨证分型为肝经风热型色素膜炎。《原机启微》中的抑阳酒连散现常用治疗辨证分型为风湿夹热型色素膜炎。而龙胆泻肝汤则主治肝胆实火上炎或湿热下注疾病，现常用于辨证分型为肝胆火炽型色素膜炎。该病在初诊时根据舌脉表现而辨证为肝胆火炽证，故而应用龙胆泻肝汤为基础方，然患者表象有实热，因未能仔细追问患者的其他症状，而未能辨出患者有寒热错杂之证。且患者夜寐差，易醒，未能追问夜间易醒时间，此时却是厥阴病欲解时，从丑至卯上；还有患者口干口渴。这些症状支持乌梅丸的应用，故以乌梅丸为基础方，患者能够有良好的睡眠即可以使肝体得养，肝的疏泄功能正常，津液疏布正常，故患者口干亦得缓解。应用四妙勇安汤及犀角地黄汤的思路，是该病发病部位多为血脉，血不利而为瘀为水为郁热，窍道不利则水液代谢失常，神水郁滞，故而眼压升高。所以数方合用，以乌梅丸为基础寒温并用，联合四妙勇安汤、犀角地黄汤以凉血清热化瘀通脉，和当归六黄汤以养阴敛汗，因辨证准确，故 1 剂药物即使患者感觉通体舒适，眼症随之减轻。

▶ 病案四

患者：王某，女，54 岁。2014 年 8 月 2 日初诊。

主诉：双眼反复疼痛、红赤，视物不清 2 年，加重 1 周。

现病史：患者缘于 2 年前无明显诱因出现双眼红赤疼痛，视物模糊，于某省综合医院诊断为虹膜炎，经应用激素治疗后痊愈，停用激素后又反复 2 次。1 周前无明显诱因出现双眼红赤加重，视物模糊，患者感觉旧病复发，为求中医治疗而来我院。现主症：双眼视物不清，红赤、疼痛、畏光，夜寐不安，二便调。舌质暗红，苔薄，脉弦细数。

专科检查：①视力：右眼 0.4，左眼 0.5；②眼前节：双眼混合性充血（＋＋），角膜后壁可见大量尘状 KP，前房中浮游物（＋＋），瞳孔缩小，对光反射消失。玻璃体腔中未见明显的炎性细胞；③眼压：右眼 11mmHg，左眼 11.5mmHg。

中医诊断：瞳神紧小病（双），证属阴虚火旺。

西医诊断：虹膜睫状体炎（双）。

治法：清肾抑阳。

处方：黄柏 10g，黄连 10g，决明子 15g，茯苓 30g，当归 15g，白芍 15g，生地黄 15g，独活 10g，知母 10g，枸杞子 15g，石膏 15g，秦艽 15g，桑寄生 15g，牛膝 15g，甘草 6g，薏苡仁 30g，白术 15g。7 剂，水煎服，日 1 剂，分早晚两次口服。配合应用散瞳剂、激素药物。复诊时根据炎症控制情况调整激素逐渐减量直至停止，局部用药约 3 周时间。

二诊：2014 年 10 月 18 日。用药后无不适感，查眼病无复发，舌质暗红，苔薄，脉弦细。上方减石膏，加金银花、五味子、炒山药。继续服用中药隔日 1 剂。

三诊：2014 年 11 月 15 日。服药 1 个月后复诊，近日感冒，心情紧张，畏惧疾病复发。患者夜寐安，纳食可，二便调，舌质暗红，苔薄，脉细。查眼病无复发，上方加连翘 15g。继续服用，隔日 1 剂。2 周后可逐渐停药。

1 年多后患者陪亲属来就诊，告知眼病一直未复发。

按语：该病案为石守礼教授医案。"瞳神紧小"的病名最早首见于《证治准绳·七窍门》，而在《原机启微·强阳抟实阴之病》中就已对此病病机有了较系统的认识，"强者，盛而有力也。实者，坚而内充也。故有力者，强而欲抟，内充者，实而自收。是以阴阳无两强，亦无两实。惟强与实，以偏则病，内抟于身，上见于虚窍也。足少阴肾为水，肾之精上为神水，手厥阴心包络为相火，火强抟水，水实而自收。其病神水紧小，渐小而又小，积渐之至，竟如菜籽许……"；石教授认为色素膜炎的发生发展及其反复发作与肾相关。清肾抑阳汤源于《审视瑶函》的清肾抑阳丸，方中生地黄补肾水真阴为君，黄柏、知母清肾中虚火为臣；黄连清心降包络之火；寒水石清热泻火；白芍味酸，微苦微寒，入足厥阴肝、足少阳胆经，入肝家而清风，走胆腑而泄热，故白芍降甲木相火之逆上，还胆腑之洁净；独活祛湿，草决明清肝明目为佐助之品。枸杞子入足少阴肾、足厥阴肝，补阴壮水，滋木清风；茯苓味甘，气平，归心、脾、肾，泄水燥土，调和中宫，当归苦辛微温，入足厥阴肝养血滋肝，清风润木，入血分而为使药，两者佐制诸药寒凉之性，全方共奏滋肾水而清虚火、清肝胆而明目之效。石教授强调告知患者应注重生活调摄，饮食清淡，禁食辛辣刺激之物，禁烟酒，避免过用目力，避免情绪波动，须清心寡欲，避风驱湿，如果有全身应用激素的过程中更应坚持服药，病情缓解期亦可按此方制成丸药久服，可达到避免病情反复发作之效果。

▶病案五

患者：许某，女，29岁。2014年1月2日初诊。

主诉：左眼红赤、磨涩不适20余天，加重2天。

现病史：患者于20天前出现左眼红赤，给予妥布霉素滴眼液、阿昔洛韦滴眼液点眼后未见明显好转。2天前夜间出现眼痛、视物模糊，经门诊检查诊断为色素膜炎。现主症：左眼红赤、视物模糊，眼痛、怕光、流泪，纳可，大便日3次。舌质红，苔黄腻，脉滑数。

专科检查：①视力：右眼0.5，左眼0.15；②眼前节：左眼混合性充血，角膜后壁可见尘状KP，前房可见大量尘状浮游物，瞳孔粘连，对光反射迟钝；③眼底：右眼大致正常，左眼底窥视不清。

中医诊断：瞳神紧小病（左眼），证属风湿热盛。

西医诊断：虹膜睫状体炎（左眼）。

治法：化浊解毒祛风。

处方：清肾抑阳汤加减。黄柏10g，黄连10g，生薏苡仁15g，生石膏30g，知母10g，防风10g，秦艽10g，决明子10g，茯苓20g，当归10g，地黄10g，赤芍10g，枸杞子10g，牡丹皮10g，玄参10g，陈皮6g。7剂，水煎服，日1剂。

嘱其妥布霉素地塞米松滴眼液点眼，每次1滴，每日4次；阿托品眼用凝胶点眼，每日3次，禁食辛辣之品。

二诊：2014 年 1 月 8 日。服用上方 1 周后患者左眼红赤减退，视物模糊好转，眼痛、怕光、流泪症状好转，纳可，大便稀，日 2 次。舌质红，苔黄腻，脉滑。检查显示：①视力：右眼 0.5，左眼 0.4；②眼前节：左眼充血减轻，角膜清，前房尘状浮游物减少，瞳孔药物性散大，瞳孔 7 点方向粘连；③眼底：左眼视盘边界不清，网膜静脉充盈迂曲，黄斑区暗，中心凹光反射欠清。继续服用上方。并嘱其停用散瞳剂，妥布霉素地塞米松滴眼液逐渐减量。

三诊：2014 年 1 月 15 日。患者诉眼部无不适，纳可，寐可，二便可。舌质暗，苔薄黄腻，脉弦滑。检查显示：①视力：右眼 0.5，左眼 0.4；②眼前节：左眼瞳孔 7 点方向粘连，余未见异常；③眼底：左眼视盘边界不清，网膜静脉充盈迂曲，黄斑区暗，中心凹光反射欠清。继续服用上方。局部用药逐渐减量至停药。1 年后复查，未再次发病。

按语：根据本例患者的表现及舌脉征象，外因为风热毒邪外袭，日久内传脏腑，内因为浊毒内蕴。风热毒邪与湿热之邪交结循经上犯熏蒸黄仁而致本病。结合本病特点，以清肾抑阳汤为主方治疗，方中黄柏清热燥湿，泻火解毒，退虚热，制相火；黄连清热燥湿，泻火解毒；生石膏清热泻火，除烦止渴，清中焦之热；防风祛风解表，胜湿解痉；秦艽祛风开窍除湿；决明子清肝明目；茯苓利水渗湿，健脾安神；薏苡仁健脾利水渗湿，清热排脓；当归活血化瘀止痛润肠；赤芍凉血活血止痛；牡丹皮清热凉血通脉；生地黄、玄参、知母养阴清热生津，以防祛湿而伤阴；枸杞子养肝肾明目；陈皮调理中焦气机；全方共奏化浊解毒祛风之效。

二、云雾移睛

患者：刘某，男，28 岁。2018 年 11 月 21 日初诊。

主因：双眼前黑影飘动 1 个月。

现病史：患者于 1 个月前因过度用眼后出现双眼前黑影飘动，遂到省级医院眼科就诊，经三面镜检查后示：双眼视盘上方网膜边缘可见变性区，玻璃体混浊，未见视网膜裂孔，给予激光封闭变性区。但黑影未见明显减少，为求中医治疗而来诊。现主症：双眼前黑影飘动，夜寐差，纳可，二便调。舌质暗红，苔薄，脉沉细。既往高度近视病史 10 年。

专科检查：①视力：右眼 0.8，左眼 0.8（原镜矫正）；②眼前节：未见明显异常；③眼底：双眼视盘边清可见脉络膜弧，网膜呈豹纹状，网膜上方变性区可见激光斑，黄斑区中心凹光反射可见。玻璃体腔中可见混浊。

中医诊断：云雾移睛（双），证属肝肾不足。

西医诊断：①玻璃体混浊（双）；②变性性近视（双）。

治法：补益肝肾明目。

处方：女贞子 10g，枸杞子 10g，墨旱莲 10g，山药 15g，酒萸肉 10g，熟地黄 10g，茯苓 15g，泽泻 10g，牡丹皮 10g，菊花 10g，银柴胡 10g，当归 10g，桑叶 10g，黑芝麻 10g，夏枯草 10g，牡蛎 15g，鸡内金 10g，五味子 5g，焦麦芽 15g。7 剂，日 1 剂，水煎服。

持续服药 1 个月余，患者自觉眼前黑影明显减少，原镜矫正视力双眼均为 1.0。嘱患者隔日 1 剂中药以维持治疗效果，缓解高度近视进行性发展的速度，减轻视网膜变性的发展进程。

按语：玻璃体混浊在临床中属于常见病、多发病，根据其发病原因分为出血性、炎症性、退行性。现代医学认为对于出血性及炎症性病因所导致的玻璃体混浊，应针对病因治疗，退行性者常因年老、屈光不正等各种原因所导致，一般无有效的治疗方法。而本病例是变性性近视所致，该病有不断加重的特点，容易引起玻璃体混浊、视网膜变性、黄斑出血、视网膜脱离等多种眼底病变。该患者即是因变性性近视，出现了玻璃体混浊及眼底视网膜的变性区，因发现及时已行激光治疗，但随着病情的发展，仍有可能出现相关的眼底病变。眼底病变在眼科五轮辨证属于"水轮"范畴，归肾所主，而眼底的视网膜又归肝主，肝肾同源，所以此病当补益肝肾明目为大法。变性性近视有来源于先天禀赋不足，与父母有高度近视有关，有来源于后天用眼不当所致，肾为先天，所以先天禀赋不足所致者，应当以补肾为主；后天用眼过度，"久视伤血"，所以应养肝血肝阴。方中融合杞菊地黄丸、明目地黄丸、二至丸、桑麻丸为一体，加以软坚散结的夏枯草、牡蛎、鸡内金，再加护胃消导顺肝之性的焦麦芽，全方补肝益肾、软坚散结。对于长期慢性疾病来说，可以行隔日一剂的服法，甚至可以做成丸药，不仅可以减轻患者经济负担、精神负担，也可以减轻肠胃负担，还要嘱咐患者节约用眼，避免过度劳累。

三、暴盲

(一) 络阻暴盲

▶ 病案一

患者：傅某某，男，62岁。2018年3月4日初诊。

主诉：右眼突然视物不见1小时。

现病史：患者于1小时前无明显诱因出现右眼突然视物不见而来我院急诊就诊，经检查后诊断为视网膜中央动脉阻塞，后应用硝酸甘油舌下含化，球后注射阿托品，间断按摩眼球及吸入碳氧合气治疗后收入院。血压120/80mmHg。现主症：右眼视物不见，无头痛、眼痛，夜寐差、纳一般，大便干，小便可。舌质暗红，苔薄白，脉沉细。否认高血压、糖尿病等病史。

专科检查：①视力：右眼眼前手动；左眼1.0；②眼前节：右眼无明显充血，角膜清，前房深浅可，瞳孔中度散大，对光反射迟钝，晶状体清。左眼前节未见明显异常；③眼底：右眼视盘边清色可，网膜血管动脉细，静脉亦细，后极部网膜灰白水肿，黄斑樱桃红色；④眼压：右眼20mmHg，左眼20mmHg。

中医诊断：络阻暴盲（右），证属气虚血瘀。

西医诊断：视网膜中央动脉阻塞（右）。

治法：益气活血，化瘀通络。

处方：黄芪15g，当归10g，川芎10g，赤芍10g，桃仁10g，红花6g，地龙10g，生地黄15g，防风10g，木贼9g，蝉蜕6g，茺蔚子10g，茯苓15g，白术10g，炒酸枣仁15g，柏子仁12g，知母10g，生龙骨15g，生牡蛎15g，焦麦芽15g。4剂，水煎服，日1剂，分早晚两次温服。配合针刺治疗：取穴睛明穴、承泣穴、风池穴、太阳穴、攒竹穴等。

针药后视野逐渐开阔，视力逐渐提升，4剂后专科检查右眼视力0.5（侧视），右眼底眼后极部网膜灰白水肿明显减轻。为加强活血通脉之功，上方加葛根20g、烫水蛭5g，4剂，水煎服。住院期间又服7剂后，右眼视力1.0，患者只感觉右眼视物颜色较暗，中央略有遮挡，视野大面积开阔而出院。

按语：络阻暴盲是眼科急症，为眼底视网膜动脉阻塞、急性缺血性疾病，俗称"落气眼"，亦为气血突然中断之意。本病发病急骤，大多数为单眼发病，亦可在数日或数年后累及另眼，患者发病年龄多在40岁以上。视网膜中央动脉是视网膜内层营养的唯一来源，由于该动脉属于终末动脉，分支间无吻合，发生阻塞后则视网膜内层血供中断，引起急性缺血，视网膜组织对缺氧极为敏感，一旦血供中断，在很短时间内即可陷于坏死而使视功能永久性丧失。因此，应尽可能及早抢救以挽回部分视力。临床常见气血瘀阻证、痰热上壅证、肝阳上亢证、气虚血瘀证。根据患者舌质暗红、苔薄白、脉沉细，辨证为气虚血瘀证，法宗益气活血、化瘀通络，方以补阳还五汤为基础方，方中黄芪益气，桃红四物活血养血，防风、木贼、蝉蜕祛风开窍，轻清上扬以走空窍，开玄府，散瘀结，茯苓、白术健脾益气利水，酸枣仁、柏子仁安神润便，知母佐制黄芪温燥之性，龙骨、牡蛎安神定志以缓解患者焦躁之情，焦麦芽消导护胃，又顺肝之性以达条畅之功能。后来加入的葛根、水蛭是以加强活血通络之功能。本例患者经过了急诊的抢救性治疗，又得到及时的中药及针刺治疗，视功能得以保全。

▶病案二

患者：杨某某，女，77岁。2015年3月6日初诊。
主诉：右眼突然视物不见3个月，加重半个月。
现病史：患者于3个月前无明显诱因出现右眼突然视物不见，经省级医院检查后诊断为右眼视网膜中央动脉阻塞并收入院治疗，经过紧急救治后，视功能未见明显好转，出院时右眼视力为眼前手动。半个月前因家事着急生气后出现右眼黑朦而来我院就诊。现主症：右眼视物不见，夜寐差，需服安定可入睡，大便干，口干，右眼黏腻不爽，舌质暗，苔薄而干，脉弦细。
既往史：高血压病史20年，目前应用降压药物口服，血压控制情况尚可。
专科检查：①视力：右眼光感，左眼0.6；②眼前节：右眼无明显充血，角膜清，前房深浅可，瞳孔散大，对光反射迟钝，晶状体轻度混浊；③眼底：右视盘边清色略淡，视网膜动脉及静脉均细，黄斑区中心凹光反射未见，左眼视盘边清色可，视网膜血管动脉细，静脉充盈，黄斑区中心凹光反射不清；④眼压：右眼12mmHg，左眼13mmHg。
中医诊断：暴盲（右），证属肝郁气滞。

西医诊断：①视网膜中央动脉阻塞（右）；②视神经萎缩（右）。

治法：疏肝解郁，化瘀通脉。

处方：柴胡10g，当归10g，赤芍10g，茯苓15g，白术10g，防风10g，木贼9g，蝉蜕6g，麦冬10g，柏子仁10g，郁李仁10g，生地黄15g，枸杞子10g，山药10g，五味子6g，丹参10g，炒麦芽15g，葛根15g。7剂，日1剂，水煎服，分早晚两次温服。

二诊：2015年3月13日。服药后患者右眼眼前手动，夜寐转安，大便每周2次，较前好转，口干减轻，右眼黏腻不爽感减轻，舌质暗，苔薄，脉弦细。前方山药调为15g，思路不变继用7剂。

三诊：2015年3月20日。服药后患者右眼症状继续好转，右眼黏腻不爽感减轻，夜寐转安，已停用安定，口干减轻，大便每周3次，已停用通便药，舌质暗，苔薄，脉弦细。继用原方7剂。

四诊：2015年3月27日。服药后患者右眼明亮，右眼视力1尺指数，双眼有泪中浸感。舌质暗，苔薄，脉象缓和。上方加桑叶、决明子。处方如下：柴胡10g，当归10g，赤芍10g，茯苓15g，白术10g，防风10g，木贼9g，蝉蜕6g，麦冬10g，柏子仁10g，郁李仁10g，生地黄15g，枸杞子10g，山药10g，五味子6g，丹参10g，炒麦芽15g，葛根15g，桑叶10g，决明子15g。7剂，日1剂，水煎服，分早晚两次温服。

五诊：2015年4月3日。服药后患者感双眼泪中浸泡感明显减轻，睡眠及二便均可，口已不干，舌质淡红，苔薄，脉和缓，已无明显弦劲之象。继服3月27日方7剂。

六诊：2015年4月10日。复查视力右眼0.12，身体安，3月27日方继服7剂。

七诊：2015年4月17日。复查视力右眼0.12＋，左眼1.0，身体舒适，嘱其再服3月27日方7剂后停药。嘱患者调情志。

按语：此病案为视网膜中央动脉阻塞，为眼科致盲性眼病之一，属于眼科急症，需要急诊抢救处理。发病后开始治疗的时间与治疗效果有很大关系，往往患者很难把握住最佳抢救时间，因而视功能严重受损。本例患者最初发病经省级医院紧急救治后，视功能未能恢复理想。出院后由于家事着急生气导致情志不舒，气滞血瘀，脉络瘀阻，玄府闭塞，神光发越障碍而致视物不见加重，给予疏肝解郁、化瘀通脉为大法的中药治疗，该方是以石守礼教授"内障1号方"为基础方，根据患者夜寐差、大便干，给予柏子仁、郁李仁润肠通便、养血安神，根据其总有双眼泪液浸泡感而给予桑叶、决明子以清肝明目，全方融养肝、疏肝、柔肝、清肝为一体而达到满意疗效,充分证明了"肝开窍于目""肝和则目能辨色视物""肝之液为泪"的理论。在常规情况下视网膜动脉阻塞经抢救治疗后如果没有显著改善,则时间较长后很难恢复,而本案经辨证治疗后患者视力能有如此改善也是值得探讨的地方。

(二) 络瘀暴盲

▶病案一

患者:石某某,男,45岁。2022年4月20日初诊。

主诉:右眼视物不清4个月余。

现病史:患者于4个月余前因过度用眼后出现右眼视物不清,经自行调整未见好转,遂来诊。现主症:右眼视物不清,轻度灼热酸痛,纳可,经常熬夜,寐稍安,二便调,舌质暗红,苔薄腻,脉弦数。否认高血压、糖尿病等病史,否认过敏史。

专科检查:①视力:右眼0.5,左眼1.0;②眼前节:右眼无明显充血,角膜清,前房深浅可,瞳孔形圆,对光反射灵敏,晶状体清;③眼底:右眼视盘边界欠清,全网膜可见沿静脉走行区的浅层火焰状出血,黄斑区水肿,中心凹光反射未见;④眼压:右眼13.6mmHg,左眼12.3mmHg;⑤A/B超:双眼玻璃体混浊;⑥黄斑OCT:黄斑水肿。

中医诊断:暴盲(右),证属气滞血瘀。

西医诊断:①视网膜静脉阻塞(右);②黄斑水肿(右);③玻璃体混浊(双)。

治法:疏肝理血。

处方:柴胡10g,当归10g,赤芍10g,防风10g,木贼9g,蝉蜕6g,陈皮6g,炒桃仁10g,红花9g,蒲黄10g(包煎),三七粉3g(冲服),益母草10g,泽兰10g,盐车前子10g(包煎),泽泻10g,茯苓15g,水红花子10g,麸炒白术10g,麸炒苍术10g,酒女贞子10g,芦根30g,生地黄12g。7剂,水煎服,日1剂,分早晚两次温服。

二诊:2022年4月27日。服药后右眼视物仍模糊,但较前转好,右眼酸痛如前,纳可,服药后大便增多,无口干、口苦,舌红苔薄黄,脉弦数。检查显示:①视力:右眼0.6,左眼1.0;②眼前节:右眼无明显充血,角膜清,前房深浅可,瞳孔形圆,对光反射可,晶状体清,虹膜表面未见新生血管;③眼压:右眼11mmHg,左眼12mmHg。前方减桃仁之润肠通便,加以墨旱莲以补益肝肾,凉血止血。继服7剂。

三诊：2022年5月4日。服药后患者视物较前清晰，眼酸胀感消失，但咽干不适。舌质暗红，苔薄白，脉弦细。方中减陈皮之燥热，加玄参以养阴凉血。调整处方如下：柴胡10g，当归10g，赤芍10g，防风10g，木贼9g，蝉蜕6g，玄参10g，墨旱莲10g，红花9g，蒲黄10g（包煎），三七粉3g（冲服），益母草10g，泽兰10g，盐车前子10g（包煎），泽泻10g，茯苓15g，水红花子10g，麸炒白术10g，麸炒苍术10g，酒女贞子10g，生地黄12g，芦根30g。7剂，水煎服，日1剂，分早晚两次温服。

四诊：2022年5月11日。服药后患者感觉右眼视物明显清楚，咽干不适好转，大便每日2次，质软。复查右眼视力1.0，黄斑OCT见右眼黄斑水肿明显减轻，眼底可见右眼视网膜出血明显减少，中心凹光反射可见。嘱患者继续服用上方7剂以巩固疗效。

按语：该病例属于视网膜静脉阻塞，是常见的眼底血管性疾病，其发病率仅次于糖尿病视网膜病变，是致盲眼病之一。视网膜静脉阻塞黄斑水肿是该病常见的并发症，同时也是导致视力下降最重要的原因，患者常因黄斑水肿长期得不到改善，最终遭受永久性的视力损害。本例患者发病年龄较轻，为45岁，其职业为教师，平素用眼过度，经常熬夜，精神紧张有压力，导致肝郁气滞，气滞血瘀，肝郁化热，郁热与瘀血阻于眼底脉络，导致血不循经溢于脉外。另外肝木克脾土，脾土不运，水湿内生，上犯清窍而导致黄斑水肿；再者患者长期过度用眼耗伤肝血肾阴，阴血不足，虚热上扰，灼伤脉道，在此患者均有所体现。故针对该病，应用疏肝理血祛湿汤为基础方，方中柴胡、当归疏肝，桃仁、红花、赤芍活血祛瘀，防风、木贼、蝉蜕开通玄府，蒲黄、三七化瘀止血，益母草、泽兰化瘀利水，盐车前子清肝利水，泽泻泄肾中之浊，茯苓、炒白术、麸炒苍术健脾利水，酒女贞子、玄参、生地黄、芦根养阴生津，以达利水不致伤阴的目的。水红花子，该药归肝胃经，具有消瘀破积、利水消肿之效，在《别录》中言"主消渴，去热，明目，益气"。《品汇精要》曰："明眼目，消疮毒"。而对于年轻的患者，现代医学认为与血管炎症有关，而该药集明目、消毒、祛瘀三者为一身，确实难得，故笔者对于眼底炎性的水肿疾病，喜用该药以配伍应用。

▶病案二

患者：齐某某，男，54岁。2018年12月7日初诊。
主诉：左眼视物不清1年，加重1周。
现病史：患者于1年前无明显诱因出现左眼视物不清，先后到某省级医院诊断为"视网膜中央静脉阻塞",行全视网膜激光治疗,治疗后视力未提升。近1周视力下降严重,又到此院复诊,诊断为黄斑水肿,建议其进行玻璃体腔注射抗VEGF药物,患者为求中医治疗而来我院。现主症:左眼视物不清,伴视物变形,无头痛、头晕,口干渴,饮后稍缓解,焦虑,纳呆,寐可,二便调。舌质暗淡,苔薄白,脉弦细涩。

专科检查:①视力:右眼1.0,左眼0.1-;②眼前节:双眼无明显充血,角膜清,前房不浅,左眼虹膜未见新生血管,瞳孔对光反射灵敏,晶状体清;③眼底:小瞳下右眼视盘边清色可,网膜血管动脉细,静脉充盈,血管走行大致正常,黄斑区色暗,中心凹光反射可见,左眼视盘边清色可,网膜血管动脉细,静脉充盈迂曲,沿静脉走行区可见少许火焰状及点片状出血,大量激光斑,黄斑区水肿,中心凹光反射未见;④OCT示:黄斑囊样水肿(左)。

中医诊断:暴盲(左),证属气虚血瘀。

西医诊断:①视网膜静脉阻塞(左);②黄斑水肿(左)。

治法:益气活血,温阳利水。

处方:银柴胡10g,当归10g,白芍12g,麸炒白术10g,茯苓15g,防风10g,木贼10g,蝉蜕10g,泽兰10g,益母草15g,酒女贞子10g,墨旱莲10g,三七3g,桂枝9g,黄芪12g,炒麦芽15g。7剂,颗粒剂,日1剂,分早晚两次温服。

二诊:2018年12月15日。服药后患者焦虑感及纳差均减轻,左眼视物明显清晰,查视力右眼1.0,左眼0.25。继服至4周后,调方加以养阴的生地、玄参、知母,又服用4周后患者视力增至0.4,复查黄斑OCT见黄斑囊样水肿减轻,黄斑区网膜厚度降低。后患者改用中成药复方血栓通胶囊口服。经随访3个月病情平稳。

按语:本病例亦视网膜静脉阻塞,该病在临床上分为缺血性和非缺血性,缺血性者易有新生血管性青光眼和黄斑囊样水肿的严重并发症,临床治疗方法有激光治疗、激素疗法、抗血管内皮生长因子(VEGF)玻璃体腔注射等多种方法。其中抗VEGF生物制剂已经被广泛作为一线用药。它的机制是通过对有效抑制VEGF的活性,从而减少眼局部新生血管的生成,改善眼底视网膜微循环状态,达到减轻黄斑水肿、保护视力的作用。这种治疗方法在短期内疗效比较明显,但也存在复发率高、常需反复多次注射、价格昂贵且远期效果不明确等局限性,导致患者依从性较差。患者行全视网膜光凝后,降低了新生血管性青光眼的风险,但对于黄斑囊样水肿并没有起到明显的治疗作用。从中医角度来看,眼底水肿的形成病机较为复杂，但不外乎是气、血、津的运行失常导致的瘀血和水肿，或气滞血行不利，或气虚导致血瘀，"血不利则为水"，郁滞日久伤阴耗气，故而久病多虚，久病多郁，虚实夹杂。分析该患者纳呆焦虑，神情低落，有阳气不足、气机郁滞之象，故以自拟的舒肝理血汤组方以调理气机，五苓散温阳化气行水，防风、木贼、蝉蜕开窍明目，使清阳上升，浊阴下降，黄芪以补气利水，益母草、泽兰化瘀利水，三七化瘀，二至丸以补肾明目，《审视瑶函》言"凡病目后宜滋肾水"，故加入生地、知母、玄参滋肾水清郁热，使补而勿令其滞，攻而不使其虚。

▶ 病案三

患者：张某某，男，47 岁。2015 年 3 月 9 日初诊。

主诉：左眼突然视物不清 1 个月。

现病史：患者 1 个月前因劳累后突然出现左眼视物不清，于当地医院就诊，诊断为视网膜中央静脉阻塞，并住院治疗，给予和血明目片、血栓通胶囊、云南白药胶囊口服，静脉滴注小牛血清去蛋白注射液，球后注射曲安奈德，未见明显好转。后于省级医院就诊，给予卵磷脂络合碘口服，亦未见明显效果。患者为求系统中医治疗而来诊，现主症：左眼视物不清，视物变形，口干，纳可，寐可，二便可。舌质暗红，苔少，脉弦细数。平素健康状况一般。

既往史：高血压病史 5 年，血压最高达 145/105mmHg，服用酒石酸美托洛尔片 12.5mg，2 次/日，血压控制尚可。高脂血症病史 5 年，服用辛伐他汀片 20mg，1 次/日。

专科检查：①视力：右眼 0.8，左眼 0.1；②眼前节：双眼无充血，角膜清，房水清，前房深浅可，晶状体清，瞳孔正大等圆，对光反射灵敏；③眼底：左眼底视盘边界不清，网膜呈火焰状出血，可见黄白色渗出及棉绒斑，黄斑区中心凹光反射不见。右眼底未见明显异常；④眼压：双眼 Tn。

中医诊断：暴盲病（左），证属阴虚火旺。

西医诊断：①视网膜中央静脉阻塞（左）；②高血压；③高脂血症。

治法：滋阴降火，凉血通脉。

处方：地黄 15g，知母 10g，牡丹皮 10g，赤芍 10g，当归 10g，大蓟 15g，小蓟 15g，益母草 15g，泽兰 10g，蒲黄 10g，三七 3g，防风 10g，葛根 15g，玄参 10g，茯苓 10g，白术 10g，丹参 10g，甘草 3g。14 剂，颗粒剂，日 1 剂，开水冲服，分早晚两次温服。

与患者交代病情其目前眼底出血较多，可见棉绒斑，可能为缺血型，极容易发生黄斑水肿及新生血管性青光眼的可能，目前服中药以促进出血尽快吸收，3个月内行眼底荧光血管造影检查，必要时中西医结合治疗。

二诊：2015年3月24日。服药后患者左眼视物较前清晰，仍有视物变形，牙痛，口干好转，纳可，寐可，二便可。舌暗红，苔薄，脉细数。检查显示：①视力：右眼0.8，左眼0.3；②眼底：左眼底视盘边界不清，色可，网膜火焰状出血部分吸收、变薄，可见棉绒斑，黄斑区中心凹光反射不见。14剂继服。

三诊：2015年4月8日。服药后患者左眼视物较前清晰，视物变形好转，牙痛症状消失，口干好转，纳可，寐可，二便可。舌暗红，苔薄，脉细数。检查显示：①视力：右眼0.8，左眼0.4；②眼前节：左眼虹膜面未见新生血管；③眼底：左眼底视盘边清色可，网膜火焰状出血继续吸收、变薄，黄斑区中心凹光反射不见。右眼底未见明显异常。中药继续服用14剂。

四诊：2015年4月23日。服药后患者左眼视力进一步提高，视物变形减轻。纳眠可，二便调。舌暗红，苔薄，脉细。检查显示：①视力：右眼0.8，左眼0.5；②眼前节：双眼无明显充血，角膜清，左眼虹膜面未见新生血管，瞳孔对光反射灵敏，晶状体清；③眼底：左眼底视盘边清色可，网膜大部分出血吸收，可见少许黄白色渗出，棉绒斑消失不见，黄斑区中心凹光反射不见。右眼底未见明显异常。嘱患者继续服用上方，并尽快行眼底荧光血管造影检查以明确是否为缺血性疾病，必要时联合激光治疗。

按语：该病为视网膜中央静脉阻塞，属于"暴盲病"范畴。本例患者为中年男性，因过度劳累耗伤肝肾之阴，阴液亏乏，水亏火旺，火热之邪上扰于目，灼伤视衣脉道，血溢脉外，遮蔽神光，故视物不清，其舌暗红、苔薄、脉细数亦为阴虚火旺之象。给予滋阴降火、凉血通脉为大法的中药治疗，以滋阴降火汤为基础方，方中生地、知母滋阴清热为君药，玄参滋阴降火，牡丹皮、赤芍凉血通脉，当归养血活血，大蓟、小蓟凉血散瘀止血，益母草、泽兰活血利水共为臣药，蒲黄、三七化瘀止血，丹参、葛根活血通络，白术、茯苓健脾护胃，利水消肿，防风开玄府、散郁结，共为佐药，甘草调和诸药为使药，全方共奏滋阴降火、凉血通脉之功。

▶ 病案四

患者：于某某，男，45岁。2015年5月15日初诊。

主诉：右眼突然视物不清5天。

现病史：患者5天前因劳累后突然出现右眼视物不清，未予重视，后逐渐加重，于市医院就诊，查造影示右眼视盘血管炎。欲给予激素及口服叶酸治疗，患者拒绝全身使用激素，为求系统中西医结合治疗而来诊，现主症：右眼视物不清，干涩不适，口干，口臭，疲乏酸软无力，腹胀，右上肢发凉，纳可，寐差，多梦，二便可。舌红，苔厚，脉滑数。

专科检查：①视力：右眼0.4，左眼1.2；②眼前节：双眼无充血，角膜清，房水清，前房深浅可，晶状体清，瞳孔对光反射灵敏；③眼底：右眼视盘充血水肿，边界不清，盘周视网膜可见火焰状出血，静脉血管充盈迂曲，黄斑区暗，中心凹光反射不见。左眼底未见明显异常；④眼压：双眼Tn。

中医诊断：暴盲病（右），证属肝胆火炽。

西医诊断：视盘血管炎（右）。

治法：清肝泻火。

处方：龙胆6g，柴胡10g，生黄芩9g，生地黄15g，天花粉15g，石膏15g，黄连5g，清半夏9g，炒栀子10g，牡丹皮10g，当归12g，赤芍10g，茯苓10g，白术10g，枳壳10g，防风10g，生蒲黄10g（包煎），三七3g，甘草3g。7剂，日1剂，水煎服，分早晚两次温服。

二诊：2015年5月22日。服药后患者右眼视物模糊无明显好转，口干口苦，恶心，烦躁，疲乏酸软无力及腹胀减轻，右上肢发凉，纳可，寐好转，二便可。舌红，苔厚，脉滑数。检查显示：①视力：右眼0.4，左眼1.2；②眼前节大致同前；③眼底：右眼视盘水肿，边界不清，网膜可见火焰状出血，静脉血管充盈迂曲，黄斑区暗，中心凹光反射不见。调整上方，去石膏、黄连、竹茹化湿，泽兰、益母草活血利水，车前子清肝利水明目，柏子仁养心安神。

中药处方如下：龙胆6g，柴胡10g，生黄芩9g，生地黄15g，天花粉15g，竹茹10g，清半夏9g，炒栀子10g，牡丹皮10g，当归12g，赤芍10g，茯苓10g，白术10g，枳壳10g，泽兰10g，车前子15g（包煎），防风10g，生蒲黄10g（包煎），三七粉3g（冲服），益母草15g，甘草3g，柏子仁10g。7剂，日1剂，水煎服，分早晚两次温服。

三诊：2015年5月29日。服药后患者右眼视物模糊好转，口干口苦、恶心及烦躁好转，疲乏酸软无力，胃脘部胀满不适，腹胀减轻，右上肢发凉，纳可，寐好转，二便可。舌红，苔薄腻，脉滑数。检查显示：①视力：右眼0.6，左眼1.2+；②眼底：右眼视盘水肿减轻，边界不清，网膜可见出血部分吸收，少许黄白色渗出，静脉血管充盈迂曲，黄斑区暗，中心凹光反射不见。因胃脘部胀满不适，调整上方，加苏梗、厚朴以理气散结，中药处方如下：龙胆6g，柴胡6g，生黄芩9g，生地黄15g，天花粉15g，苏梗10g，厚朴10g，清半夏9g，炒栀子10g，牡丹皮10g，当归12g，赤芍10g，茯苓10g，白术10g，枳壳10g，泽兰10g，车前子15g（包煎），防风10g，生蒲黄10g（包煎），三七粉3g（冲服），益母草15g，甘草3g。7剂，日1剂，水煎服，分早晚两次温服。

四诊：2015年6月6日。患者眼症好转，其口干口苦、胃脘部胀满感症状消失。纳寐可，二便调，舌红，苔薄腻，脉滑。检查显示：①视力：右眼0.8，左眼1.2+；②眼底：右眼视盘水肿基本消失，边界较清晰，网膜出血大部分吸收，静脉血管充盈迂曲有所改善，黄斑区暗，中心凹光反射隐见。上方减龙胆，嘱患者继续服药2周巩固，调情志，避免劳累及精神紧张。建议行眼底荧光血管造影检查以明确进一步的治疗方案。

按语：患者以右眼突然视物不清5天为主症，故诊断为"暴盲病"。患者为中年男性，平素工作紧张劳累，气郁化火，肝胆火炽，循经上扰，致火郁目系及脉络，导致视盘充血水肿，玄府闭塞，脉络瘀滞出血，遮蔽神光，导致神光发越障碍，故视物不清，其舌红、苔厚、脉滑数亦为肝胆火炽之象，以龙胆泻肝汤合温胆汤为基础方，方中龙胆清肝胆之火，为君药；黄连、黄芩、栀子清三焦之火，牡丹皮、当归、赤芍活血通络，茯苓、白术健脾利水保护脾胃免受寒凉药物损伤阳气，共为臣药；生地黄、天花粉、生石膏养阴清热生津以防苦寒之药伤阴，柴胡、枳壳、陈皮、半夏调理气机升降，辛开苦降，以祛中焦壅滞的痰热之邪，防风开玄府、散郁结，生蒲黄、三七化瘀止血，共为佐药，甘草调和诸药为使，全方共奏清肝泻火之效，因患者胃脘胀满不适而应用苏梗、厚朴以降气宽胸和胃，患者经过中药治疗后气火潜降，中焦气机升降有序，而使病情得以好转。

▶病案五

患者：唐某，女，70岁。2016年4月15日初诊。

主诉：右眼视物不清1个月，加重3天。

现病史：患者于1个月前无明显诱因出现右眼视物不清，诊断为右眼颞上支分支静脉阻塞，给予玻璃体腔内注射康柏西普，疗效不明显。3天前因视物不清感加重遂来诊，以右眼视网膜分支静脉阻塞收入院。现主症：右眼视物不清，视物稍变形，无头痛、眼痛，口干口渴，纳可，寐可，二便调。舌红，苔少，脉弦细数。

既往史：2015年9月受球类撞击左眼，致晶状体脱位，在他院行手术治疗，置入人工晶状体。

专科检查：①视力：右眼0.6，左眼0.2（小孔视力0.8）；②眼前节：右眼角膜清，前房深浅可，瞳孔形圆，对光反射存在，晶体轻度混浊；左眼角膜清，角膜后壁可见散在色素沉着，10～13点钟方向可见虹膜缺损，瞳孔对光反射消失，人工晶体在位；③眼底：右眼视盘边清色可，颞上方可见暗红色火焰状出血，静脉迂曲扩张，黄斑区暗，中心凹反射不见；④OCT：右眼黄斑囊样水肿，椭圆体带部分减弱缺失，视网膜前膜；⑤造影示：右眼视网膜分支静脉阻塞。

中医诊断：暴盲（右），证属阴虚火旺。

西医诊断：①右眼视网膜分支静脉阻塞；②右眼黄斑水肿。

治法：滋阴降火，凉血通脉。

处方：生地黄12g，知母10g，牡丹皮10g，赤芍10g，蒲黄10g（包煎），三七粉2g（冲服），益母草15g，泽兰10g，银柴胡10g，当归10g，茯苓15g，白术10g，玄参10g，茺蔚子10g，泽泻10g，女贞子12g，墨旱莲10g，防风10g，木贼10g，麦芽15g。6剂，日1剂，水煎服，早晚饭前半小时温服。嘱其调整情绪，避免剧烈运动。

二诊：2016年4月21日。服药后患者仍视物模糊，但口干、口渴减轻，舌红，苔少，脉弦细。视力右眼0.6，左眼0.2，眼底表现无明显变化。一诊处方中加黄芩以清热化浊止血，加蝉蜕以清热明目退翳。7剂，日1剂，水煎服，早晚饭后半小时温服。

三诊：2016年4月28日。服药后患者视物模糊好转，视力右眼0.8，左眼0.25，眼底可见颞侧出血部分吸收，未见新鲜出血。二诊方加牛膝以引血下行、活血化瘀继服15剂。

15剂后视力保持稳定，舌质暗红，苔少，脉弦细。给与复方血栓通胶囊3粒，每日3次，口服；迈之灵片，每次2片，每日2次，口服。

患者视物模糊好转，无其他不适，眼底出血渐吸收，舌质暗红，苔少，脉弦细。嘱其坚持服药治疗，定期复查眼底、FFA等。

按语：本例患者根据眼底表现及OCT、造影检查诊断为视网膜静脉阻塞，根据舌质脉象及全身症状辨证为阴虚火旺型，治疗以滋阴降火、凉血通脉为主，补益肝肾之阴为辅。方中生地黄、墨旱莲清热凉血，玄参、知母滋阴降火；牡丹皮、赤芍清热凉血、散瘀消肿，茯苓、白术健脾利水渗湿，女贞子补益肝肾明目，当归、茺蔚子活血；佐以木贼、防风开玄府、散郁结，蒲黄、益母草、泽兰活血祛瘀、利水消肿，麦芽消食和中，柴胡理气，泽泻泄肾中之浊，三七化瘀止血活血。本例患者治疗过程中以滋阴为主，二诊时加黄芩清热化浊止血，防止再次出血，加蝉蜕清热明目退翳；三诊时因黄斑区水肿，血不利则为水，加牛膝引血下行促进水肿消退。

（三）目系暴盲

▶病案一

患者：孔某，女，45岁。2019年9月12日初诊。

主诉：左眼突然视物不清3天，加重1天。

现病史：患者于3天前因着急生气后左侧头痛，伴有左侧眼痛，视物不清，头晕，曾在社区医院就诊，考虑视疲劳，给予局部点药（具体不详）症状加重。1天前左眼突然视物不见，为求系统中西医结合治疗而急来我院，由眼科急诊初步检查后以"球后视神经炎"收入我病区。现主症：左眼视物不见，右眼视物不清，左侧头痛、眼痛，转动眼球疼痛加重，无恶心、呕吐，夜寐差，纳食可，二便调，舌质暗红，苔色薄白，脉沉数弦细。患者对激素过敏。

专科检查：①视力：右眼0.5，左眼0.02；②眼前节：双眼无明显充血，角膜清，前房深浅可，右眼瞳孔形圆，对光反射可，左眼瞳孔略大，直径约4mm，RAPD（＋），晶状体清；③眼底：双眼视盘边清色可，网膜血管动脉细，静脉充盈，黄斑区中心凹光反射可见；④眼压：右眼16mmHg，左眼16mmHg。患者入院后完善相关检查，排除颅内占位性病变及周围组织器官的炎症影响，眼眶CT示左眼视神经可见迂曲增粗。

中医诊断：暴盲（左），证属气郁化火，玄府闭塞。

西医诊断：球后视神经炎（左）。

治法：清肝解郁，开窍明目。

处方：牡丹皮10g，炒栀子9g，银柴胡10g，当归12g，白术10g，防风10g，赤芍10g，茯苓15g，金银花30g，玄参15g，甘草10g，石菖蒲10g，炒僵蚕10g，姜黄9g，葛根15g，丹参10g，石膏15g（先煎），连翘15g，木贼9g，蝉蜕6g，焦麦芽15g，麸炒枳壳10g。4剂，日1剂，水煎服，分早晚两次温服。

配合针刺治疗，取穴睛明、承泣、攒竹、球后、翳明（均左），风池

（双）、百会、合谷（右）、四神聪。

常规给予神经细胞营养剂及清热解毒液体静脉滴注。（因患者对激素过敏，故与患者交代病情及预后后，给予中医药为主的治疗方案。）

二诊：2019年9月16日。患者诉自入院第一天针刺后即感觉左眼视野开始开阔，4天后查左眼视力0.15。夜寐转安，急躁情绪略有平复，舌红，苔薄，脉弦细数。调整中药，在原方基础上加车前子10g、茺蔚子10g以利水消肿，4剂。

二诊：2019年9月20日。复查患者视功能明显好转，左眼视力0.4，视野在继续扩大。舌质淡红，苔薄，脉弦细略数。调整处方如下：牡丹皮10g，炒栀子9g，银柴胡10g，当归12g，白术10g，防风10g，赤芍10g，茯苓15g，金银花30g，玄参15g，甘草10g，石菖蒲10g，葛根15g，丹参10g，连翘15g，木贼9g，蝉蜕6g，焦麦芽15g，麸炒枳壳10g，茺蔚子10g，车前子15g（包煎）。14剂，水煎服，日1剂。

后患者视力逐渐恢复，视野逐渐扩大，待患者出院时左眼视力0.8，视野完全恢复正常。

按语：球后视神经炎属于中医眼科"目系暴盲"范畴，肝开窍于目，在《黄帝内经》中对目系的描述源于《灵枢·大惑论》"五脏六腑之精气，皆上注于目而为之精。精之窠为眼，骨之精为瞳子，筋之精为黑眼，血之精为络，其窠气之精为白眼，肌肉之精为约束，裹撷筋、骨、血、气之精而与脉并为系，上属于脑，后出于项中。"故目系是眼球与脑交通的窍道，窍道通利无闭阻才是神光发越的前提。金元时期刘完素《素问玄机原病式》言："若目无所见……悉由热气怫郁，玄府闭密而致，气液、血脉、荣卫、精神，不能升降出入故也"。本病患者病因考虑为气郁化火，火热之邪循肝经上扰目系，火郁阻塞窍道，导致气液、血脉循行不利，故本病气郁、火郁、血瘀的病机同时存在，故而引起急性视功能下降。以清肝解郁、清透郁热为大法，方中含有丹栀逍遥散以清肝解郁、升降散以升降调理气机，四妙勇安汤以清热解毒凉血化瘀。方中防风、木贼、蝉蜕为风药既有疏肝之功，又可引经开窍，石菖蒲加强开窍明目之力。石膏辛寒清透郁热力量更强。最难得的是本病在现代医学看来激素治疗是首选之法，激素有抗炎利水消肿的多重功效，而本患者对激素过敏，从而有了以中医药为主治疗的机会，故而能充分展示中医思路在本病中的应用。

▶病案二

患者：秦某某，女，58岁。2020年12月13日初诊。

主诉：左眼突然视物不清3天。

现病史：患者于3天前熬夜、过度用眼后出现左眼突然视物不清，经观察后未见好转，为求系统中西医结合治疗而来我院，经门诊检查后以"缺血性视神经病变"收入我病区。现主症：左眼视物不清，下方视野缺损，无发热，无头痛，口中异味，夜寐安，偶有心前区刺痛感，纳可，大便干，小便可。舌质暗红，苔色白，苔质薄腻，脉沉数弦细。

专科检查：①视力：右眼1.0，左眼0.12（侧视）；②眼前节：双眼无明显充血，角膜清，前房深浅可，瞳孔形圆，对光反射可，晶状体清；③眼底：右眼视盘边清色可，网膜血管动脉细，静脉充盈，黄斑区中心凹光反射隐见，左眼视盘水肿，边界模糊，上方视盘边缘可见少许丝状出血，网膜动脉细，静脉充盈迂曲，黄斑区窥不清；④眼压：右眼12.4mmHg，左眼10.3mmHg；⑤黄斑OCT：左眼黄斑区鼻侧神经上皮层浅脱离，右眼未见明显异常；⑥眼部AB超：双眼玻璃体混浊，左眼眼底病变；⑦视盘OCT：左眼视盘神经纤维层增厚，右眼未见明显异常。

中医诊断：暴盲病（左），证属气滞血瘀。

西医诊断：前部缺血性视神经病变（左）。

治法：疏肝理气，化瘀明目。

处方：牡丹皮10g，炒栀子6g，银柴胡10g，当归10g，赤芍10g，茯苓15g，茺蔚子10g，盐车前子15g（包煎），丹参10g，葛根15g，防风10g，蝉蜕6g，木贼9g，麸炒枳壳10g，黄芩6g，泽泻10g，麸炒白术10g，焦麦芽15g。4剂，日1剂，水煎服，分早晚两次温服。

西医给予利水消肿的地塞米松磷酸钠注射液和利多卡因注射液左眼球后注射3次。治疗过程中患者感觉视功能逐渐恢复，眼前黑影遮挡感变薄，遮挡面积缩小，视力逐渐上升，出院时视力右眼1.0，左眼0.4，左眼底视盘水肿减轻。出院后继续服用中药，在疏肝理气解郁、调理气机的基础上加以决明子、枸杞子、五味子、女贞子以明目。2个月后患者视力恢复到左眼0.8，视野仅有小面积缺损，对生活已无影响而停药。

按语：缺血性视神经病变主要累及视神经的筛板前区，常表现为视盘水肿，因而又名前部缺血性视神经病变，是50岁以上人群视盘水肿的最常见原因。通常多双眼同时或先后发病，两眼可间隔数周至数年，甚至有的相隔十多年，一般发病都较突然，单眼或双眼突发的视功能障碍，并在之后的几天或几周内逐渐加重，典型的症状是与生理盲点相连的扇形视野缺损，最后导致视神经萎缩。属于中医"暴盲"的范畴，为目系暴盲。现代医学常根据症状及实验室检查以明确动脉炎性的前部缺血性视神经病变及非动脉炎性的前部缺血性视神经病变，本例否认患有系统性疾病，无动脉炎相关的症状及体征，故属于非动脉炎性前部缺血性视神经病变。患者主因左眼突然视物不清3天为主症，因熬夜，过度用眼，致使肝血亏耗，血不养肝，肝失疏泄，气滞血瘀，气郁化火，肝经上连目系，目系被气火所扰，致玄府闭塞，神光发越障碍，视力骤降。治疗以疏肝理气，化瘀明目为大法。方中银柴胡、当归疏肝解郁共为君药；牡丹皮、炒栀子、赤芍清宣郁热，茯苓、白术健脾利水，茺蔚子、盐车前子、泽泻清肝化瘀利水共为臣药；丹参、葛根活血通脉，防风、蝉蜕、木贼开窍明目，麸炒枳壳理气，黄芩清少阳郁热，焦麦芽护胃调和诸药为佐使药，全方共奏清肝解郁明目之功。该病的病程会从急性前部缺血性视神经病变转归为视神经萎缩，故早期的解郁开窍很重要，气机通畅，气血津液等精微才能上充玄府而使神光精明。

▶病案三

患者：王某，女，51岁。2017年8月21日初诊。

主因：右眼突然视物不清半个月。

现病史：患者于半个月前因着急生气并劳累后出现右眼突然视物不清，经休息不能缓解，遂到某医院就诊，诊断为前部缺血性视神经病变，给予血管扩张剂及神经细胞营养剂静脉滴注治疗后未见明显疗效，患者为中医治疗而来诊。现主症：右眼视物不清，下方视野遮挡，夜寐差，入睡困难，心烦，头晕头痛，口干口渴，两胁部胀痛，腰酸软，颈项部僵硬疼痛，纳食一般，没有食欲，大便干稀不调，小便发黄，舌质暗红，苔色白，苔质黄、厚腻，脉弦数。

专科检查：①视力：右眼0.6，左眼1.0；②眼前节：双眼无明显充血，角膜清，前房深浅可，瞳孔形圆，对光反射可，晶体清；③眼底：右眼视盘边界模糊水肿，边缘可见丝状出血，网膜静脉充盈迂曲，动脉细，黄斑区反光强，左眼视盘边清色可，网膜血管静脉充盈，动脉细，黄斑区中心凹光反射不清；④眼压：右眼19.5mmHg，左眼19.3mmHg。

中医诊断：暴盲病（右），证属肝经郁热。

西医诊断：前部缺血性视神经病变（右）。

治法：清肝解郁，开窍明目。

处方：牡丹皮10g，炒栀子9g，银柴胡10g，当归10g，赤芍10g，茯苓15g，麸炒白术10g，防风10g，石菖蒲10g，制远志5g，葛根15g，麸炒枳壳10g，牛膝10g，炙甘草6g。7剂，日1剂，水煎服，分早晚两次温服。配合针刺治疗。取穴如下：睛明（右），承泣（右），攒竹（右），太阳（双），百会，风池（双），翳明（双），合谷（左），足三里（双），光明（双），三阴交（双），太冲（双）。每日1次，每次行针30分钟，14天为1疗程。

二诊：2017年8月27日。患者服药后眼部症状时轻时重，平素汗多，寐差。调整处方加女贞子、墨旱莲以补益肝肾明目，加浮小麦以固表，加知母以清热、加珍珠母以安神。具体处方如下：牡丹皮10g，炒栀子9g，银柴胡10g，当归10g，赤芍10g，茯苓15g，麸炒白术10g，防风10g，石菖蒲10g，制远志5g，葛根15g，麸炒枳壳10g，牛膝10g，酒女贞子10g，墨旱莲10g，知母10g，珍珠母30g，浮小麦30g，炙甘草6g。继续配合针刺治疗，穴位选取仍以局部取穴与远端取穴相配合。

三诊：2017年9月3日。患者服药后眼前黑影遮挡感明显减轻，夜寐转安，纳食可，仍有汗多。舌质暗红，苔色白，苔质薄，脉缓。右眼视力0.6+，右眼底可见视盘水肿减轻，边界逐渐清晰，视盘边缘的丝状出血吸收。原方减安神的浮小麦、珍珠母；加生地黄、枸杞子以养阴明目，黄柏以清虚热，牡蛎以收敛固涩，处方如下：牡丹皮10g，炒栀子9g，银柴胡10g，当归10g，赤芍10g，茯苓15g，麸炒白术10g，防风10g，石菖蒲10g，制远志5g，葛根15g，麸炒枳壳10g，牛膝10g，酒女贞子10g，墨旱莲10g，生地黄15g，枸杞子10g，知母10g，黄柏6g，牡蛎15g（先煎），炙甘草6g。日1剂，水煎服，分早晚两次温服。继续配合针刺治疗，穴位选取仍以局部取穴与远端取穴相配合。

患者继续针药治疗1个月后右眼前遮挡感明显减轻，视力0.8，夜寐安，纳食可，二便调，汗出明显减少，嘱患者调情志、慎起居、节约用眼、禁止熬夜。

按语：该患者因着急生气为诱因致前部缺血性视神经病变，经血管扩张剂及神经细胞营养剂治疗后未见明显好转而就求中医治疗，中医治疗以整体观念为理念，眼与五脏六腑密切相关，眼为肝窍，目系属肝，故视神经疾病多从肝论治，肝主疏泄，调畅气机，故治以调气机、复升降、开玄府，该病病机为肝经郁热，甚则气郁化火，气火郁闭玄府，神光发越障碍所致视物突然不清。故以清肝解郁、开窍明目为大法，以丹栀逍遥散为基础方清肝解郁健脾养血，防风蜕开窍明目，石菖蒲、制远志开窍安神，葛根、牛膝活血通络，麸炒枳壳理气，炙甘草护胃调和诸药，全方共奏清肝解郁、开窍明目之功。

▶ 病案四

患者：方某某，男，65岁。2014年9月15日初诊。

主诉：左眼视物模糊1个月。

现病史：患者于1个月前无明显诱因出现左眼视物模糊，于村卫生室诊断为角结膜炎，给予眼药水点眼，具体不详，未见效果。于当地县医院就诊，查头颅CT示：两侧基底节区及右侧额叶腔隙性脑梗死。给予血管扩张剂静脉滴注10天，眼症未见明显好转。后于省级西医院就诊，行眼底血管造影及视野示：左眼前部缺血性视神经病变。遂给予银杏叶片、甲钴胺口服，治疗10余天亦未见明显效果，为求中医治疗遂来诊，现主症：左眼视物模糊，无视物变形，无头晕、恶心等不适，纳可，寐可，二便可。舌暗红，苔薄，脉弦涩。

既往史：高血压病史5年，血压最高为160/90mmHg，目前应用硝苯地平片口服，控制情况尚可。

专科检查：①视力：右眼0.3，左眼0.1－；②眼前节：双眼无充血，角膜清，房水清，前房深浅可，晶状体混浊，瞳孔对光反射可；③眼底：小瞳下模糊可见左眼视盘色淡，轻度水肿，边界模糊，网膜动脉细，黄斑区中心凹光反射不清，右眼模糊可见视盘边清色可，网膜血管动脉细，静脉充盈迂曲，黄斑区中心凹光反射不清；④眼压：右眼13mmHg，左眼12mmHg。左眼鼻下方视野缺损。

中医诊断：暴盲（左），证属瘀血阻络。

西医诊断：前部缺血性视神经病变（左）。

治法：行气活血。

处方：当归10g，赤芍10g，生地10g，川芎6g，葛根20g，丹参10g，柴胡10g，黄芩6g，防风10g，蝉蜕9g，玄参10g，茯苓15g，白术10g，桔梗10g，牛膝10g，车前子10g（包煎）。7剂，日1剂，颗粒剂，开水冲服，分早晚两次温服。

二诊：2014年9月22日。服药后患者左眼视物模糊有所好转，纳可，寐可，二便调。舌暗红，苔薄，脉弦涩。视力右眼0.4，左眼0.15。眼底见左眼视盘色淡，水肿减轻，边界模糊，网膜动脉细，黄斑区中心凹光反射不清。右眼底未见明显异常。上方加三七粉化瘀，知母、麦冬以滋阴清热，处方如下：当归10g，赤芍10g，生地10g，川芎6g，葛根20g，丹参10g，柴胡10g，黄芩6g，防风10g，蝉蜕9g，玄参10g，茯苓15g，白术10g，桔梗10g，牛膝10g，车前子10g（包煎），三七粉3g（冲服），知母10g，麦冬10g。继服7剂。

三诊：2014年9月29日。服药后患者左眼视物较前清晰，左眼鼻下方视野有所开阔，右眼视物亦较前清晰，纳可，寐可，二便可。舌暗红，苔薄，脉弦涩。视力右眼0.6，左眼0.4＋。眼底见左眼视盘边界逐渐清晰，水肿减轻，右眼底未见明显异常。患者眼部症状好转，继续目前治疗，调整中药，上方加桃仁、红花以加强活血通络，处方如下：当归10g，赤芍10g，生地10g，川芎6g，桃仁10g，红花10g，葛根10g，丹参10g，柴胡10g，黄芩6g，防风10g，蝉蜕9g，茯苓10g，白术10g，桔梗10g，牛膝10g，三七粉3g（冲服），玄参10g，知母10g，麦冬10g。7剂，颗粒剂，日1剂，开水冲服，分早晚两次温服。

按语：本病亦为前部缺血性视神经病变，患者经过应用血管扩张剂及神经细胞营养剂治疗后未见明显疗效。中医认为心主血脉，手少阴心经系目系，足厥阴肝经连目系，肾主骨生髓养脑，脑连目系，故本病的发生与心、肝、肾功能失调有关，其局部病理是缺血，然气为血之帅，血为气之母，血病必气病。患者为老年男性，阴血不足，脉道不充，血行不畅，故而玄府闭塞，血不利则为水，故而视盘水肿，然行血必行气，气行则水行。患者虽也应用了血管扩张剂促进血液流通，然并不能使玄府真正通畅。治疗当以行气活血为大法，方中当归养血活血，赤芍、丹参、葛根活血通脉，川芎为血中气药以行气活血，生地、玄参养阴通脉，茯苓、白术健脾利水，顾护脾胃，车前子清肝利水明目，柴胡、桔梗调气机以升清，牛膝引浊血下行，防风、蝉蜕开玄府，全方寓养血活血，调理气机，利水通窍，开通玄府之意，共奏行气活血之功。随着患者眼底水肿的改善，而减利水之药，加大活血通脉祛瘀的药物及养阴之药，眼病日久当注意养阴，以提高视力。

▶病案五

患者：殷某，女，34岁。2019年8月20日初诊。

主诉：双眼反复视力下降5个月余。

现病史：患者于5个月前（2019年3月14日）劳累后，出现左眼眼痛，视力下降，视物色绿，在北京某医院检查为左眼视盘水肿，眼眶MRI平扫＋增强示左眼视神经长T_2信号，伴T_1强化，给予甲强龙500mg/d静脉滴注，连续5天后停药，未改口服，球后注射激素，每周1次，共2次，视力恢复正常。2019年4月15日感冒后右眼眼痛，视力下降，6天视力降至手动，眼眶MRI平扫＋增强见右眼视神经长T_2信号，伴T_1强化，给予甲强龙500mg/d静脉滴注，连续3日，250mg/d，连续3日，125mg/

d，连续 3 日，75mg/d，连续 3 日；40mg/d，连续 3 日；后改口服甲泼尼龙片 48mg/d，每周递减 1 片，2019 年 7 月 2 日停药。激素治疗的同时引发了既往的结核病史，遂应用抗结核药物治疗。期间还行病毒系列检查结果为风疹病毒抗体、巨细胞病毒抗体、单纯病毒抗体测定阳性，余为阴性。2019 年 7 月 15 日感冒后右眼视力再次下降，10 天视力降至眼前手动，伴眼痛，给予甲强龙 500mg/d 静脉滴注，连续 5 天，250mg/d，1 天，查血清 AQP_4 抗体（－）、MOG 抗体（－），RAPD（＋）。后到某眼科医院求中医治疗，具体用药不详。后就诊于免疫科，ENA：SSA160kd，眼眶核磁：双侧视神经增强未见异常；右侧球后视神经信号可疑稍增高，建议行 SLE 筛查，血管炎抗体检测。目前每天服用泼尼松 12 片，已服用 8 天。现主症：双眼视物不清，夜寐安，纳食可，二便调。舌质淡红，苔薄白，脉细。

专科检查：①视力 1.0（自备镜矫正）；②眼前节：双眼无明显充血，角膜清，前房深浅可，瞳孔直径约 4mm，对光反射略迟缓，晶状体清；③眼底：双眼视盘边界欠清，色淡，网膜血管比例及走行尚可；④眼压：右眼 13mmHg，左眼 12mmHg；⑤视野检查：双眼鼻侧视野大面积缺损。

中医诊断：暴盲（双），证属阴阳两虚。

西医诊断：①特发性视神经炎（双）；②屈光不正（双）。

治法：滋阴补阳。

处方：淫羊藿 20g，生地 20g，玄参 30g，茯苓 15g，泽泻 15g，牡丹皮 15g，山萸肉 15g，淮山药 15g，黄芪 30g，防风 15g，炒白术 20g，桑叶 15g。14 剂，日 1 剂，水煎服，分早晚两次温服。

二诊：2019 年 9 月 3 日。服药后患者自诉症状平稳，双眼视力均为 1.2（自备镜矫正），眼压右眼 14mmHg，左眼 13mmHg。视野检查见双眼鼻侧视野大面积缺损，目前西药甲泼尼龙每日 40mg（每周减 1 片），环孢素 3 片，2 次/日（风湿免疫科处方），考虑双眼视神经萎缩、自身免疫性视神经炎（AON）所致不能排除。处方如下：淫羊藿 15g，生地 15g，玄参 15g，茯苓 15g，泽泻 10g，牡丹皮 10g，山萸肉 10g，淮山药 15g，黄芪 30g，防风 10g，炒白术 15g，菊花 10g，女贞子 10g。14 剂，水煎服，日 1 剂，分早晚两次温服。

三诊：2019 年 9 月 17 日。服药后患者自觉眼部症状平稳，双眼自备矫正镜视力 1.2，目前甲泼尼龙 32mg（8 片/日）。守方，淫羊藿调为 25g、女贞子 20g，14 剂。

四诊：2019 年 10 月 22 日。患者服药后病情平稳，守方加菟丝子 15g、楮实子 15g、全蝎 5g，继服 14 剂。

按语：本病案为韦企平教授病案。患者病情复杂，最初考虑是球后视神经炎，经过检查排除了感染、占位等病因，所以应用激素对症治疗，激素具有抗炎、利水消肿、抗免疫等作用，对于视神经疾病是常用的有效药物，但部分视神经疾病具有反复发作的特点，比如部分视神经脊髓谱系疾病。因该患者激素停用后加之感冒而出现病情反复，故如何能使激素顺利减量、避免疾病反复发作是需要中医辅助治疗的问题。经实验证明，激素为类温肾阳药物，韦教授对于需要激素治疗的眼病常加用中药辅助。早期或短期大量使用激素，应配合滋阴降火或扶阴抑阳兼祛湿法。在激素减量过程中，常出现阴阳两虚证，要注意阴阳转化时及时调整滋阴药或温阳药的比例；当激素减至维持量或完全停药后，多变成以阳虚证为主，可兼有气虚或阴虚血瘀，在重视补肾助阳的同时要适当配伍益气、养阴、活血药。有痰证或热证时慎用激素。临床上对激素不敏感的慢性葡萄膜炎、反复发作的视神经炎、白塞病、缺血性视神经病变、巩膜炎、进行性痛性眼肌麻痹等，在激素减量过程中给予中药的温补肾阳药物能够防止激素撤减的病情反弹。

（四）络损暴盲

▶病案一

患者：石某，男，30 岁，2014 年 7 月 13 日初诊。

主诉：右眼视力下降，眼前黑影飘动 3 天。

现病史：患者于 3 天前因与家人争吵后出现右眼视力下降，伴有眼前黑影飘动，遂到省级医院就诊，经行眼底血管造影检查诊断为右眼玻璃体积血，视网膜静脉周围炎，建议出血吸收后激光治疗。患者为求尽快促进出血吸收而来诊。目前患者右眼视物不清，眼前黑影飘动，左眼前亦有黑影飘动，夜寐差，口干口苦，纳食可，大便干，小便黄，舌质红，苔薄黄，脉弦数。

专科检查：①视力：右眼 0.2，左眼 0.6；②眼前节：双眼无明显充血，角膜清，前房深浅可，瞳孔形圆，对光反射存在，晶状体清；③眼底：右眼玻璃体腔中可见暗红色混浊，后极部隐约可见视盘边清色可，颞侧网膜可见静脉血管有白鞘，视网膜可见出血；左眼颞侧网膜可见血管白鞘，玻璃体腔中可见机化物。

中医诊断：暴盲（右），证属热灼络伤。

西医诊断：①玻璃体积血（右）；②视网膜静脉周围炎（右）。

治法：清热凉血。

处方：槐花 15g，侧柏叶 10g，连翘 15g，仙鹤草 15g，墨旱莲 15g，生蒲黄 15g，三七粉 3g（冲服），黄芩 9g，大蓟 15g，小蓟 15g，栀子 9g，白茅根 15g，白芍 15g，生地 15g，茯苓 15g，炒白术 10g，炒荆芥 10g。7 剂，水煎服，日 1 剂，分早晚两次温服。

1 周后复查，患者右眼前黑影明显减少，视力较前显著提高，口干口苦症状消失，大便已不干。舌质淡红，苔薄白，脉缓。视力右眼 0.8，左眼 0.8，右眼玻璃体腔中的暗红色混浊基本消失，周边网膜的出血仍可见。前方减栀子、侧柏叶，加茜草以化瘀，益母草以化瘀利水，继续服用 2 周，患者眼底出血明显吸收，建议行眼底血管造影检查以明确进一步治疗方案。数年后再见该患者，患者表示未曾进一步检查，数年来视力均稳定，未再次发生类似情况。

按语：视网膜静脉周围炎又称 Eales 病或青年复发性玻璃体积血。其特点是周边部血管发生阻塞性病变，尤以静脉为明显，血管有白鞘，视网膜出血，晚期产生新生血管，导致反复玻璃体积血。本病好发于青年男性，以 20～30 岁者为多，男女约为 3∶1；90% 为双眼发病，可同时发病，或一先一后。现代医学认为该病的发生与结核感染有关，也可能是对不同抗原的非特异反应；也有人认为本病与局部病灶有关，如牙齿脓毒病灶、中耳炎、鼻窦炎等。现代医学常用的治疗手段为针对病因治疗，如抗结核、抗炎等，有激素、激光治疗，玻璃体切割术等，在有新鲜出血时也应用一些如云南白药、三七片、维生素 C 及碘制剂促进出血吸收。该病属于中医"暴盲"范畴，属于络损暴盲，是眼底血证之一，眼底出血之早期，出血量多，血色鲜红，全身兼有口苦、口干、舌红、脉数等，多为火盛所致。火为眼底出血症的第一原因。肝开窍于目，肝主疏泄，情志不畅，肝气郁结，久而化火，肝火上炎，灼伤眼中脉络，致血外溢。阳明脉包绕于眼，胃火上燔，同样可以导致眼底出血。另外中医尚有"五志皆可化火"之论，故《血证论》有云："知血之所以不安者，多是有火烧之。"处方以石守礼教授的经验方槐花侧柏汤加减而来，石教授治疗血证之早期以清热凉血为主，火热清则血自安。故早期用药多用焦栀子、槐花、连翘、黄芩、侧柏叶、白茅根、大小蓟以凉血止血，必要时给予仙鹤草收敛止血，有瘀血不化时加以蒲黄、三七以化瘀止血，出血时间较长，甚至有机化条索时加以赤芍、茜草、丹参、川芎、桃仁等活血化瘀通脉之品，若有肝阳上亢，头眩头痛、面赤、舌红、脉弦者，可在方中加生石决明、生牡蛎、钩藤、菊花等药，以平肝潜阳。

四、视瞻昏渺

▶病案一

患者：张某某，女，67岁。2020年12月2日初诊。

主诉：双眼视物不清伴眼干涩、疲劳半个月。

现病史：患者于半个月前因用眼过度自觉双眼视物模糊、干涩、疲劳，于药店自行购买缓解视疲劳滴眼液（具体不详）点眼，未见明显好转，为求进一步系统治疗遂至我院。现主症：双眼视物不清，眼干、疲劳，眼前黑影，夜寐安，口干、口苦，纳食可，二便调。舌质暗红，苔色白，苔质薄腻，脉沉弦细。

既往史：糖尿病病史6年，血糖最高7.5mmol/L，目前服用盐酸二甲双胍片0.5mg，每日1次，血糖控制尚可；甲状腺功能减退病史2年，服用左甲状腺素钠片，目前甲状腺功能指标控制良好。

专科检查：①视力：右眼0.2，左眼0.1；②眼前节：双眼无明显充血，角膜上皮可见少许浅层点状混浊，前房深浅可，瞳孔形圆，对光反射良好，晶状体轻度混浊；③眼底：视盘边清色可，网膜血管动脉细，静脉充盈，黄斑区可见金箔样反光，中心凹光反射未见；④眼压：右眼15.7mmHg，左眼19mmHg；⑤泪液分泌功能测定：右眼1mm，左眼1mm（5分钟）；⑥BUT：右眼2秒，左眼1秒；⑦角膜荧光素染色（＋）；⑧黄斑OCT：黄斑前膜，黄斑部视网膜层间结构紊乱。

中医诊断：视瞻昏渺病（双），证属肝肾不足，痰瘀互结。

西医诊断：①黄斑前膜（双）；②干眼症（双）；③白内障（双）；④2型糖尿病；⑤甲状腺功能减退症。

治法：补益肝肾，化痰软坚。

处方：酒女贞子12g，枸杞子10g，山药15g，酒萸肉10g，醋五味子5g，茯苓15g，牡丹皮10g，银柴胡10g，当归10g，生地10g，防风10g，黄柏6g，陈皮6g，鸡内金12g，浙贝母10g，牡蛎15g（先煎），丹参10g，太子参10g，菊花10g。7剂，日1剂，水煎服，分早晚两次温服。

二诊：2020年12月9日。患者服药后即感双眼视物较前清晰，视力右眼0.4，左眼0.3，眼干、口干口苦及疲劳感明显减轻。原方继服21剂。

三诊：2020年12月30日。患者服药期间感觉双眼视物较前清楚，眼干疲劳不适感明显减轻，口干口苦症状均消失，视力右眼0.5，左眼0.4。因黄斑前膜不易消除，故嘱患者可以隔日1剂中药汤剂口服。

按语：由于不同原因导致某些细胞在视网膜内表面增生形成纤维细胞膜，位于黄斑及其附近的膜称为黄斑视网膜前膜，简称"黄斑前膜"。因发生的原因不同，分为两类，特发性黄斑前膜和继发性黄斑前膜。特发性黄斑前膜发生在无其他眼病的患者中，老年人居多，继发性黄斑前膜可发生在眼外伤、玻璃体炎症、视网膜血管病变、眼内手术后等。黄斑前膜常常会牵拉视网膜出现黄斑水肿，小血管迂曲，严重者可因牵拉形成黄斑裂孔或神经上皮脱离。该病无有效的药物治疗，严重者可行玻璃体切割手术剥除黄斑前膜。本病患者无其他继发因素，故为特发性黄斑前膜，患者以双眼视物不清伴眼干涩、疲劳半个月为主症，故属于中医眼科视瞻昏渺病范畴。患者为老年女性，《素问·阴阳应象大论》说："年四十，而阴气自半也"，患者肝脾肾不足，阴精亏虚，精微不能上濡目窍，脾胃为后天之本，黄斑色黄属脾，脾失健运，则痰浊内生，痰瘀互结于视衣遮蔽神光，故视物不清，患者舌质暗红，苔色白，苔质薄腻，脉象沉、弦、细亦为肝肾不足，痰瘀互结之象，为虚实夹杂之证。治疗给予补益肝肾、化痰软坚为大法。方中含杞菊地黄丸、明目地黄丸及益气聪明汤的组方思路以补益肝肾之阴明目，补脾胃之气升清阳，防风在此助升清开窍明目，浙贝母、牡蛎、鸡内金、陈皮化痰散结，理气解郁，全方共奏补益肝肾、化痰软坚明目之功。因黄斑前膜为纤维膜，短时间不易消退，多与年龄相关，如果病情稳定，不对视网膜的结构有严重威胁者，应用中医药治疗，不失为缓解病情发展的有效方法。

▶病案二

患者：张某某，男，9岁。2022年1月15日初诊。

主诉：双眼激光玩具照射后10天。

现病史：患者于10天前被激光玩具照射双眼后出现双眼视物不清，视物变形，家长带其到当地及北京三甲西医院就诊，告知无较好治疗方法，可以尝试玻璃体腔内注射激素治疗，患者家长考虑手术的风险及对激素不良反应的担心，并了解到该方法不一定对疾病有确切的治疗效果时，转求中医诊治。现主症：双眼视物不清，视物变形，以右眼为重，寐安、纳可，二便调，舌质淡红，苔白微腻，脉濡缓。

专科检查：①视力：右眼0.4，左眼0.8；②眼前节：双无明显充血，角膜清，前房深浅可，瞳孔形圆，对光反射灵敏，晶状体清；③眼底：视盘边清色可，右眼黄斑区可见 3PD 大小类圆形扁平盘状浆液性脱离区，可见弧形光晕，中心凹处可见黄白色渗出，左眼黄斑区色素紊乱，中心凹光反射不清；④黄斑 OCT 示：右眼黄斑区结构紊乱，视网膜增厚隆起，右眼黄斑中心凹下高反射。

中医诊断：视瞻昏渺，证属肝郁脾虚，痰湿上蒙。

西医诊断：黄斑灼伤（双）。

治法：清肝健脾，化痰除湿。

处方：银柴胡 9g，夏枯草 10g，菊花 10g，麸炒苍术 10g，麸炒白术 10g，玄参 6g，生地黄 9g，芦根 15g，太子参 10g，茯苓 15g，陈皮 6g，砂仁 4g，清半夏 6g，酒女贞子 9g，炒决明子 10g，盐菟丝子 9g，盐车前子 9g（包煎），焦山楂 9g，麸炒枳壳 9g。7 剂，水煎服，日 1 剂，分早晚两次温服。

二诊：2022 年 1 月 22 日。服药后患者无明显不适，右眼视物略有改善，纳食欠佳，舌质淡红，苔白微腻。脉濡缓。视力右眼 0.5－1，左眼 0.8＋，上方减清半夏，加鸡内金健胃消食，继服 7 剂。

三诊：2022 年 1 月 29 日。服药后患者感觉右眼视物模糊及变形明显改善，左眼亦感觉视物较前清晰，舌质淡红，苔白微腻，脉濡缓。患者既往曾有鼻炎，家长要求开中药时兼顾患者的鼻塞症状。视力右眼 0.6，左眼 0.8＋，眼底可见右眼黄斑区水肿减轻，黄白色渗出减少，中心凹光反射隐约可见。处方如下：银柴胡 9g，夏枯草 10g，菊花 10g，麸炒苍术 10g，麸炒白术 10g，玄参 6g，生地黄 9g，细辛 2g，炒苍耳子 6g，茯苓 15g，陈皮 6g，石菖蒲 9g，炒鸡内金 12g，酒女贞子 9g，炒决明子 10g，盐菟丝子 9g，盐车前子 9g（包煎），焦山楂 9g，麸炒枳壳 9g。14 剂，水煎服，日 1 剂，分早晚两次温服。

药后复诊，查视力右眼 0.8，左眼 1.0。黄斑 OCT 检查示右眼黄斑区形态基本恢复正常，中心凹下可见少许局限性的高反射信号。患者感觉视力基本恢复，而自行停药，半年后因眼疲劳而就诊，眼底情况平稳，右眼黄斑区可见约 3PD 类圆形色素紊乱痕迹，中心凹光反射可见，左眼黄斑区色素紊乱，中心凹光反射可见。视力右眼 0.8，左眼 1.0。

按语：激光、日食、电弧光、电焊光对眼的损伤主要是因为热效应及光化学效应。可使眼部产生一系列热损伤及光辐射损伤，使黄斑部视网膜和脉络膜灼伤，造成视网膜色素上皮层、视网膜神经上皮层及其脉络膜血管层的病理改变，视锥细胞集中于眼底黄斑区，灼伤后黄斑区会有出血、水肿、炎症反应或黄斑裂孔甚至导致不可逆的中心视力降低。现代医学往往以口服激素及玻璃体腔内注射激素为治疗手段，疗效不甚确切。患儿因被激光玩具照射双眼，灼伤双眼黄斑区，导致黄斑区出现渗出、水肿的改变，致使中心视力下降，视物变形，符合中医眼科视瞻昏渺范畴。考虑到肝开窍于目，眼底的视网膜属肾，黄斑属脾，光类似于热邪，故以清肝健脾，化痰除湿为思辨思路，佐以补肾明目，处方以清肝解郁益阴渗湿汤为基础方加减，此方为庞赞襄老先生的经验方，方中银柴胡、夏枯草、菊花清肝解郁明目为君药；麸炒苍术、麸炒白术健脾祛湿，酒女贞子、盐菟丝子补肝肾明目共为臣药；太子参、茯苓、陈皮、清半夏、砂仁、焦山楂、麸炒枳壳健脾利湿和胃消导，有异功散的作用，炒决明子清肝明目，盐车前子清肝利水明目，芦根利水养阴，玄参、生地黄补肾之阴，佐制利水之药伤阴。经加减治疗1个月，患者视力得以提升，眼底黄斑的渗出水肿逐渐好转。同时也提醒家长，要做好加强青少年安全防范的教育，增强防范意识，远离有害的玩具，避免眼外伤。

▶ 病案三

患者：王某某，男，60岁。2018年9月7日初诊。

主诉：双眼视物不清5年，加重1个月。

现病史：患者于15年前因反复中心性浆液性脉络膜视网膜病变而导致中心视力下降，视物不清，曾多次在我院住院治疗，接受中药及针刺治疗，视力一度得到控制，近来双眼视物不清加重，为求系统中医治疗而来诊。现主症：双眼视物不清，口渴，寐差，腰膝酸软，耳鸣如蝉，纳可，二便调。舌质暗红，苔薄白，脉沉弦细。

专科检查：①视力：右眼0.4，左眼0.2（矫正视力）；②眼前节：双眼无明显充血，角膜清，前房深浅可，瞳孔对光反射可，晶状体密度高；③眼底：视盘边清色可，网膜血管动脉细，静脉充盈，黄斑区色素紊乱，可见萎缩斑及椒盐样反光。

中医诊断：视瞻昏渺（双），证属肝郁脾虚，肾精不足。

西医诊断：老年性黄斑变性（双）。

治法：舒肝健脾，益肾明目。

处方：银柴胡10g，炒枳壳10g，茯苓15g，白术10g，当归10g，赤芍10g，枸杞子10g，女贞子10g，楮实子10g，菊花10g，鸡内金10g，墨旱莲10g，龙骨15g，牡蛎15g，木贼9g，蝉蜕6g，焦麦芽15g，生地黄10g，天花粉10g，桑葚10g。7剂，日1剂，水煎服，分早晚两次温服。

二诊：2018年9月15日。查视力右眼0.4，左眼0.25。患者睡眠明显好转，耳鸣减轻。舌质暗红，苔薄白，脉弦细数。继续该方口服治疗。

三诊：2018年11月15日。查视力右眼0.6，左眼0.4，自觉视物明显清晰。嘱其每周2剂，可长期服用，有情况随诊。

按语：老年性黄斑变性是和年龄相关的疾病，是进行性发展的以中心视力障碍为主要表现的致盲性眼病之一。临床分为两型，萎缩型和渗出型，又称干性和湿性。该患者眼底表现为萎缩型，根据患者全身辨证来看属于肝郁脾虚，肾精不足证，故以舒肝健脾、益肾明目为主。因患者长期视物不清，尤其中心视力受影响，对于经常看书报的人来说所思不遂，情绪容易急躁，气机不畅，导致肝郁，正如《审视瑶函·内外二障论》中所言："目一昏花愈生郁闷，故云久病生郁，久郁生病。今之治者，不达此理，俱执一偏之论，惟言肝肾之虚，止以补肝补肾之剂投之，其肝胆脉道之邪气，一得其补，愈盛愈蔽，至目日昏，药之无效，良由通光脉道之瘀塞耳。"所以在补益肝肾的同时注意解郁，另外眼底的黄斑区对应的是脾，脾胃为后天之本，气血生化之源，年老脾气亏虚，气血生化不足，精微匮乏不能上行濡养视衣，而致视衣萎缩。睡眠对于眼睛来说也是非常重要的，尤其是肝胆经循行时间的深睡眠状态能很好地养肝血安五脏。此病案仍以庞赞襄先生的清肝解郁益阴渗湿汤为基础方，方中加龙骨牡蛎安神定志，木贼、蝉蜕开窍解郁，子类药物能够明目，使全方解郁而不伤阴血，补益而无壅滞。因本病为年龄相关性疾病，现代医学无有效的药物治疗，中医根据患者的整体情况，给予辨证论治，收到较好的疗效。

▶病案四

患者：尹某某，男，63岁。2021年5月13日初诊。

主诉：双眼视力下降1年半，加重1个月。

现病史：患者于1年半前双眼视力下降，就诊于省级医院，诊断为白内障，2019年9月24日、9月25日分别于该院行双眼白内障超声乳化＋人工晶状体植入术，术后视力不能提升，发现眼底黄斑区存在黄斑变性而行玻璃体腔注药术，给予抗VEGF药物连续5次注射，术后视力未见明显改善。1个月前症状进一步加重，为求中医治疗遂来诊。现主症：双眼视力下降，时有眼痛，双眼黏腻不爽，无头痛，纳可，寐可，二便调。舌质红，苔少，脉沉细。

既往史：平素健康状况一般，既往高血压病史20年，血压最高达160/90mmHg。否认肝炎、结核或其他传染病史，预防接种史不详，否认药物及食物过敏史。否认外伤史。

专科检查：①视力：右眼0.3，左眼0.3；②眼前节：双眼无充血，角膜清，前房深浅可，人工晶状体在位，瞳孔对光反射可；③眼底：小瞳下双眼视盘边清色可，网膜血管动脉细，黄斑区色素紊乱，可见黄白色病灶及暗红色病灶，中心凹光反射未见；④黄斑区OCT：双眼黄斑区网膜增厚，RPE层局部隆起，黄斑周边神经上皮层脱离，层间为无反射信号；⑤视盘OCT：双眼视盘处神经纤维层厚度在正常范围内。

中医诊断：视瞻昏渺病（双），证属肝肾阴虚。

西医诊断：老年性黄斑变性（双）。

治法：滋补肝肾。

处方：女贞子10g，枸杞子10g，桑葚10g，生地黄12g，山药15g，酒萸肉10g，茯苓15g，泽泻10g，牡丹皮10g，麸炒苍术10g，麸炒白术10g，太子参10g，防风10g，细辛2g，花椒5g，黄柏6g，玄参10g，磁石15，菊花10g，焦麦芽15g。14剂，水煎服，日1剂，分早晚两次温服。

二诊：2021年5月27日。服药后患者感觉双眼黏腻感减轻，视物较前清晰，近期无眼痛发生，查视力右眼0.5，左眼0.5，继续原方7剂。

三诊：2021年6月3日。患者服药后，眼症平稳，双眼清爽，视力右眼0.6，左眼0.5。复查黄斑OCT见黄斑水肿程度明显减轻。给予原中药处方14剂，每周2剂继续应用。2个月后患者复查视力无下降，黄斑OCT比较中央视网膜厚度值（CRT）明显降低，神经上皮层的层间结构较前清晰。

按语：老年性黄斑变性大多发生于45岁以上，其患病率随年龄增长而增高，是当前老年人致盲的重要疾病。随着我国逐渐步入老龄化社会，该病的发病率会进一步增加。本病的确切原因尚不清楚，可能与遗传因素、环境因素、慢性光损伤、营养及代谢等原因有关。该病病理上累及视网膜色素上皮层、感光细胞层和脉络膜多层组织，主要表现为视网膜色素上皮细胞对视细胞外节盘膜吞噬消化能力下降，结果使未被完全消化的盘膜残余小体潴留于基底部细胞原浆中，并向细胞外排出，沉积于玻璃膜，形成玻璃膜疣，玻璃膜疣处相对应的组织结构出现萎缩性改变者称为萎缩型（干性型），形成脉络膜新生血管者，将出现出血、渗出称为渗出型（湿性型）。干性患者要多于湿性患者，当干性未能得到有效控制时候，可以渐渐发展为湿性。现代医学目前公认的治疗方法是针对湿性型的老年性黄斑变性进行玻璃体腔注射抗VEGF药物，对新生血管有抑制作用，对黄斑水肿有消退作用。目前对患者的治疗方案推荐为3＋PRN，即前3个月每月注射，后根据检查结果按需注射。然而由于该药物作用持续时间较短，容易反复，价格较昂贵，近期疗效虽肯定但远期疗效不明确，也有部分患者对药物的作用不敏感，故患者的依从性较差。本患者连续应用5次，每次影像复诊结果及视力均未见明显改善，导致患者放弃该项治疗而转求中医诊治。依据中医眼科理论，该病是人体衰老的一个表现，与先天禀赋不足、后天失养均有一定的关系，该病为水轮疾病，五轮辨证属于肾，而黄斑区色黄归脾所主，整个目睛为肝之窍，故眼底黄斑区疾病多从肝脾肾三脏来论治。方中选择基础方剂为杞菊地黄丸以补益肝肾明目，加健脾渗湿的太子参、苍术、白术，辛温的花椒、细辛以温肾阳，开目窍，两者无桂、附之峻猛，而又具开窍明目之特性，能够在诸多补阴药中，以于阴中求阳，加之玄参、黄柏的滋阴降火之性，以安下焦肾中相火居其位而避免僭越之弊；方中枸杞子、女贞子、桑葚补肝肾明目，以合子能明目之意；防风为风药，不仅有上升之性，还有开窍之能，能够引领肾中之精上充于目窍；磁石性咸寒，归属于心、肝、肾经，具有镇静安神、平肝潜阳、聪耳明目、纳气平喘的功效，对于老年人的肾阴不足、虚阳上亢所致的视物不清有聪耳明目的作用。蒲公英是清肝明目的良药，性虽凉但不害胃，因现在很多患者多用目力于视频终端而受类似风热之邪所伤，故给予清肝明目的蒲公英，当归补血行血以养肝血。总观此方以补肝肾健脾明目为大法，花椒、细辛、黄柏、玄参的应用为仿乌梅丸的组方之意。虚实夹杂，寒热错杂，在《四圣心源》眼目根源中提及"目病者，清阳之上衰也"，然而在临床中曾探索应用温阳的桂枝、附子、干姜，虽然应用寒凉药物佐制，仍然难免有目睛燥涩之弊，且在眼科有"目不因火不病"的古训，当一出现上焦有火时不免心中惴惴，而本病当长期服用方可能有收获，故当选用稳妥之品，对于细辛有小毒之说，查阅一些文献，细辛不过钱，当为散剂冲服所指，而入煎剂，3g之内是为安全剂量。且在治疗该病的过程中，遵循连续服用2个月后可调整为2日服用1剂，或1周服用2剂，以慢病缓图之意。嘱患者节约用眼，避免熬夜等继续耗伤肝血肾精的不良生活习惯。本处方并非治疗所有老年性黄斑变性一成不变之方，只是对于肝肾不足之证湿性病变，初步观察在提高视力，减轻眼底黄斑水肿及渗出方面有效，如果眼底以出血为主要表现的又当根据出血的时间长短及量而参用血症用药。

▶病案五

患者：郭某某，女，59岁。2018年11月28日初诊。
主诉：左眼视物不清2个月，加重1周。
现病史：患者于2个月前感左眼视物不清遂到省级医院就诊，行OCT

及眼部 B 超诊断为高度近视后巩膜葡萄肿、黄斑新生血管。并在该院行玻璃体腔注射抗 VEGF 药物，注药后眼症并未明显改善，近 1 周来患者左眼视物不清进一步加重，为求中医治疗而来我院。现主症：右眼视物不见，左眼视物不清，夜寐差，噩梦纷纭，呓语，头晕，耳聋。患者平素急躁易怒，舌质暗，苔薄，脉弦细数。既往右眼视物不见已 3 年。

专科检查：①视力：右眼眼前手动，左眼 0.02（原镜矫正）；②眼前节：双眼无明显充血，角膜清，前房深浅可，瞳孔对光反射可，晶状体密度较高；③眼底：右眼底窥不清，左眼底视盘边清，色可，可见颞侧的脉络膜萎缩弧，后极部视网膜大面积萎缩斑，黄斑区可见暗红色病灶及水肿；④黄斑 OCT 示：黄斑部脉络膜新生血管（双）。

中医诊断：视瞻昏渺病（双），证属阴虚火旺。

西医诊断：①黄斑部脉络膜新生血管（双）；②变性性近视（双）。

治法：滋阴降火，益肾明目。

处方：生地黄 15g，知母 10g，玄参 10g，黄芩 10g，天花粉 10g，麦冬 10g，石斛 10g，女贞子 10g，墨旱莲 10g，防风 10g，蝉蜕 10g，菊花 10g，决明子 10g，黄柏 6g，槐米 10g，茯苓 15g，炒酸枣仁 15g，炙甘草 6g。5 剂，日 1 剂，水煎服，分早晚两次温服。

普通针刺选穴为：承泣、攒竹、风池、太阳；眼针取穴：肝区、肾区、胆区、心区，每日 1 次，行针 30 分钟。2 天后患者反馈，睡眠明显好转，晚上不再做噩梦，5 天后患者感觉睡眠稳定，左眼视物较前清晰，查视力：右眼眼前指数，左眼 0.12，自诉多年的失眠症状得以改善。因患者行动不便，故暂停针刺治疗，继续前方服用 2 个月。

二诊：2019 年 1 月 28 日。患者复查身体情况无明显不适，右眼视力 0.1，左眼视力 0.25（原镜矫正）。舌质暗红，苔薄，脉沉细。方中调整药物以补益肝肾明目为主，处方如下：生地黄 15g，知母 10g，玄参 10g，山药 15g，麦冬 10g，石斛 10g，女贞子 10g，枸杞子 10g，墨旱莲 10g，防风 10g，蝉蜕 10g，菊花 10g，决明子 10g，黄柏 5g，槐米 10g，茯苓 15g，五味子 5g，银柴胡 10g，桑葚 10g，炙甘草 6g。嘱患者隔日 1 剂服用，不适随诊。

按语：患者高度近视已有数年，加之常年夜寐差，致使肝血不能正常充养，而又不断耗伤肾阴，阴虚火旺，虚火上炎，蒸灼视衣脉络，而致脉络出血，故以滋阴降火为大法。患者阴虚，致使相火不能安其位而僭越于上，扰其心神而致噩梦纷纭、呓语，所以在针刺疗法中加眼针疗法以取心区、肾区使其心肾相交，肝区、胆区以安神定志。随着生活节奏的加快，人们心理负担的加重，神志病变的患者也逐年增多，《灵枢·邪客》指出"心藏神""心者，五脏六腑之大主也，精神之所舍也"，心乃神明之府，为五脏六腑之大主，为脏腑精气所使，心动则五脏六腑皆摇，从而主宰着人们的精神意识及思维活动。眼针心区具有安神益脑、镇静宁心之功，肝区具有解郁安神之效。当患者能很好地入寐时，肝血能够得到很好的充养，肝阳得涵，虚火得以敛降，眼部症状也将得以好转。方药以滋阴降火为主，眼底的出血多与火相关，或实火或虚火，然而根据患者的致病原因、年龄及症状、体征，考虑为虚火，虚火灼络，导致血溢脉外。而本病患者的发病根源是高度近视，高度近视又称为变性性近视，为常染色体隐性遗传。除遗传因素外，后天如全身的健康情况、生活环境、用眼习惯及长期近距离学习工作等，均可导致近视度数的不断加深，眼轴不断变长，从而导致视网膜脉络膜变性，尤其是容易在黄斑区出现出血、视网膜下新生血管、漆纹样裂纹、Fuchs斑等，从而导致中心视力下降。故而患者在保持良好生活习惯的同时，建议间断服用补益肝肾明目的中药，以减缓近视度数加深的速度，减少眼底并发症的概率。

▶病案六

患者：陈某某，女，69岁。2020年7月4日初诊。

主诉：右眼视物模糊20天。

现病史：患者于20天前连续失眠数天后出现右眼视物模糊，逐渐加重，经休息不能缓解，患者为求系统中西医结合治疗而来我院。现主症：右眼视物模糊，眼干，口干，偶有头晕、头痛，夜寐差，入睡困难，周身乏力，耳鸣如蝉，自汗多，四肢冷凉，纳食可，二便调。舌质暗红，苔色白，苔质薄腻，脉象沉弦滑。

专科检查：①视力：右眼0.15，左眼0.4；②眼前节：双眼结膜充血（＋），角膜上皮可见少许浅层点状混浊，前房深浅可，瞳孔形圆，对光反射良好，晶状体轻度混浊；③眼底：视盘边清色可，网膜血管动脉细，静脉充盈，右眼黄斑区可见暗红色圆形病灶，左眼黄斑区窥不清；④眼压：右眼14mmHg，左眼15mmHg；⑤泪液分泌试验：右眼4mm，左眼5mm（5分钟）；⑥BUT：双眼2秒，角膜荧光素染色（＋）；⑦黄斑、视盘OCT：右眼黄斑区可见玻璃体后界膜牵引黄斑裂孔，双眼视盘神经纤维层厚度在正常范围。

中医诊断：视瞻昏渺（右），证属痰瘀互结。

西医诊断：①黄斑裂孔（右）；②白内障（双）；③干眼症（双）。

治法：化痰软坚，益肾明目。

处方：陈皮 9g，连翘 10g，浙贝母 10g，鸡内金 10g，玄参 10g，夏枯草 15g，盐车前子 15g（包煎），当归 10g，生地黄 15g，银柴胡 10g，白芍 10g，枸杞子 10g，酒萸肉 10g，茯苓 15g，泽泻 10g，酒女贞子 10g，醋五味子 5g，龙骨 15g（先煎），牡蛎 15g（先煎），百合 10g，炒酸枣仁 18g。3 剂，日 1 剂，水煎服，分早晚两次温服。

二诊：2020 年 7 月 7 日。患者感觉服药后无其他不适，头晕、头痛明显减轻，夜寐好转，耳鸣如蝉减轻，仍自汗多，四肢冷凉，纳食可，二便调。舌质暗红，苔色白，苔质薄腻，脉象沉弦滑。继续目前的处方 4 剂。

三诊：2020 年 7 月 11 日。患者服药后已无头晕头痛，夜寐安，耳鸣消失，全身乏力感及自汗明显减轻，只是大口服药后会有一过性恶心欲呕感。给予方中加辛开苦降之半夏。陈皮 9g，连翘 10g，浙贝母 10g，鸡内金 10g，玄参 10g，夏枯草 15g，盐车前子 15g（包煎），当归 10g，生地黄 15g，银柴胡 10g，白芍 10g，枸杞子 10g，酒萸肉 10g，茯苓 15g，泽泻 10g，酒女贞子 10g，醋五味子 5g，龙骨 15g（先煎），牡蛎 15g（先煎），百合 10g，炒酸枣仁 18g，半夏 6g。4 剂，日 1 剂，水煎服，分早晚两次温服。

四诊：2020 年 7 月 14 日。复查显示：视力右眼 0.25，左眼 0.6，右眼视物恍惚感明显减轻。嘱患者定期复查黄斑 OCT 以了解玻璃体后界膜牵拉情况及黄斑裂孔的恢复情况，必要时可考虑手术治疗。

按语：现代医学认为黄斑裂孔常分为特发性、继发性、外伤性等，多见的特发性黄斑裂孔往往和老年人随着年龄的增长而发生玻璃体后脱离的现象有关，在后脱离过程中，部分玻璃体的组织和黄斑组织粘连紧密，而出现牵引性的黄斑裂孔。眼底的出血性疾病导致机化物牵引黄斑视网膜出现裂孔，或是外伤导致。黄斑裂孔属于中医眼科"视瞻昏渺"病范畴。在眼底玻璃体腔中无论是对视网膜造成影响的玻璃体后界膜组织，还是机化条索，在中医眼科学中都归为痰。"痰随气行无处不到"，曾有"百病多由痰作祟"的说法。患者为老年女性，脾胃虚弱，肝肾不足，脾胃虚弱则运化不及，水谷不能化生精微，导致水湿停聚，聚湿生痰，痰邪阻滞中焦导致清阳不升，浊阴不降，清窍失养，故头痛头晕，耳鸣、眼干口干；肝肾不足，阴精伤耗，脉道艰涩，痰瘀结于眼部视衣脉络胶结难解，容易生成增生膜、机化条索、渗出及瘢痕等使组织结构发生改变及损害，从而导致视物不清，其舌暗红、苔薄腻、脉沉弦滑亦为痰瘀互结之象，综合舌脉症，本病病位在脾、肝、肾，老年人肝肾不足，故本病为虚实夹杂证。给予化痰软坚、益肾明目为大法的治疗。本方包含了加减驻景丸养肝肾之阴以明目，百合地黄汤养心肺之阴以养神，还有化痰软坚的二陈汤及经验组药如连翘、浙贝母、鸡内金、牡蛎、玄参、夏枯草等。如此患者服用后感觉全身不适症状明显缓解，眼症亦得以部分恢复。由于该患者黄斑裂孔原因为玻璃体后界膜的牵拉，故需交代患者当定期复查，如果药物保守治疗不能解除牵拉带给视网膜的威胁，必要时考虑手术治疗。

▶ 病案七

患者：刘某某，男，73岁。2014年9月18日初诊。

主诉：主因双眼视物模糊3年，加重1周。

现病史：患者缘于3年前自觉双眼视物模糊，曾到省级医院行OCT检查示：年龄相关性黄斑变性，应用神经细胞营养剂治疗未见明显效果，1周前无明显诱因又觉视物模糊加重，为求系统治疗而来诊。现主症：双眼视物不清，右眼为重，时有头晕，口干、眼干，纳差，夜寐易醒，大便干，小便可。舌质暗红，苔腻，脉沉细滑。既往曾患胃癌，已行手术治疗。

专科检查：①视力：右眼0.04，左眼0.3；②眼前节：双眼无明显充血，角膜清，前房深浅可，瞳孔对光反射可，右眼晶状体混浊，左眼人工晶状体在位；③眼底：双眼视盘边清色淡，网膜动脉细。右眼黄斑区色素紊乱，可见黄白色渗出及大量玻璃膜疣，中心凹光反射不清，左眼黄斑区色素紊乱，可见玻璃膜疣，中心凹光反射不清；④眼压Tn（双）。

中医诊断：视瞻昏渺（双），证属脾肾亏虚，痰浊上壅。

西医诊断：①年龄相关性黄斑变性（双），②视神经萎缩（双）。

治法：补脾益肾，化痰软坚。

处方：枸杞子10g，女贞子10g，茯苓15g，白术10g，牡丹皮10g，党参10g，炒麦芽10g，鸡内金10g，生地黄10g，玄参10g，防风10g，木贼10g，清半夏9g，陈皮10g，当归10g，甘草10g。7剂，颗粒剂，日1剂，开水冲服，分早晚两次温服。

二诊：2014年9月25日。患者自诉眼症好转，视物不清缓解，夜寐安，纳食较前增多，食后撑满饱胀感明显减轻，头晕减轻，四肢较前有力，舌质暗红，苔中后部略腻，脉细滑数。视力右眼0.06，左眼0.5。眼前节见双眼无明显充血，角膜清，前房深浅可，瞳孔对光反射可，右眼晶状体混浊，左眼人工晶状体。眼底基本同前。方中减生地之滋腻，加薏苡仁以加强化痰健脾，枳壳以增强理气之功。处方如下：枸杞子10g，女贞子 10g，茯苓 15g，白术 10g，牡丹皮 10g，党参 10g，炒麦芽 10g，鸡内金 10g，枳壳 10g，玄参 10g，防风 10g，木贼 10g，清半夏 9g，陈皮 10g，当归 10g，甘草 10g，薏苡仁 10g。14 剂，颗粒剂，日 1 剂，开水冲服，分早晚两次温服。

三诊：2014 年 10 月 9 日。患者自诉眼症好转，视物较清晰，口干、口渴，夜寐安，纳食较前增多，食后撑满饱胀感基本消失，头晕减轻，四肢较前有力，舌质暗红，苔中后部略腻，脉细滑数。视力右眼 0.1，左眼 0.6。患者口干、口渴，考虑为津液不足所致，加用麦冬以养阴生津，蔓荆子、葛根以助升清，黄柏以清下焦之湿热安五脏，处方如下：枸杞子 10g，女贞子 10g，茯苓 15g，白术 10g，牡丹皮 10g，党参 10g，炒麦芽 10g，鸡内金 10g，枳壳 10g，玄参 10g，防风 10g，木贼 10g，清半夏 9g，陈皮 10g，当归 10g，甘草 10g，薏苡仁 10g，麦冬 10g，蔓荆子 10g，葛根 15g，黄柏 5g。14 剂，颗粒剂，日 1 剂，嘱患者每周 2 剂服用，定期复查。

按语：在《证治准绳·杂病·七窍门》中言："视瞻昏渺证：谓目内外别无证候，但自视昏渺，蒙昧不清也。有神劳，有血少，有元气弱，有元精亏而昏渺者，致害不一。"本病黄斑未见新生血管及出血、渗出性病灶，故考虑为干性老年性黄斑变性。中医认为本病的根本病因病机是肝肾阴精亏虚，脾虚不运，气血衰少所致。患者年逾七旬，肝肾之阴日渐不足，肾精亏虚则目失濡养而神光乏源，脾虚失运则痰浊内生，气血不足以充清窍四肢，故头晕、四肢乏力，中焦为气机之枢，脾虚气机升降失常，故纳差、饱胀不适。方中生地、玄参、女贞子、枸杞子养阴补益肝肾，异功散以健脾理气，加入健脾消导的鸡内金、麦芽，养血活血的当归，给予升清的蔓荆子、葛根、防风、木贼，有助于升中焦化生的清阳之气以充清窍。患者有胃癌切除病史，后天之本曾有重创，所以中焦化源不足，气血精微亏乏，视衣目系失其充养，而致本病，所以本方制订补脾益肾之中加以补养中焦健脾胃之品，这样中焦化源得力，痰浊得化，气血精微则可上奉而获效。

▶病案八

患者：李某某，女，62 岁。2015 年 3 月 9 日初诊。
主诉：左眼视物不清 4 年，加重 1 周。
现病史：患者于 4 年前无明显诱因出现左眼视物不清，曾在省级医院诊断为左眼黄斑板层裂孔，视网膜劈裂，曾服用药物治疗（具体不详），未见明显疗效。1 周前，因看护母亲住院，过度疲劳后出现眼症加重故来诊。现主症：左眼视物不清，夜寐差，纳差，疲劳感，牙痛，腰膝酸软无力，耳聋，小便频数，大便尚调。舌质暗红，苔薄，脉沉细数。

既往史：高血压病史12年，血压最高达170/100mmHg，现服用寿比山1片，1次/日，血压控制尚可。既往中耳炎病史，反复发作。曾于1997年行乳腺癌手术。

专科检查：①视力：右眼0.5，左0.3；②眼前节：双眼无明显充血，角膜清，前房深浅可，瞳孔对光反射可，晶状体密度高；③眼底：双眼视盘边清色可，网膜动脉细，静脉充盈迂曲，右眼黄斑区色素紊乱，左眼黄斑区可见暗红色圆形病灶。

中医诊断：视瞻昏渺（左），证属肝肾不足，脾气亏虚。

西医诊断：①黄斑裂孔（左）；②高血压。

治法：补益肝肾，健脾益气。

处方：枸杞子10g，女贞子10g，生地10g，当归10g，赤芍10g，黄芪15g，党参10g，茯苓10g，炒白术10g，陈皮1g，蔓荆子10g，知母10g，炒酸枣仁10g，黄柏10g，桑寄生10g，牛膝10g，鸡内金10g，炒麦芽10g，焦山楂10g。14剂，颗粒剂，日1剂，开水冲服，分早晚两次温服。

二诊：2015年3月24日。患者服药后左眼视物不清有所好转，纳差，疲劳感减轻，牙已不痛，腰膝酸软无力、小便频数好转，大便尚调，仍有耳聋、夜寐差。舌质暗，苔薄，脉沉细。视力右眼0.5，左眼0.4。眼前节及眼底情况大致同前。中药减黄柏加磁石以聪耳明目，处方如下：枸杞子10g，女贞子10g，生地黄·10g，当归10g，赤芍10g，黄芪15g，党参10g，茯苓10g，炒白术10g，陈皮10g，蔓荆子10g，知母10g，炒酸枣仁15g，桑寄生10g，牛膝10g，鸡内金10g，炒麦芽10g，磁石15g。14剂，颗粒剂，日1剂，分早晚两次温服。

三诊：2015年4月8日。患者服药后双眼视物清晰，耳聋好转，腰膝酸软感明显减轻，疲劳感及小便不禁感减轻，大便可。纳好转，寐好转，舌质暗，苔薄，脉沉缓。视力右眼0.6，左眼0.5。给予患者该方间断服用以巩固疗效。

按语：患者以左眼视物不清为主症，故诊断为视瞻昏渺，患者年逾六旬，阳明脉衰，肝肾不足，阴精亏虚，不能荣养视衣，脾虚不能运化水谷为精微，故视衣乏养而神光发越障碍。患者过度劳累，更加伤耗阴精，其腰膝酸软、舌质暗淡、苔薄、脉沉细亦为肝肾不足之象。方中女贞子、枸杞子补益肝肾明目为君药；生地、当归养阴血，黄芪、党参、茯苓、炒白术、陈皮健脾益气为臣药；桑寄生、牛膝补益肝肾强腰膝壮筋骨，蔓荆子载药上行以助生发，知母凉润佐制黄芪温燥，黄柏清虚热安五脏，酸枣仁、首乌藤养血安神为佐药，鸡内金、炒麦芽、焦山楂健脾开胃以滋化源，甘草调和诸药为使药，全方共奏补益肝肾之功。后加入磁石以聪耳明目，本方组方思路除补益肝肾明目外尚有益气聪明汤之意，益气聪明汤是李东垣治疗老年人中气不足，气血不能营养清窍的组方，方中升降并用，补泻兼施，使中焦健，气血生，精微旁达而使诸症渐消。

▶病案九

患者：王某某，女，30岁。2014年9月20日初诊。

主诉：左眼视力下降半年。

现病史：患者于半年前，左眼视力下降，在他院造影检查诊断为中渗病，报告显示：左眼中心凹下有一约1/3PD大小之强荧光灶，晚期渗漏增强，其周围视网膜可见少量出血，遮蔽荧光；右眼后极部视网膜可见3处约1/4PD大小圆形弱荧光灶，晚期略增强染色。诊断为左眼黄斑区视网膜下新生血管，右眼多灶性脉络膜炎。经治疗后略有好转，（具体治疗用药不详），但治疗后仍视物不清，视物变形。为求中医治疗而来诊。现主症：左眼视物不清，视物变形，夜寐安，纳可，二便调。舌苔薄白，脉沉弦细。原有近视病史。

专科检查：①视力：右眼1.0，左眼0.2（原镜矫正）；②眼底检查：右眼底视盘边清色可，视网膜血管走形比例可，网膜可见3个小萎缩灶，黄斑中心凹光反射可见；左眼底视盘边清色可，黄斑中心凹处可见灰白色病灶，边缘偏上可见少量出血，中心凹光反射未见；③胸部X线检查未见明显异常。

中医诊断：视瞻昏渺病（双），证属肝郁气滞，瘀血阻络。

西医诊断：①左眼中心性渗出性脉络膜视网膜病变；②右眼陈旧性多灶性脉络膜炎。

治法：疏肝解郁，活血化瘀。

处方：内障1号方＋生蒲黄15g（包煎），三七粉3g（冲服），墨旱莲15g，仙鹤草15g，白茅根30g，牡丹皮10g，车前子15g（包煎）。7剂，水煎服，日1剂，分早晚两次温服。

二诊：2014年9月27日。服药后无其他不适，视物变形减轻。查视力右眼1.0，左眼0.6（原镜矫正）。眼底检查见右眼底同前；左眼底黄斑出血已部分吸收。调方如下：内障1号方＋生蒲黄15g（包煎），三七粉3g

（冲服），墨旱莲 15g，仙鹤草 15g，白茅根 30g，牡丹皮 10g，车前子 15g（包煎），小蓟 15g，甘草 6g。14 剂，水煎服，日 1 剂，分早晚两次温服。

三诊：2014 年 10 月 11 日。前方服后无不适，视物仍变形，痰多。查视力右眼 1.2，左眼 0.8（原镜矫正）。左眼底黄斑出血已吸收，灰白膜状病灶缩小隐见，上方减仙鹤草、旱莲草、白茅根、牡丹皮、小蓟，加元参 10g、清半夏 9g。15 剂，水煎服，日 1 剂，分早晚两次温服。

四诊：2014 年 10 月 25 日。服药后痰多症状消失，视物已不变形。眼底检查见右眼底情况同前；左眼底黄斑出血及灰白病灶均消失，有色素紊乱，中心凹光反射可见。嘱其停药观察。

按语：本病是石守礼教授治疗中心性渗出性脉络膜视网膜病变（简称中渗）案例。国外文献中以弓形虫感染最多见，其他为结核、梅毒、组织胞质菌病等。在我国则多与结核有关。原发于脉络膜肉芽肿性炎症易于诱发新生血管，经被损害的 Bruch 膜及色素上皮侵入视网膜神经上皮层下，形成新生血管膜，及随之而来的渗出、出血、机化等一系列病理改变。患者多为中青年，单眼发病居多，但少数病例亦有双眼患病者。自觉中心视力障碍，视物变形或变小。本病病程较长，往往持续一二年甚至更长时间，最后由色素上皮细胞化生或胶质细胞进行修复，形成机化瘢痕。患者常留有浓厚的中心暗点，视力蒙受永久性的损害。现代的治疗方法以玻璃体腔内注射新生血管抑制因子，即抗 VEGF 制剂，此种方法能在较短的时间内使症状明显减轻，但很难控制其复发。石教授应用自拟内障 1 号方加减治疗中渗积累了丰富的经验。内障 1 号方组成：柴胡 10g，当归 12g，白芍 15g，丹参 15g，石菖蒲 10g，远志肉 10g，茯苓 30g，炒山药 30g，香附 10g，葛根 20g，枸杞子 15g，五味子 10g，木贼 10g，防风 10g，甘草 6g。有疏肝解郁、养血明目的作用。方中柴胡疏肝解郁、升举阳气，当归、丹参、白芍养血活血，香附理气，葛根升清、通络，石菖蒲、远志、木贼解郁开窍，以开通闭塞的玄府；防风为风药在此有三种意义，风能胜湿，风能开窍，风能升清，所以石教授治疗眼底病中应用防风概率较高；枸杞子、五味子以滋阴养肝明目；眼底病多属慢性眼病，需要长期服药，故加入茯苓、山药不燥不腻之品，以实脾而资化源，甘草调和诸药。全方共奏疏肝解郁、养血明目之功。此方对各种眼底病，如视神经炎，视神经萎缩，中心性浆液性脉络膜视网膜病变，中心性渗出性脉络膜视网膜病变，黄斑出血等均可加减治疗。有眼底出血时，可加生蒲黄、三七粉、白茅根、大蓟、小蓟之类以凉血止血祛瘀。

▶ **病案十**

患者：高某某，男，54岁。2019年5月3日初诊。

主诉：左眼视物变形半个月。

现病史：患者于半个月前因工作紧张繁忙，用眼过度后出现左眼视物变形，服用杞菊地黄丸后未见好转，为求中医治疗而来诊。现主症：左眼视物变形，眼易疲劳，寐可，纳可，口苦，口不干，颈不僵，二便调。平素血压不高，舌质红苔薄黄，脉弦细数。

专科检查：①视力：右眼1.0，左眼0.6，②眼前节：未见明显异常，③眼底：双眼视盘边清色可，网膜血管动脉细，静脉充盈，右眼黄斑区中心凹光反射可见，左眼黄斑区可见水肿晕轮，约2PD，中心凹光反射未见，④黄斑区OCT示：黄斑区视网膜厚度307μm。

中医诊断：视瞻昏渺（左），证属肝经郁热，脾虚湿泛。

西医诊断：老年性黄斑变性（左）。

治法：清肝解郁，益阴渗湿。

处方：银柴胡10g，菊花10g，生地12g，白术10g，苍术10g，茯苓15g，猪苓10g，泽泻10g，麦冬10g，黄芩9g，枳壳10g，赤芍10g，蝉蜕6g，女贞子12g，菟丝子10g，楮实子10g，神曲10g，木贼9g。7剂，水煎服，日1剂，分早中晚3次温服。

二诊：2019年5月12日。服药后患者感觉左眼视物变形好转，变形的部分区域转为正常。口苦症状消失，纳眠可，二便调，舌质淡红，苔薄腻，脉弦缓。减黄芩、枳壳、赤芍，加风药羌活、防风以加强祛湿升清的作用，给予石斛、枸杞子、山药以养阴防止燥湿之药伤阴，夏枯草清肝解郁明目。中药处方如下：银柴胡10g，菊花10g，生地10g，白术10g，苍术10g，茯苓15g，泽泻15g，麦冬10g，蝉蜕6g，女贞子10g，菟丝子10g，楮实子10g，木贼9g，羌活6g，夏枯草30g，防风10g，炙甘草3g，石斛10g，枸杞子10g，山药15g。10剂，日1剂，水煎服，分早晚两次温服。

三诊：2019年5月23日。服药后患者感觉左眼视物无明显不适，复查视力右眼1.0，左眼1.0，眼底黄斑区中心凹光反射弥散，黄斑OCT示视网膜厚度214μm，视网膜厚度明显下降，但仍未完全恢复正常。嘱上方继续服用7剂后改为杞菊地黄丸口服。

按语：本病为老年性黄斑变性的渗出型，而此渗出为浆液性渗出，与中心性浆液性脉络膜视网膜病变（简称中浆）的眼底形态无明显差别，但中浆发病多为中青年，而本患者为 54 岁，所以诊断为老年性黄斑变性的渗出型，相当于中医的"视瞻昏渺"范畴，中医是以辨证与辨病相结合的，中医认为本病的发病应为肝郁脾虚，脾失健运，导致水湿不化精微而为水饮上犯目窍，蕴积于视衣，黄斑色黄属脾，故导致黄斑水肿，故应清肝解郁、健脾利水，同时避免利水伤耗阴液故加以养阴之品，养阴而不助湿，利湿而不伤正，此方亦为庞赞襄先生清肝解郁益阴渗湿汤思路加减而来。

▶ 案例十一

患者：董某，女，23 岁。2008 年 1 月 23 日初诊。

主诉：左眼视物模糊 4 天。

现病史：患者于 4 天前感觉左眼视物模糊，曾在当地诊断为黄斑出血，建议到上级医院就诊。现主症：左眼视物不清，视物变形，夜寐安，纳食可，二便调。舌质暗红，苔薄白，脉弦细。

专科检查：①视力：右眼 0.5，左眼 0.12。矫正视力：右眼 0.6，左眼 0.3；②眼前节：未见明显异常；③眼底：左眼黄斑区可见一灰白病灶，约 1/3PD 大小，周围可见暗红色出血，黄斑区水肿；④荧光素眼底血管造影（FFA）检查示：中心性渗出性脉络膜视网膜病变；⑤弓形体抗体（一）。

中医诊断：视瞻昏渺（左），证属肝郁脾虚，气滞血瘀。

西医诊断：中心性渗出性脉络膜视网膜病变（左）。

治法：疏肝健脾，活血化瘀。

处方：柴胡 10g，当归 10g，白芍 10g，茯苓 30g，白术 10g，丹参 10g，生蒲黄 15g（包），三七粉 3g（冲），香附 10g，葛根 20g，枸杞子 15g，防风 10g，五味子 6g，炒山药 30g，旱莲草 15g，麦冬 15g，菊花 10g，茅根 30g，甘草 3g。7 剂，日 1 剂，水煎服。

二诊：2008 年 2 月 13 日。上方每 7 日来人代取药 1 次，服药 21 剂后，患者复查眼底可见出血已吸收，灰白色病灶明显缩小，调整处方如下：柴胡 10g，当归 10g，白芍 10g，茯苓 30g，白术 10g，丹参 10g，石菖蒲 10g，远志肉 10g，香附 10g，葛根 20g，枸杞子 15g，木贼 10g，防风 10g，五味子 6g，炒山药 30g，麦冬 15g，菊花 10g，甘草 6g。7 剂，水煎服。

三诊：2008 年 3 月 12 日。服药 28 剂后造影检查左眼黄斑区留有瘢痕，已无荧光渗漏，继服 14 剂后查矫正视力右眼 0.8，左眼 0.8，停药随访 2 年未复发。

按语：该病例亦为石守礼教授案例。石教授治疗中心性渗出性脉络膜视网膜病变应用内障1号方加减，早期眼底有出血时方中加以凉血化瘀止血药，出血吸收后，则加强补脾益肾明目之药，方中茯苓、葛根、炒山药可谓重用补脾之药健脾助运以升清，利湿以降浊。枸杞子、五味子补肾益五脏之阴以濡养视衣，石菖蒲、远志肉、香附是石教授治疗视网膜疾病常用药物，菖蒲启闭开郁，远志益智，香附味辛微苦，性平是最常用的理气开郁药，其性宣畅，能通行十二经、八脉的气分，前人称它能"主一切气"，解六郁（气、血、痰、食、火、湿），功能疏肝解郁、行气定痛、理气调经，香附本为行气药，但又能入血分，所以前人称它"血中气药"（能入血分的行气药）。木贼、防风为风药具有辛散之力，在方中避免补养之药碍滞脾胃，又有开玄府散瘀结使全方灵动而无壅滞之弊。

五、高风内障

▶病案一

患者：王某某，男，59岁。2018年4月1日初诊。

主诉：双眼视物不清40年。

现病史：患者缘于40年前无明显诱因出现夜盲，未予重视，后视力逐渐下降，视野逐渐缩小，在他院诊断为视网膜色素变性，告知无有效治疗方法，最后的结果为失明，患者此后情绪低落，眼症逐渐加重，视野逐渐缩窄，近来感觉视力下降较快，夜间眼珠疼痛感，为求中医治疗而来诊。舌质暗红，苔少，脉沉细弱。

专科检查：①视力：右眼眼前手动，左眼0.12；②眼前节：双眼无明显充血，角膜清，前房深浅可，房水清，瞳孔对光反射灵敏，右眼晶状体混浊，左眼晶状体密度高；③眼底：右眼底窥不清，左眼视盘边清色蜡黄，网膜色污秽，血管细，可见大量骨细胞样色素沉着，中心凹反射未见。

中医诊断：高风雀目病（双），证属脾肾不足，血脉瘀阻。

西医诊断：视网膜色素变性（双）。

治法：补脾益肾，化瘀明目。

处方：枸杞子12g，女贞子10g，楮实子10g，菟丝子10g，茺蔚子10g，车前子12g，山萸肉12g，生地12g，山药30g，茯苓15g，泽泻10g，牡丹皮 10g，菊花 10g，白术 10g，当归 10g，赤芍 10g，银柴胡 10g，防风 10g，葛根 15g，丹参 10g，夏枯草 15g，炒麦芽 15g。14 剂，日 1 剂，水煎服，分早晚两次温服。本方连续服用 3 个月。

二诊：2018 年 7 月 5 日。服药 3 个月后复诊，患者感觉眼前雾感减轻，夜间眼珠疼痛感消失。视力右眼眼前 1 米指数，左眼 0.25，患者眼症好转，心情较前亦明显好转。

按语：本病为视网膜色素变性，西医认为本病是一种遗传性视网膜感光细胞的退行性变，其特征是双眼发病，慢性进行性视功能损害和伴有眼底色素变化。其遗传方式有常染色体隐性遗传、显性遗传及性连锁隐性遗传等。约有 40% 为散发病例而无遗传证据。男女之比约为 3∶2。该病属于中医眼科学的"高风内障""高风雀目"病范畴。《诸病源候论·目病诸候》曰："人有昼而睛明，至暝而则不见物，世谓之雀目。言其如鸟雀，暝便无所见。"《目经大成·阴风障》曰："至晚不见，晓则复明，盖元阳不足之病。"患者为老年男性，先天禀赋不足，加之年老体衰，脾肾不足，肾精亏虚，视衣及目系失养，神光乏源，故视物不清，其舌暗红、苔少、脉沉细弱亦为脾肾不足之象。中医认为内障多虚，久病多虚，久病多郁，久病多瘀，本病的根本病因病机为虚中兼瘀兼郁。精血亏乏，病程日久，目中脉道失其充泽，久而脉道萎闭滞涩，目失濡养，神光衰微，终致失明。以补脾益肾为大法的中药口服，方中以六味地黄丸和逍遥丸为基础方，以补脾益肾、疏肝健脾养血，方中加以子类药以明目，加清肝解郁的夏枯草，加活血通脉的葛根、丹参，调理气机的柴胡、防风、炒麦芽，对眼部的慢性病，虚实夹杂，虚中夹郁之证是较为平稳有效的方剂。

▶病案二

患者：马某某，男，61 岁。2017 年 5 月 9 日初诊。

主诉：双眼视物不清夜盲、视野缩小 10 余年。

现病史：患者于 10 余年前发现双眼视物不清，夜盲，曾于几年前到西医院诊治告知无办法治疗，等待失明，患者心情低落，亦未系统治疗，近来眼症加重，患者为求系统中医治疗而来诊。现主症：双眼视物不清，视野缩小，夜盲，夜寐安，纳食可，二便调，舌质暗红，苔色白，苔质薄，脉沉、弦、细。

专科检查：①视力：右眼 0.25＋1，左眼 0.3；②眼前节：双眼球结膜无明显充血，角膜清，角膜后壁可见色素性 KP，瞳孔形圆，对光反射良好，晶状体混浊；③眼底：视盘边清色蜡黄，网膜血管细，网膜可见大量骨细胞样色素沉着，黄斑区窥不清；④眼压：右眼16mmHg，左眼14mmHg，视野向心性缩小成管状约10°。

中医诊断：高风雀目病（双），证属肝肾不足，脉络瘀滞。

西医诊断：视网膜色素变性（双）。

治法：补益肝肾，通络明目。

处方：枸杞子10g，酒女贞子10g，盐菟丝子10g，盐车前子10g（包煎），酒黄精12g，当归10g，丹参10g，葛根15g，防风10g，木贼9g，蝉蜕6g，烫水蛭4g，黄芪30g，丝瓜络10g，醋五味子5g，炒决明子12g，夏枯草15g，生地黄10g，知母10g，陈皮6g。7剂，日1剂，水煎服，分早晚两次温服。

二诊：2017年5月16日。患者服药后明显感觉视物较前清晰，视野较前开阔。视力右眼0.3，左眼0.4，嘱患者继续服用1个月后改为隔日1剂，应坚持服用药物，后患者间断在门诊配合针刺治疗，视功能维持良好。

按语：该患者亦为视网膜色素变性，该病多为青年时期发现夜盲，逐渐发展视野向心性缩小，视力逐渐下降最终失明，而本病患者自诉在青少年时无明显的夜盲，但患者眼底有特征性的表现，仍然诊断为该病。以补益肝肾、通络明目为大法治疗。方中选用子类药物以图子能明目之意，如枸杞子、酒女贞子、盐菟丝子、五味子、决明子、桑葚等；选用补肝肾之精血的酒黄精、当归、地黄之类；选用益气的黄芪，化瘀通脉的丹参、葛根，活血通络的烫水蛭、丝瓜络等；选用防风、木贼、蝉蜕、石菖蒲等开窍明目。再根据患者是否有郁热、阴伤等情况而选用清肝热、养阴液之药物。本病当常年服药，有条件者配合针刺治疗最好，为减轻患者的经济负担及长期服用药物对身体的影响，可嘱患者隔日服药或每周2次服药，但贵在坚持。现代医学没有更好的方法进行治疗，中医学认为患者与先天不足、后天失养有关系，所以多从肝脾肾论治，常能减缓发病进程，改善视功能，延迟患者的失明时间，甚至能够保持住残存的视功能以达到终身能够生活自理，减轻患者的心理压力和社会负担。

▶病案三

患者：赵某某，女，45岁。2015年6月6日初诊。

主诉：双眼视物不清，夜盲20年。

现病史：患者于20年前，发现夜盲，入暮后视物不清，逐渐加重，曾到多家医院诊断为视网膜色素变性，并告知为先天性遗传性疾病而无法治疗故放弃治疗，近来视物不清加重，逐渐影响生活，为求中医治疗而来诊。现主症：双眼视物不清，夜盲，夜寐可，纳可，二便调。舌质暗红，苔薄，脉细弱。

专科检查：①视力：右眼0.12，左眼0.1；②眼前节：双眼球结膜无明显充血，角膜清，前房中未见浮游物，瞳孔略大对光反射迟钝；③眼底：视盘边清色蜡黄，网膜血管动静脉略细，网膜可见大量骨细胞样色素沉着，黄斑区中心凹光反射不清。

中医诊断：高风雀目病（双），证属先天不足，气血亏虚。

西医诊断：视网膜色素变性（双）。

治法：益气养血。

处方：黄芪15g，党参15g，石菖蒲15g，远志15g，葛根15g，苍术30g，香附15g，枸杞子30g，五味子15g，木贼15g，防风15g，芜蔚子15g，菟丝子30g，红花15g，地龙15g，当归15g，白芍30g，熟地黄30g，鸡血藤30g，夜明砂10g。21剂，日1剂，水煎服，分早晚两次温服。

二诊：2015年6月27日。患者服药后视力较前好转，仍有夜盲，但暗适应能力增强。视力右眼0.15，左眼0.12，眼前节及眼底检查基本同前，舌质暗红，苔薄，脉细。原方继用，并告知如无不适可间断长期服用。

按语：该病案为石守礼教授病案，仍为视网膜色素变性，明代王肯堂《证治准绳》说："雀目，亦曰鸡盲，本科曰高风内障。至晚不明，至晓复明也。盖元阳不足之病，……若人调养得宜，神气融合，精血充足，阳光复盛，不治自愈；若不能滋养，反致丧真，则变为青盲内障。"从这段文字叙述中可以看出，古人已知道夜盲有两种情况：一种是"食以牛猪之肝治以补气之药即愈"的维生素A缺乏引起之夜盲；另一种是可变成青盲内障的原发性视网膜色素变性。《目经大成》称为"阴风障"。近代刘耀先著的《眼科金镜》则干脆称其为"雀目变症"。本病为双眼病，病程长，夜盲多始自儿童期或青春期，以后随病情的发展，则出现视野缩小，大约在50岁则可导致双目失明。中医谓："肾为先天之本""脾胃为后天之本"。先天之精得之于父母，肾主精，受五脏六腑之精而藏之，精能化气生血，精气足则生长发育健壮，百病不生，且精之与血是相互滋生的，精足则血足，目得血养才能明视万物。肾属水火之脏，藏有元阴元阳，元阳不足，则能影响脾精之升散输布作用，故脾虚亦可能影响其视觉功能。因此，治疗本病应以温肾益气、养血、开通玄府为主，经过治疗大多可以提高视力扩大视野，但夜盲症状则很难克服。本病需要长期服药，视力提高、视野扩大以后，如不愿再服汤剂，可将汤剂改制丸药服用，绝对不可停药，否则视力又会下降、视野缩小，最终仍会导致失明。本患者所用方剂为石老自拟夜明汤（经验方）加减：党参，炙黄芪，苍术，夜明砂，石菖蒲，远志肉，当归，白芍，陈皮，香附，葛根，防风，木贼，枸杞子，五味子，茺蔚子，菟丝子，丹参，炙甘草。方中的苍术有燥湿健脾、祛风湿、明目之功，主治夜盲，刘完素认为该药"明目，暖水脏"。夜明砂主治青盲、雀目、目赤肿痛、白睛溢血、内外翳障等，有清肝经实热、散瘀血之功，故在石老的夜明汤中苍术、夜明砂是针对此病的精准用药。

▶ 病案四

患者：田某，男，63岁。2023年2月16日初诊。

主诉：双眼视物不清10余年，逐渐加重。

现病史：患者于10多年前发现双眼视物不清，逐渐加重，曾到省级医院行眼底血管造影检查诊断为结晶样视网膜变性。未提供有效的治疗方案。近来视物不清加重，逐渐影响生活，为求中医治疗而来诊。现主症：双眼视物不清，右眼为重，夜寐可，纳可，大便偏干，小便调。舌质暗红，苔薄，脉沉细数。

专科检查：①视力：右眼0.4，左眼0.6；②眼前节：双眼球结膜无明显充血，角膜清，前房中未见浮游物，瞳孔对光反射尚可；③眼底：视盘边清色蜡黄，网膜呈暗灰色，网膜血管动静脉略细，后极部网膜可见大量结晶样反光，黄斑区中心凹光反射未见；0～30°视野可见部分视野缺损。

中医诊断：高风内障病（双），证属先天不足，肝肾亏虚。

西医诊断：结晶样视网膜变性（双）。

治法：补肝益肾。

处方：生地12g，山药30g，山萸肉10g，茯苓15g，泽泻10g，牡丹皮10g，枸杞子10g，菊花10g，五味子5g，女贞子10g，菟丝子10g，决明子10g，当归10g，赤芍10g，银柴胡10g，枳壳10g，炒苍术10g，白术10g，鸡内金10g。14剂，日1剂，水煎服，分早晚两次温服。

该方前后服用2周后查视力右眼0.5，左眼0.8，中心视野缺损处有部分改善。嘱患者可长期间断服用，有条件配合针刺治疗，以保持较好的视功能。

按语：该病案为结晶样视网膜变性，本病病因不明，为一种遗传性视网膜变性，发病年龄多在20～40岁发病。此病的特点为视网膜后极部散在很多结晶样闪辉亮点。早期视野改变主要为中心暗点或旁中心暗点，继而出现环形或半环形暗点，后期出现周边视野缩小，甚至呈管状视野。目前现代医学也无有效的治疗方案，仍属于中医眼科高风内障的范围。本案患者根据症舌脉的表现辨证为先天不足，肝肾亏虚证，故处方以补益肝肾为大法，以杞菊地黄丸、明目地黄丸及加减驻景丸为基础方，故而收到疗效，因该病属于进行性发展的疾患，故嘱患者可以长期间断服用，有条件联合针刺治疗效果会更好。

▶ 病案五

患者：王某，男，38岁。2017年4月12日初诊。

主诉：双眼视物不清约3年且逐渐加重。

现病史：患者于3年前，因过度用眼后出现双眼视物不清，逐渐加重，遂到省级医院就诊检查考虑为视锥细胞营养不良建议行基因检测，因患者无相关眼病家族史，故患者未行基因检测。因告知无有效治疗方法，未系统治疗，后视物不清逐渐加重，为求中医治疗而来诊。现主症：双眼视物不清，畏光，色觉异常，夜寐尚可，纳食可，二便调。舌质淡红，苔薄，脉沉细。

专科检查：①视力：右眼0.1，左眼0.1；②眼前节：双眼无明显充血，角膜清，前房深浅可，瞳孔形圆，直径约4mm，对光反射迟钝，晶状体清；③眼底：视盘边清色淡，网膜血管偏细，黄斑区青灰色，可见金箔样反光，视网膜周边可见少许色素；④眼压：右眼13mmHg，左眼14mmHg。

中医诊断：高风内障，证属肝肾不足，气血亏虚。

西医诊断：视锥细胞营养不良。

治法：补肝益肾，益气养血。

处方：枸杞子10g，女贞子10g，菊花10g，五味子5g，生地12g，山药30g，山萸肉10g，茯苓30g，泽泻10g，牡丹皮10g，银柴胡10g，当归10g，党参10g，黄芪15g，陈皮9g，知母6g，黄柏10g，枳壳10g，决明子10g，桑葚10g，炒白术10g，炙甘草6g。7剂，水煎服，日1剂，分早晚两次温服。

二诊：2017年4月19日。服药后患者感觉双眼视物有清爽感，视力右眼0.15，左眼0.12，眼前节及眼底检查无明显改变。患者因服药后无明显不适，继续服用3周后复查视力右眼0.3，左眼0.3，色觉异常无明显改变。嘱患者该方间断服用，2～3日1剂。

按语：视锥细胞营养不良是遗传性黄斑变性疾病之一，此病主要损害视锥细胞，也伴有不同程度的视杆细胞损害。视锥细胞损害发生较早，主要症状为视力减退，后天性色觉异常，随病情发展周边的视杆细胞受损时也出现夜盲，即周边部的视网膜色素变性。既然是遗传性眼病，与先天的禀赋不足、后天用眼不当伤及气血有关，故立法以补肝益肾，益气养血为主，方以补益肝肾的明目地黄丸为基础，辅以健脾益气养血的异功散，而收到较好的疗效。

六、青盲

▶病案一

患者：孙某某，女，32岁。2018年9月12日初诊。

主诉：双眼反复视力下降11年，加重1周。

现病史：患者11年前因感冒发热后出现双眼突然视物不见，上方视物遮挡，伴明显的眼痛、转眼痛，视物遮挡范围逐渐扩大而就诊于当地医院及北京某眼科医院，考虑为特发性视神经炎，原因不明确，给予神经营养及激素（具体不详）对症治疗，并告知该病会反复。后双眼视力相对稳定，2年前因情志不畅、过度劳累后又出现双眼视物不清加重，应用大量激素冲击治疗数次，总在激素减量的过程中病情反复，3个月前再次反复应用激素后眼部症状改善不明显，后激素逐渐减量，现甲泼尼龙口服8mg隔日1次，1周前无明显诱因双眼视物又感模糊，患者为求中医治疗而来诊。现主症：双眼视物不清，视野缺损，夜寐安，情绪不畅，口苦，纳差，大便不爽，月经调，小便可。舌质暗红可见瘀点，苔薄白，脉弦细数。

专科检查：①视力：右眼0.8，左眼0.25（原镜矫正）；②眼前节：双眼无明显充血，角膜清，房水清，前房深浅可，右眼瞳孔对光反射可，左眼瞳孔对光反射较迟钝，RAPD（＋），晶状体清；③眼底：双眼视盘边清色淡白，网膜血管比例走行尚可，黄斑区中心凹光反射可见；④眼压：右眼16mmHg，左眼17mmHg。双眼视野向心性缩小。

中医诊断：青盲（双），证属肝经郁热。

西医诊断：视神经萎缩（双）。

治法：清肝解郁明目。

处方：银柴胡10g，牡丹皮10g，炒栀子6g，当归10g，炒白芍12g，茯苓15g，炒白术10g，炙甘草3g，生地黄10g，川芎9g，鸡血藤15g，葛根15g，丹参10g，防风10g，木贼9g，蝉蜕6g。7剂，日1剂，水煎服，分早晚两次温服。针刺治疗，每日1次。取双眼睛明穴、球后穴、太阳穴、攒竹穴、风池穴、翳明穴、四神聪。嘱患者避风寒、慎起居、调情志。

二诊：2018 年 9 月 19 日。患者服药后，眼症平稳，余无其他不适，饮食转佳，口苦消失，情绪有所好转，大便调。在前方基础上加车前子 12g 清肝利水明目、决明子 10g 以清肝明目，继服 21 剂。根据患者工作情况每日或隔日间断针刺治疗。

三诊：2018 年 10 月 10 日。患者眼症好转，视物逐渐清晰，情绪平稳，纳寐均佳，二便调，视力右眼 1.0，左眼 0.4（原镜矫正），视野有所扩大，舌质暗红仍有瘀点，苔薄白，脉弦细数。方中加以养阴明目之品继续应用。继续间断针刺治疗。处方如下：银柴胡 10g，牡丹皮 10g，炒栀子 6g，当归 10g，炒白芍 12g，茯苓 15g，炒白术 10g，炙甘草 3g，生地黄 10g，川芎 9g，鸡血藤 15g，葛根 15g，丹参 10g，防风 10g，木贼 9g，蝉蜕 6g，车前子 12g，决明子 10g，山药 15g，枸杞子 10g，菟丝子 10g，桑椹 10g。

嘱患者间断服用该处方，不适随诊。患者时常来门诊治疗，近几年病情无反复。

按语：此例患者为视神经萎缩患者，视神经萎缩指外侧膝状体以前的视神经纤维、神经节细胞及其轴索因各种疾病所致的传导功能障碍。以视力减退和视野缺损为主要临床特征，部分会有色觉异常，严重者可致失明。常见致病原因为炎症、退变、缺血、压迫、外伤、中毒、脱髓鞘及遗传性疾病等。视神经在中医眼科称之为目系，视神经萎缩属于中医"青盲"范畴，《诸病源候论·目病诸候》中曰："青盲者，谓眼本无异，瞳子黑白分明，直不见物耳。"在《证治准绳·杂病·七窍门》中谓："目内外并无障翳气色等病，只自不见者，是乃玄府幽邃之源郁遏，不得发此灵明耳。"金元时期刘完素将玄府首次引入眼科以解释病因病机，其所著《素问玄机原病式》言："……玄府者，无物不有……人之脏腑皮毛，肌肉筋膜，骨髓爪牙，至于世间万物，尽皆有之，乃气出入升降之道路门户也，人之眼、耳、鼻、舌、身、意、神，识能为用者，皆升降出入之通利也。有所闭塞者，不能为用也。若目无所见，耳无所闻……悉由热气怫郁，玄府闭密而致气液血脉，荣卫精神，不能升降出入故也……"气是构成和维持生命活动的物质基础，气的运动即为气机。升降出入是气运动的四种基本形式，大到人体的五脏六腑，小到各个孔窍，其正常功能的实现无处不有气的升降出入，故《素问·六微旨大论》中称"出入废则神机化灭，升降息则气立孤微，故非出入则无以生长壮老已，非升降则无以生长化收藏，是以升降出入无器不有……"。五脏六腑、血脉经络、三焦腠理，元真之气守其常度，畅通无阻，人则平安无病，若有郁滞壅塞，气机阻滞，则变生多种疾病。目为九窍之一，集五脏六腑精华，司辨色视物，若气血精微充沛，阴阳和抟，气机通畅，则神光发越，光华远及。若有火、气、瘀血、痰浊阻滞脉络，或气血、阴精、阳气不足均可导致气机升降不利而使玄府闭塞，神光发越障碍，视物不清。视神经萎缩是多种视神经疾病的最终结果，临床根据常见病因病机分为虚、实两大类，实证常见于视神经萎缩的早期阶段，随着病程的延长，虚证或虚实夹杂证为更多见。实证者为火郁、气郁、血瘀、痰郁；虚证者为气血、肝肾之精、阳气不足。无论是实邪阻滞还是正气亏虚，均可导致气机的升降不利。治疗视神经萎缩须重视两个方面，一者调畅气机，二者重视肝血脾气肾精的滋养。代表方剂为《太平惠民和剂局方》的逍遥散为基础方，该方疏肝解郁，健脾和营，此方具有从肝郁、血虚、脾虚三个环节调整脏腑功能。若有火郁则加用牡丹皮、栀子，牡丹皮清血中伏热，栀子散三焦火邪，清透宣发而无冰伏之弊；或合用栀子豉汤、升降散，其可透达郁热，行气解郁，推陈致新，恢复气机升降。所以临床中对于火郁玄府少用苦寒直折之品。若有瘀血则合用桃红四物汤及丹参、葛根等；若气郁甚则合用半夏厚朴汤；若有痰浊瘀阻则选用石菖蒲、远志祛痰开窍，方中常加用防风、木贼、蝉蜕等风药，以升清、开窍、解郁，在气机升降中也具有开宣升达之作用。庞赞襄先生善用银柴胡，因考此药在《神农本草经》中讲柴胡居上品，"味苦平，主心腹，去肠胃中结气，饮食积聚，寒热邪气，推陈致新。久服，轻身明目益精"。当时并没有柴胡与银柴胡的区分，银柴胡记载最早见于《雷公炮炙论》（公元420—470年南北朝时期）中柴胡项下，"柴胡出平州平县，即今银州银县也"，到唐代的《唐本草》中记载："柴胡，唯银夏者最良。"赵学敏所著《本草纲目拾遗》中指出银柴胡"甘微寒，行足阳明、少阴。其性与石斛不甚相远，不但清热兼能凉血。和剂局方治上下诸血，龙脑鸡苏丸中用之，凡入虚劳方中，惟银州者（银柴胡）为宜。北柴胡升动虚阳，发热喘嗽，愈无宁宇，可不辨而混用乎"，所以临床上以疏肝为重者用北柴胡，养肝清热解郁者多用银柴胡，"久服，轻身明目益精"适用于眼科慢性眼病的长期服用。

▶病案二

患者：郭某某，女，49岁。2020年3月22日初诊。
主诉：发现双眼视野缺损1天。
现病史：患者于1天前晚饭后无意中分别遮挡左右眼时，发现双眼视野缺损,今日来诊,由门诊检查后以"视野缺损"收入我病区。现主症:双眼视野缺损,无头痛,无眼痛,无恶心,无夜盲,无视物成双,夜寐安,纳食可,二便调。舌质红,苔色白,苔质薄,脉象沉弦细数。

专科检查:①视力:右眼 0.6,左眼 0.8(原镜矫正);②眼前节:双眼球结膜无明显充血,角膜清,前房深浅可,晶状体清;③眼底:视盘边清色淡,C/D 约 0.6,血管稍偏向鼻侧,网膜血管比例及走行尚可,双眼黄斑区中心凹光反射不清;④眼压:右眼 18mmHg,左眼 19mmHg;⑤双眼视野检查:双眼 0~60°视野部分视野缺损,以双眼鼻侧视野缺损为重,左眼有中心暗点;⑥双眼视盘 OCT 示:双眼视盘神经纤维层变薄;⑦眼底照相:眼底未见明显出血及渗出;⑧头颅核磁检查、眼眶 CT 检查均未发现占位性病变;⑧入院后经 24 小时眼压监测,最高眼压未超过正常,两眼之间的眼压差值未超过 4mmHg,双眼 24 小时眼压波动未超过 8mmHg。角膜厚度右眼 545μm,左眼 550μm。

中医诊断:青盲(双),证属肝经郁热,脾肾亏虚。

西医诊断:①视神经萎缩(双);②正常眼压性青光眼(双)。

治法:清肝解郁,补脾益肾。

处方:牡丹皮 10g,炒栀子 9g,银柴胡 10g,当归 10g,赤芍 10g,茯苓 15g,防风 10g,木贼 9g,蝉蜕 6g,生地黄 12g,知母 10g,百合 10g,枸杞子 10g,酒女贞子 10g,盐菟丝子 10g,川芎 4g,菊花 10g,蒲公英 15g,金银花 15g,连翘 10g,麸炒山药 15g,甘草 9g。4 剂,日 1 剂,水煎服,分早晚两次温服。

针刺治疗:取穴睛明穴、承泣穴、风池穴、翳明穴、合谷穴、太冲穴。每日 1 次,行针 30 分钟。

给予降眼压的盐酸卡替洛尔滴眼液 2 次/日,拉坦前列素滴眼液 1 次/日,均点双眼。

2020 年 3 月 26 日查房:患者服药后无其他不适,眼症无明显变化及改善。眼压右眼 12mmHg,左眼 12mmHg。中药继续以清肝解郁、补脾益肾为大法,加强益气血、通经络之功。减清热的炒栀子、银花、连翘。加以益气的黄芪、太子参,通络的葛根、丝瓜络,健脾理气的陈皮。中药处方如下:银柴胡 10g,当归 10g,牡丹皮 10g,白芍 15g,赤芍 10g,茯苓 15g,防风 10g,木贼 9g,蝉蜕 6g,生地黄 12g,太子参 10g,枸杞子 10g,酒女贞子 10g,盐菟丝子 10g,丝瓜络 10g,菊花 10g,蒲公英 15g,黄芪 15g,陈皮 6g,麸炒山药 15g,炙甘草 6g,葛根 15g。4 剂,煎服法同前。

2020 年 3 月 30 日查房:患者感觉双眼视物有所清晰,视野有所开阔。

视力右眼 0.6＋，左眼 0.8（原镜矫正）。眼压右眼 13mmHg，左眼 12mmHg。自发病来情绪焦躁。调整中药方中加入养阴清热的知母10g。

2020年4月3日查房：患者感觉双眼视野有所开阔，视物较前清晰，视力右眼0.8，左眼0.8（原镜矫正），给予出院。出院后继续以上方服用14剂。患者感觉视野缺损明显改善，尤其是中心暗点已消失，双眼视力1.0（原镜矫正），嘱患者继续点用降眼压药物，门诊定期监测眼压，并间断服用中药及针刺治疗以巩固疗效。

按语：该病诊断为青盲，其原因是眼压造成的。根据患者眼底视盘的形态及视野的表现进行眼压监测，发现眼压的昼夜波动值及双眼眼压的差值均在正常范围内，故在详细排除颅内疾患后考虑是正常眼压性青光眼。目前该病的致病因素不明确，普遍认为与相关易感基因、眼局部血液循环障碍、自身免疫等可能有关。其致病危险因素有：近视眼、血压异常（低血压、高血压），血流动力学危象（如失血、休克），血液流变学改变（高血黏度等），自身免疫疾病，心血管疾病尤其是周围血管痉挛（如雷诺征、偏头痛）、低颅压等。治疗原则是将眼压降到病情不再继续发展的安全靶眼压范围，改善微循环保护神经。故给予患者降眼压治疗。因该病已经造成了视神经的损害，故配合中医治疗给予清肝解郁、补脾益肾为大法的中药，给予活血通脉的针刺疗法。该病虽眼压正常，但患者气虚不足，导致气虚玄府不利，故处方在清肝解郁、补脾益肾的基础方加以益气之品，患者的气血得以充沛，故而玄府通利，神光发越，视物清晰，视野改善。

▶病案三

患者：胡某某，男，64岁。2020年7月29日初诊。

主诉：左眼视物模糊16年，加重1周。

现病史：患者于16年前因左眼眼底出血后就诊于某三甲西医综合医院眼科，给予激光治疗，治疗后视力下降，服用神经细胞营养剂腺苷B_{12}及曲克芦丁，未见明显好转。后到某省医院眼科就诊，诊断为视神经萎缩，给予服用中药及针刺治疗，视力曾有好转。后患者中断治疗一段时间，1周前无明显诱因出现症状加重，而来我院就诊。现主症：左眼视物不清，夜寐安，心前区时有疼痛，纳食可，二便调。舌质暗，苔薄腻，脉沉弦细滑。

专科检查：①视力：右眼0.5，左眼眼前手动（侧视）；②眼前节：双眼无明显充血，角膜清，前房深浅可，右眼瞳孔直径约2mm，对光反射灵敏，左眼瞳孔直径约3mm，对光反射迟钝。双眼晶状体轻度混浊；③眼压：右眼 14mmHg，左眼 15mmHg。

中医诊断：青盲（左），证属肝郁脾虚，痰蒙清窍。

西医诊断：视神经萎缩（左）。

治法：疏肝健脾，祛痰开窍。

处方：银柴胡 10g，当归 10g，赤芍 10g，茯苓 15g，麸炒白术 10g，防风 10g，木贼 9g，蝉蜕 6g，石菖蒲 10g，制远志 5g，薏苡仁 15g，陈皮 6g，麸炒山药 15g，清半夏 9g，葛根 15g，丹参 10g，川芎 9g，酒女贞子 10g，枸杞子 10g，黄芩 5g，盐车前子 15g（包煎），麦芽 15g。7 剂，日 1 剂，水煎服，分早晚两次温服。

二诊：2020 年 8 月 3 日。患者服药后无其他不适，感左眼视野较前开阔，左眼视力 1 尺指数，视野扩大。前方减半夏、黄芩加五味子 5g。继续服用 7 剂。

三诊：2020 年 8 月 10 日。患者服药后左眼视力继续恢复，左眼视力 2 尺指数。视野继续扩大。嘱患者该药方坚持间断服用。有异常情况随诊。

按语：患者因眼底出血之后多年视物不清加重而就诊，眼底目系色淡故诊断为青盲病（双）。患者为老年男性，平素性情急躁，肝气不舒，加之罹患眼病日久，郁结不解，木郁乘脾，肝失疏泄之功，脾失升清化浊之能，痰湿蒙蔽清窍，气机郁滞不畅，清阳之气不得升达于眼目，精微之气不得充养于目系，故视物不清，舌质暗、苔薄腻、脉沉弦细亦为肝郁脾虚，痰蒙清窍之证。方中银柴胡、当归、赤芍疏肝养血活血；茯苓、麸炒白术、麸炒山药健脾，葛根、丹参、川芎活血通脉；陈皮、清半夏、薏苡仁健脾祛痰湿，防风、木贼、蝉蜕祛风开窍，石菖蒲、制远志祛痰开窍明目，酒女贞子、枸杞子补益肝肾明目，盐车前子清肝利水明目，黄芩清肝，麦芽疏肝护胃，调和诸药为使药。脾胃为枢，升清降浊，肝主疏泄，恢复气机调畅，使脏腑功能逐渐恢复正常，则眼病亦得以逐渐好转。

▶ 病案四

患者：张某某，男，51 岁。2015 年 4 月 15 日初诊。

主诉：双眼视物模糊 2 年，加重 1 周。

现病史：患者缘于 2 年前无明显诱因出现双眼视物模糊，先后于当地眼科医院及某省级医院就诊治疗未见明显疗效。2014 年 11 月到北京某眼病专科医院就诊，诊断为双眼视神经病变，给予口服药物治疗，具体药物不详，经治疗效果不明显。1 周前患者眼症加重，为求系统中西医结合治疗来诊，由门诊检查后以"视神经萎缩"收入院。现主症：双眼视物不清，畏光，口干，纳可，夜寐不安，二便调。舌质淡红，苔薄，脉细。

既往史：4年前曾有胃癌手术史，1年前曾有脑膜瘤手术史。糖尿病史27年，血糖最高为24mmol/L，现应用诺和灵R，早8U，午8U，晚7U，午夜1点4U，目前血糖维持情况尚可。否认食物药物过敏史。

体格检查：体温36.5℃，脉搏85次/分，呼吸21次/分，血压133/67mmHg。

专科检查：①视力：0.5⁻（双）；②眼前节：双眼无充血，角膜清，瞳孔对光反射可，前房深浅可，房水清，晶状体密度高；③眼底：双眼视盘边清色淡白，网膜血管细，黄斑区暗，中心凹反射未见；④眼压：右眼16.2mmHg，左眼17.4mmHg；⑤双眼OCT示：双眼视神经颞侧纤维层变薄，黄斑区局限性IS/OS色素上皮层断裂缺失（外院）；⑥眼底照相示：双眼盘沿形态未见异常，颞侧盘沿色淡，相应处RNFLD（北京某眼病专科医院）。

中医诊断：青盲病（双），证属肝虚血瘀。

西医诊断：①视神经萎缩（双）；②2型糖尿病；③胃癌术后；④脑膜瘤术后。

治法：疏肝养血，化瘀通络。

处方：柴胡6g，当归12g，白芍12g，茯苓15g，白术10g，丹参12g，赤芍10g，防风10g，木贼9g，蝉蜕6g，葛根15g，香附6g，石菖蒲10g，远志10g，枸杞子12g，栀子6g，鸡血藤12g，生地15g，酸枣仁15g，麦芽15g。3剂，日1剂，水煎服，分早晚两次温服。

二诊：2015年4月18日。服药后患者自感双眼视物较前清晰，夜寐仍欠安，查视力右眼0.6，左眼0.6，眼前节及眼底检查基本同前。舌质淡红，苔薄，脉细。前方加黄芪、太子参。处方如下：柴胡6g，当归12g，白芍12g，茯苓15g，白术10g，丹参12g，赤芍10g，防风10g，木贼9g，蝉蜕6g，葛根15g，香附6g，石菖蒲10g，远志10g，枸杞子12g，鸡血藤12g，生地15g，酸枣仁15g，黄芪15g，太子参10g，麦芽15g。7剂，日1剂，水煎服，分早晚两次温服。

二诊：2015年4月25日。服药后患者视力继续恢复，口干缓解，夜寐好转，视力右眼0.8，左眼0.8，眼底检查基本同前。嘱患者出院后坚持服药并复查。

按语：患者以双眼视物不清为主症，查其眼底视盘色淡，诊为视神经萎缩，该病的发病原因之一是颅脑占位性病变，虽行手术治疗，但眼症未见好转，因患者有胃癌切除史，还有2型糖尿病，导致体质较差，纳食受限，脾胃亏虚，气血生化不足，加之平素工作紧张劳累，情志不畅，肝气不舒，气机郁结，郁久而致血瘀，肝经郁滞，目中脉络不畅，目系精气不利而日渐萎闭，神光不得发越，故视物不清，其舌淡红、苔薄、脉细涩亦为肝虚血瘀之象。综观舌、脉、症，本病病位在眼（肝），为虚实夹杂证。方中柴胡、当归疏肝养血活血通络为君药，丹参、赤芍、鸡血藤活血祛瘀通络，葛根通经活络，香附疏肝解郁，酸枣仁、远志、石菖蒲宁心安神，共为臣药，茯苓、白术、麦芽健脾顾护脾胃，栀子宣散三焦之郁热，生地黄、白芍滋阴凉血，防风、木贼、蝉蜕开玄府、散郁结，共为佐使。全方共奏疏肝养血、化瘀通络之功，配合针刺治疗以加强活血通络之效，故患者取得较好疗效。

▶病案五

患者：位某某，女，58岁。2014年10月11日初诊。

主诉：双眼偏盲2个月。

现病史：患者于2个月前，因发现双眼颞侧偏盲而到北京某眼病专科医院就诊，经检查为脑胶质瘤，经手术治疗脑瘤后，双眼仍偏盲，而来我院诊治。现主症：双眼颞侧偏盲，情绪不安，急躁易怒，夜寐不安，纳可，二便调。舌质暗红，苔薄，脉弦细。否认食物药物过敏史。

专科检查：①视力：右眼0.5，左眼0.4；②眼前节：双眼无明显充血，角膜清，前房中未见浮游物，瞳孔略大对光反射迟钝；③眼底：视盘边清色淡，网膜血管动脉略细，静脉充盈，黄斑区中心凹光反射不清。

中医诊断：青盲（双），证属肝郁气滞。

西医诊断：视神经萎缩（双）。

治法：疏肝解郁。

处方：柴胡10g，当归12g，白芍15g，丹参15g，石菖蒲10g，远志10g，茯苓30g，山药30g，香附10g，葛根15g，枸杞子15g，五味子10g，木贼10g，防风10g，三七粉3g（冲服），鸡血藤15g。7剂，日1剂，水煎服，分早晚两次温服。

二诊：2014年10月18日。药后眼部症状如前，情志不舒，夜寐欠安，上方加墨旱莲，继续服用半个月。处方如下：柴胡10g，当归12g，白芍15g，丹参15g，石菖蒲10g，远志10g，茯苓30g，山药30g，香附10g，葛根15g，枸杞子15g，五味子10g，木贼10g，防风10g，三七粉3g（冲服），鸡血藤15g，墨旱莲15g。7剂，日1剂，水煎服，分早晚两次温服。

三诊：2014 年 11 月 1 日。服药后自觉视物较前清晰，但仍有偏盲，心情抑郁，夜寐欠安，纳食可，二便调，血压偏高，偶有头晕，舌质暗红，苔薄，脉弦细。视力：0.6 - 1/0.5 - 1，上方加石决明、牡蛎。处方如下：柴胡 10g，当归 12g，白芍 15g，丹参 15g，石菖蒲 10g，远志 10g，茯苓 30g，山药 30g，香附 10g，葛根 15g，枸杞子 15g，五味子 10g，木贼 10g，防风 10g，三七粉 3g（冲服），鸡血藤 15g，墨旱莲 15g，石决明 20g，牡蛎 30g。7 剂，日 1 剂，水煎服，分早晚两次温服。

患者每周复查，视野略有好转，情绪平复，夜寐安，纳食可，血压平稳，嘱患者效不更方，继续服用。

四诊：2015 年 3 月 7 日。患者服药后视野略有扩大，视力较前好转，视力右眼 0.8，左眼 0.6。停药观察。

按语：本病为石守礼教授病案。视神经萎缩不是一个独立的眼病，它是由多种原因造成的视神经纤维的传导功能之障碍。如颅内病变，视神经本身的炎症，严重的脉络膜视网膜病变，青光眼以及中毒等。其临床特征是视力下降、视野缩小和视神经乳头苍白，一般外眼无症状可察，病久可有瞳孔散大，对光反应迟钝的表现。几乎全身无症可辨，属中医"青盲"范畴。诚如《证治准绳》所说："夫青盲者，瞳神不大不小，无缺无损，仔细视之，瞳神内并无些少别样气色，俨然与好人一般，只是自视不见……皆不易治。"古人也体会到本病为一难治之病，需要长期治疗，方可获得较好疗效。临床或从肝郁气滞论治，或从气虚血瘀论治，方由石教授创制的内障 1 号方为基础方加减而来。内障 1 号方的药物组成及意义前面已经介绍，在应用该方时注意眼底病多属慢性眼病，需要长期服药，故应顾护脾胃，实脾而资化源。视神经萎缩无特殊情况可守方治疗，如气虚亦可加入党参、黄芪以益气养血；有眼底出血时，可加生蒲黄、三七粉、白茅根之类以凉血止血祛瘀；视盘色红，边界欠清，有口苦、舌红等热象时，可于方中加入牡丹皮、焦栀子，但不可长期加用此类药物，尤其是栀子，因其性苦寒，以防伤其生生之气。

▶ 病案六

患者：马某，男，47 岁。2023 年 3 月 8 日初诊。

主诉：双眼视物不清 30 年，加重 3 个月余。

现病史：患者于 30 年前因饮用水被污染，导致视神经中毒后出现双眼视神经萎缩，曾到多家医院就诊，应用多种方法治疗后视力基本维持在 0.6，管状视野，新冠病毒感染后，加之工作压力较大，双眼视物不清加重。纳可、寐欠佳，二便调，舌尖红，苔薄白，脉弦细数。

专科检查：①视力：右眼0.4，左眼0.25（原镜矫正）；②眼前节：双眼球结膜无明显充血，角膜清，前房深浅可，瞳孔略大，对光反射迟钝，晶状体清；③眼底：视盘边清色白，网膜血管偏细，走行尚可；④眼压：右眼16mmHg，左眼17mmHg。

中医诊断：青盲（双），证属肝经郁热，玄府郁闭。

西医诊断：视神经萎缩（双）。

治法：清肝解郁，开窍明目。

处方：牡丹皮10g，栀子6g，银柴胡10g，当归10g，白芍10g，葛根15g，丹参10g，醋香附10g，石菖蒲10g，远志5g，茯苓15g，山药15g，枸杞子10g，女贞子10g，五味子5g，桑葚10g，防风6g，木贼6g，蝉蜕6g，炒僵蚕10g，炒白术10g，枳壳10g。7剂，水煎服，日1剂，分早晚两次温服。

就诊时给予针刺治疗1次，取穴：承泣（双），攒竹（双），太阳（双），风池（双），翳明（双），百会（双），目窗（双），合谷（双），行针30分钟。

二诊：2023年3月15日。服药后感觉双眼视物较前明亮，寐转安，纳食可，二便调，舌尖仍较红，苔薄白，脉弦细数。视力右眼0.4，左眼0.3（原镜矫正）。上方减僵蚕、山药、木贼，加以菊花、决明子清肝明目，连翘清心肝之郁热。10剂，日1剂，水煎服，分早晚两次温服。

三诊：2023年3月25日。服药后视力继续好转，视野有所开阔，寐安、纳食可，二便调，舌尖红，苔薄白，脉弦细数。视力右眼0.4，左眼0.4（原镜矫正）。上方继服7剂。

四诊：2023年4月1日。服药后视力继续好转，视野较前开阔，纳寐均可，二便调，舌质淡红，舌尖偏红，脉弦细。视力右眼0.5，左眼0.5，继续原方服用。

按语：本案患者为中毒导致的视神经萎缩，时间较长，视野呈管状，视力亦较差，又经新冠病毒感染之后，视力继续下降。患者为中年男性，工作压力较大，很大部分的压力在于视功能下降不能担当工作强度而出现情志不畅、肝郁脾虚，加之外感疫毒之邪，导致郁火闭塞玄府，神光发越障碍。故治疗给予清肝解郁、开窍明目为大法的中药口服，加之针刺疏通局部经络气血以明目，故而收效。

▶ 病案七

患者：田某，男，31岁。2021年9月13日初诊。

主诉：左眼视物不清3个月。

现病史：患者于3个月前不慎被木棍伤及左眼，出现左眼视力急剧下降，遂到某省级眼科医院住院治疗，诊断为左眼视神经损伤，左眼睑皮肤裂伤。住院期间应用抗生素、激素、神经细胞营养剂治疗，左眼视力恢复到0.04，出院时视野大部分缺损，出院后继续服用甲钴胺片、银杏叶片、胞磷胆碱钠胶囊，视力未见明显恢复，为求系统中西医结合治疗而来我院门诊。现主症：左眼视物不清，夜寐可，纳食可，二便调。舌质暗红，苔色白，苔质薄，脉象弦数。

专科检查：①视力：右眼1.2，左眼0.1；②眼前节：右眼球结膜无明显充血，角膜清，前房深浅可，瞳孔形圆，直径约3mm，对光反射灵敏，晶状体清，左眼上睑可见一瘢痕，色红，球结膜无明显充血，角膜可见云翳，前房深浅可，瞳孔形圆，直径约5mm，对光反射迟钝，晶体清；③眼压：右眼14mmHg，左眼13mmHg；④眼底：右眼视盘边清色可，网膜血管比例走行尚可，黄斑区中心凹光反射可见；左眼视盘边清色淡，网膜血管动脉偏细，黄斑区中心凹光反射未见。

中医诊断：青盲（左），证属肝经郁热，血脉瘀阻。

西医诊断：视神经萎缩（外伤性）。

治法：清肝解郁，化瘀明目。

处方：银柴胡10g，炒栀子6g，牡丹皮10g，茯苓15g，当归10g，麸炒白术10g，赤芍10g，防风10g，木贼9g，蝉蜕6g，丹参10g，葛根15g，桃仁10g，红花10g，醋香附10g，车前子12g（包煎），女贞子10g，枸杞子10g，决明子12g，五味子5g，菟丝子10g，麦芽15g。7剂，水煎服，日1剂，分早晚两次温服。

继续口服神经细胞营养剂胞磷胆碱钠片、甲钴胺片、银杏叶片。本方服用2周后复查视力左眼0.2，视野有所开阔，继续服用2周后，视力0.3，视野进一步开阔。

按语：本案患者因外伤导致左眼视神经挫伤，经急救后仍未能恢复视功能，出现视神经萎缩，视物不清，视野缺损。患者为中年男性，外伤导致目络损伤，瘀血闭阻玄府，神光发越障碍。目病日久不愈，导致情志不畅，"久病生郁，久郁生病"，疾病与情志互相影响，致使气郁化热，郁热闭塞玄府；目络损伤，血溢脉外，"血不利则为水"，气血津不畅，水肿、瘀血随生。本方案以清肝解郁，健脾利水，活血通脉，开窍明目为组方原则，经治疗后患者视力及视野均得以改善。

▶病案八

患者：王某某，女，76岁。2023年4月1日初诊。

主诉：双眼视物不清3个月。

现病史：患者于3个月前因情绪不畅后出现双眼视物不清，伴有右眼胀痛、头痛、恶心，遂到省级医院就诊，右眼诊断为闭角型青光眼急性发作期，左眼诊断为临床前期，建议药物控制眼压后手术治疗。患者因惧怕手术，而仅局部药物控制，但右眼视力逐渐下降致光感，为求中医治疗而来诊，检查右眼眼压为38mmHg，左眼眼压为21mmHg，考虑药物控制眼压效果欠佳继续建议患者右眼手术治疗，左眼行预防性激光治疗，待术后再行中医诊治。后患者听从建议而于1个月前在省级医院行右眼青光眼白内障联合手术及左眼的YAG激光治疗，术后眼压维持正常，视力未见明显好转，而来诊。现主症：双眼视物不清，右眼为重，下肢指凹性水肿，夜寐欠安，纳食可，口干口苦，耳鸣如蝉，二便调，舌质暗红，苔白微腻，脉象沉弦细数。

专科检查：①视力：右眼眼前手动，左眼0.4；②眼前节：右眼球结膜充血（＋），角膜清，前房偏浅，瞳孔散大，直径约5mm，形欠圆，对光反射消失，虹膜阶段状萎缩，上方可见扁平滤过泡，人工晶状体在位。左眼前房偏浅，瞳孔形圆，直径约3mm，对光反射灵敏，约11：00处可见虹膜激光孔，晶状体轻度混浊；③眼压：右眼17mmHg，左眼15mmHg；④眼底检查：右眼视盘边清色淡，C/D约0.8，网膜血管动脉细，静脉充盈，黄斑区中心凹光反射未见。左眼视盘边清色淡，C/D约0.5，网膜血管动脉细，静脉充盈，黄斑区中心凹光反射未见。

中医诊断：青盲（双），证属肝郁气滞，玄府郁闭。

西医诊断：①视神经萎缩（双）；②青光眼（术后）；③人工晶状体植入状态（右）；④白内障（左）。

治法：疏肝解郁，开通玄府。

处方：银柴胡10g，车前子当归10g，车前子10g（包煎），茺蔚子10g，葶苈子10g，夏枯草10g，桔梗10g，防风10g，黄芩6g，醋香附10g，枸杞子10g，决明子10g，女贞子10g。7剂，水煎服，日1剂，分早晚两次温服。

二诊：2023年4月8日。服药后双眼视物较前清晰，下肢水肿症状缓解，口苦症状消失，仍有口干、耳鸣，晨起略有头晕，纳食可二便调，舌红，苔少，脉弦细。视力右眼 0.2，左眼 0.6。眼压右眼 16mmHg，左眼 15mmHg。眼前节及眼底检查基本同前。患者有水湿去而阴液不足之症，故调整中药，加强养阴生津之品，上方加天花粉 10g，地黄 10g，石斛 10g，北沙参 10g，麦冬 10g。7 剂，水煎服，日 1 剂，分早晚两次温服。

按语：本案患者是青光眼导致的视神经萎缩，患者为老年，因情绪不畅而导致右眼闭角型青光眼急性发作，本病为双眼疾患，未发作眼为临床前期，现代医学的治疗方案以手术治疗为主，该患者早期因畏惧手术而坚持保守治疗，但眼压如果控制欠佳将会造成视功能永久性的丧失，故该病中西医结合治疗效果更好。解除造成视神经继续损伤的因素后，再在中医理论的指导下给予治疗，使患者的视功能得以提高。

七、消渴目病

▶ **病案一**

患者：王某某，男，62 岁。2020 年 11 月 25 日初诊。

主诉：双眼视物不清 1 年，加重 1 周。

现病史：患者于 1 年前无明显诱因出现双眼视物不清，曾在我院门诊检查为糖尿病视网膜病，嘱患者控制血糖，定期复查眼底，并服用微循环改善剂（羟苯磺酸钙胶囊）。患者于 1 周前无明显诱因出现双眼视物不清加重，患者为求中治疗而来我院。现主症：双眼视物不清，头晕，头痛，乏力、口干，双下肢憋胀，双膝疼痛，右侧胁肋部胀满不适，大便干，小便不畅。舌质淡红有瘀点，苔色白，苔质薄，脉象沉数细。

既往史：糖尿病病史 15 年，血糖最高为空腹 14mmol/L，餐后血糖为 16mmol/L，目前服用瑞格列奈片 0.5mg，每日 3 次，阿卡波糖咀嚼片（50mg，60T），每日 3 次。既往糖尿病视网膜病变 3 年，糖尿病肾病 10 余年，目前血糖控制情况不详。

专科检查：①视力：右眼 0.5，左眼 0.5；②眼前节：双眼无明显充血，角膜清，前房深浅可，瞳孔形圆对光反射可，晶状体轻度混浊；③眼底：视盘边清色可，网膜血管动脉细，静脉充盈，动静脉交叉压迫征（＋），网膜周边部可见少许微血管瘤及点片状出血，黄斑区中心凹光反射不清；④眼压：右眼 12mmHg，左眼 13mmHg。

中医诊断：消渴目病，证属气阴两虚。

西医诊断：①糖尿病视网膜病（双）；②白内障（双）；③2型糖尿病；④2型糖尿病肾病Ⅰ期。

治法：益气养阴，活血通脉。

处方：太子参10g，黄芪15g，麦冬10g，醋五味子6g，知母10g，陈皮9g，葛根15g，赤芍10g，牛膝10g，生地黄12g，山药15g，酒萸肉10g，茯苓15g，泽泻10g，牡丹皮10g，枸杞子10g，菊花10g，防风10g，焦麦芽15g。7剂，日1剂，水煎服，分早晚两次温服。继续药物控制血糖。

二诊：2020年12月2日。服药1周后感觉头晕乏力口干缓解，双膝疼痛减轻，右侧胁肋部胀满不适减轻，大便仍干。处方调整加强养阴血润肠通便之药及调畅气机之药。处方如下：太子参10g，黄芪15g，麦冬10g，醋五味子6g，知母10g，陈皮9g，葛根15g，白芍15g，牛膝10g，生地黄12g，山药15g，酒萸肉10g，郁李仁10g，楮实子12g，牡丹皮10g，麸炒枳实10g，当归12g，防风10g，焦麦芽15g，火麻仁15g，玄参10g，白术30g。

三诊：2020年12月9日。患者服药1周后视物较前清晰，头晕乏力症状消失，膝盖疼痛缓解，大便干燥亦好转。视力右眼0.8，左眼0.8。嘱患者可间断服用该方，定期复诊调整。每半年复查眼底，必要时行眼底荧光血管造影检查以了解眼底病变的分期。

按语：患者为老年男性，素患消渴，病程已久，气阴两虚，气虚则推动乏力，水停血瘀，故视衣可见出血，出血水肿遮蔽神光，阴虚则精微匮乏不能上濡清窍，故视物不清，头晕不适，其舌淡红、瘀点、苔薄白、脉沉细数亦为气阴两虚之象，综合舌脉症，本病为虚实夹杂之证。需继续控制血糖，以生脉饮和黄芪赤风汤为基础方加味治疗。方中太子参、黄芪益气养阴为君药；麦冬、醋五味子养阴，知母养阴清热，陈皮健脾理气，葛根、赤芍、牛膝活血通脉共为臣药；生地黄、山药、酒萸肉滋养肝脾肾三脏之阴，茯苓健脾渗湿，泽泻泄肾中之浊，牡丹皮凉血化瘀，枸杞子、菊花明目，防风升清祛湿开窍，焦麦芽护胃调和诸药共为佐使药。全方共奏益气养阴，活血通脉之功。黄芪赤风汤是笔者跟师薛伯寿教授之时深入学习的方子。黄芪赤风汤出自《医林改错》卷下，具有大补元气、活血化瘀之功效。称此方"如治诸疮诸病，或因病虚弱，服之皆效，无病服之，不生疾病。总书数篇，不能言尽其妙。此方治诸病皆有效者，能使周身之气通而不滞，血活而不瘀，气通血活，何患疾病不除。"方中黄芪剂量较大，防风和赤芍量小。薛老认为此方可调气活血，方中黄芪补气，防风助黄芪补气之功力运于全身，赤芍活血化瘀通络，临床用于放化疗后正气亏虚兼有血瘀的肿瘤患者，中风康复阶段，肢体无力的偏瘫患者，糖尿病气阴两虚的患者，还有关节炎及结节性红斑等疾病。本方组成少而精，学者常将该方应用于气虚血脉瘀阻导致的诸如视网膜动脉阻塞、视网膜静脉阻塞、糖尿病视网膜病变、缺血性视神经病变、动眼神经麻痹及重症肌无力眼型等病的处方中，效果较好。

▶病案二

患者：史某某，女，81岁。2017年2月1日初诊。

主诉：因双眼视物不清1年。

现病史：患者于1年前出现双眼视物不清，曾在他院诊断为糖尿病视网膜病、黄斑水肿，并每月给予双眼玻璃体注射抗VEGF药物，连续3次，患者感觉眼症好转。但半年前患者感觉双眼视物不清逐渐加重。再次就医告知可继续给予玻璃体注射抗VEGF药物治疗，患者未采取该方案，而来诊。现主症：双眼视物不清，流泪，头晕、偶有头痛，夜寐差，入睡困难，双下肢膝关节疼痛，口干口渴，纳食差，大便不干，小便频数不痛。舌质暗红，苔色白黄，苔质薄，脉象沉数弦细。

既往史：高血压病史30年，血压最高235/110mmHg，目前服用硝苯地平缓释片5mg，每日2次，阿托伐他汀钙片20mg，每日1次，酒石酸美托洛尔片必要时口服，目前血压情况控制在150/85mmHg左右。糖尿病病史17年，血糖最高情况不详，目前服用苯甲酸阿格列汀片，每次1片，每日1次；伏格列波糖片0.2mg，每日3次；盐酸二甲双胍片0.5g，每日3次，血糖控制情况比较平稳。心律失常病史17年，目前心律情况尚可。急性脑梗死病史半年，目前仍有头晕。2年前曾行白内障摘除＋人工晶体植入手术。

专科检查：①视力：右眼0.3，左眼0.3（原镜矫正）；②眼前节：双眼无明显充血，角膜周边可见老年环，前房略浅，约1/2CT，瞳孔形圆，对光反射存在，双眼人工晶状体在位；③眼底：视盘边清色可，网膜血管动脉细，静脉充盈，网膜可见点片状出血、黄白色渗出、黄斑水肿；④眼压：右眼18.3mmHg，左眼18mmHg；⑤黄斑OCT：中心凹处视网膜厚度为右眼423μm，左眼437μm。

中医诊断：消渴目病，证属阴虚火旺。

西医诊断：①糖尿病视网膜病（双）；②黄斑水肿（双）；③人工晶状体植入状态（双）；④2型糖尿病；⑤高血压3级（高危）；⑥脑梗死；

⑦心律失常。

治法：滋阴降火。

处方：生地黄 12g，知母 10g，牡丹皮 10g，玄参 10g，麦冬 10g，茯苓 15g，麸炒白术 10g，麸炒苍术 10g，醋五味子 5g，益母草 12g，泽兰 10g，炒酸枣仁 20g，百合 10g，牛膝 10g，夏枯草 12g，盐车前子 10g（包煎），防风 10g，葛根 15g，丹参 10g，焦麦芽 15g。7剂，日1剂，水煎服，分早晚两次温服。

二诊：2017年2月8日。服药7天后双眼视物不清略有改善，流泪好转，下肢膝关节疼痛及睡眠好转，小便仍频。视力右眼0.4，左眼0.4（原镜矫正。中药处方如下：生地黄 12g，知母 10g，牡丹皮 10g，玄参 10g，麦冬 10g，茯苓 15g，麸炒白术 10g，麸炒苍术 10g，醋五味子 5g，天麻 10g，泽兰 10g，炒酸枣仁 20g，百合 10g，牛膝 10g，盐车前子 10g（包煎），防风 10g，葛根 15g，焦麦芽 15g，桑寄生 10g，生杜仲 10g。7剂，日1剂，水煎服，分早晚两次温服。

三诊：2017年2月16日。服药7天后双眼视物不清继续改善，头晕及流泪症状消失，下肢膝关节疼痛、小便频数及睡眠好转，纳可。视力右眼0.5，左眼0.5（原镜矫正），查黄斑OCT见黄斑中心凹处视网膜厚度右眼 $276\mu m$，左眼 $249\mu m$。患者表示服药后全身症状改善，身体轻快舒畅，血压血糖及心脏维持情况良好。嘱患者可间断服药，继续控制血糖，血压，必要时行眼底血管造影检查，以明确病变分期。

按语：糖尿病视网膜病变（diabetic retinopathy，DR）是与持续高血糖及其他与糖尿病联系的状态（如高血压）相关的一种慢性、进行性、潜在危害视力的视网膜微血管疾病，是糖尿病严重的并发症之一。由于社会经济条件改善，人们的寿命显著延长，我国糖尿病患者日渐增多，DR的患病率也相应增多，是致盲性眼病之一。DR发生时的病理改变主要为视网膜毛细血管内皮损害从而导致血浆成分渗漏。晚期的则会出现新生血管及增生。临床上根据是否出现视网膜新生血管为标志，将该病分为非增生性糖尿病视网膜病变（NPDR）（或称单纯型或背景型）和增生性糖尿病视网膜病变（PDR）。NPDR主要的眼底表现为视网膜微血管瘤、点状和斑状视网膜出血、硬性渗出、棉绒斑、视网膜水肿、毛细血管闭塞、视网膜小动脉异常、视网膜静脉扩张呈串珠、视网膜内异常血管；PDR是在NPDR的基础上可见视网膜新生血管、玻璃体积血、增生性新生血管膜、牵拉性视网膜脱离，严重者会因视网膜缺血出现虹膜、房角新生血管形成，最终演变为新生血管性青光眼。影响DR发生发展的主要因素为病程和血糖控制水平，高血压也是重要的危险因素。临床中患者在无明显视力障碍时往往忽略眼底的检查，也不重视血糖的控制，当视力严重下降时就不是一般药物能够治疗的了，所以该病重在未病先防，既病防变。患者既往消渴病史，根据眼底表现诊断为消渴目病，患者为老年女性，肝肾不足，阴液亏虚，水亏火旺，灼伤视衣脉络，致瘀血、水肿遮蔽神光，故视物不清，阴虚内热上扰心神，故夜寐差，舌质暗红，苔色白、黄，苔质薄，脉象沉、数、弦、细亦为阴虚火旺之象，本病为虚实夹杂之证。西医继续使用降糖药物控制血糖，降压药物控制血压，中医给予滋阴降火的中药方，方中生地黄、知母养阴清热为君药；玄参、麦冬、百合养阴清热，牡丹皮、丹参凉血通脉为臣药；茯苓、麸炒白术、麸炒苍术健脾祛湿，益母草、泽兰化瘀利水，车前子清肝利水，炒酸枣仁养肝宁心安神，牛膝、葛根化瘀通脉，夏枯草清肝明目，防风除风祛湿开窍，焦麦芽护胃消导共为佐使药，全方共奏养阴清热、凉血通脉之功。二诊调整中药加以天麻、杜仲、桑寄生与原方中的葛根、牛膝组药亦是薛伯寿教授治疗阴虚阳亢导致的高血压、糖尿病引起的头晕头痛、颈项僵硬的常用药物。本方的组方养阴不助湿，祛湿不伤正，对于糖尿病视网膜病变所致的缠绵难愈的黄斑水肿起到一定的疗效。

▶病案三

患者：刘某，女，66岁。2020年12月13日初诊。

主诉：双眼视物不清3周。

现病史：患者于3周前无明显诱因出现双眼视物不清，以左眼为重，于当地医院就诊，检查发现双眼眼底出血，给予口服药物（具体不详），治疗后无明显改善，遂来我院，经门诊检查后以"糖尿病视网膜病、玻璃体积血"收入我病区。现主症：双眼视物不清，眼内眦痒，眼干、口干、晨起口苦，头晕，乏力，倦怠，数欠伸，纳可，食后胃脘胀痛不适，嗳气，大便每日1～3次，小便可。舌质暗红，苔色白，苔质薄腻，脉象沉细数。

既往史：糖尿病病史20余年，血糖最高空腹约15mmol/L，餐后约20mmol/L，目前应用门冬胰岛素注射液、德谷胰岛素注射液、皮下注射，血糖控制情况空腹约9mmol/L，餐后血糖控制情况不详。

专科检查：①视力：右眼0.4＋，左眼0.2；②眼前节：双眼未见明显充血，角膜清，前房深浅可，瞳孔对光反射可见，晶状体轻度混浊；③眼底：右视盘边清色可，网膜血管走行尚可，网膜上可见散在黄白色渗出、微血管瘤及点片状出血，左眼玻璃体腔中可见暗红色混浊，网膜模糊可见片状出血，黄斑中心凹反射未见；④眼压：右眼 16.7mmHg，左眼 15.3mmHg；⑤眼科 AB 超示：双眼玻璃体混浊，左眼玻璃体积血伴机化物；⑥黄斑 OCT 示：双眼黄斑区层间可见颗粒状高反射信号。

中医诊断：消渴目病（双），证属阴虚火旺。

西医诊断：①糖尿病视网膜病（双）；②玻璃体积血（左）；③白内障（双）；④2 型糖尿病。

治法：滋阴降火。

处方：生地黄 10g，知母 10g，天花粉 10g，银柴胡 10g，黄芩 6g，茯苓 15g，麸炒白术 10g，大蓟 10g，小蓟 10g，仙鹤草 12g，防风 10g，荆芥 10g，大黄 3g，酒女贞子 10g，天麻 10g，蝉蜕 6g，墨旱莲 12g，醋五味子 5g，鸡内金 10g，焦麦芽 15g。3 剂，日 1 剂，水煎服，分早晚两次温服。

随诊：服药 3 剂后患者感觉左眼前遮挡变薄，视物较前清晰。视力右眼 0.5，左眼 0.3。前方继续应用 7 剂后右眼 0.5，左眼 0.4 而出院。后门诊复查调整中药处方减大黄，加牡蛎，继续服用 7 剂，患者视力提升至右眼 0.5，左眼 0.5，左眼底视野较清晰，嘱患者尽快行眼底血管造影检查，如果符合眼底激光的标准，建议激光治疗后可继续中医药治疗。

按语：患者以双眼视物不清 3 周为主症，既往消渴病史，故诊断为消渴目病。患者为老年女性，肝肾不足，阴液亏虚，水亏火旺，相火僭越于上，致使清窍被扰而出现眼内眦痒、眼干、口干、肝郁不舒，疏泄失常故而晨起口苦、乏力、倦怠、数欠伸、食后胃脘胀痛不适、嗳气等，阴虚阳亢故头晕，虚火灼伤视衣脉络，致使血溢神膏，遮蔽神光，故视物不清，舌质暗红，苔色白、苔质薄、腻，脉象沉、细、数亦为阴虚火旺之象，本病虚实夹杂。治疗以滋阴降火为大法，方中生地、知母、天花粉养阴清热生津，银柴胡、黄芩疏肝清热，茯苓、白术健脾利水，大蓟、小蓟清热凉血，仙鹤草收敛止血补虚，防风、荆芥、蝉蜕升清、开窍明目，天麻质润多液，能养血息风，亦能平肝息风，大黄泻火解毒，推陈致新，酒女贞子、墨旱莲、醋五味子补益肝肾，滋阴止血，鸡内金、焦麦芽消食健脾。全方共奏滋阴降火、活血通脉之功。对于玻璃体积血，学者体会应用大黄效果较好，大黄苦、寒，有泻下攻积、泻火解毒、活血祛瘀及清泄湿热之功，生用泻下作用较强，熟用则泻下作用较缓而长于泻火解毒，清利湿热；酒制功擅活血，且善清上焦血分之热；炒炭常用于凉血止血。一般对于大便秘结者，玻璃体积血较新鲜时，大黄用量可到 10g，入煎剂不后下，起到凉血止血作用，待大便变软时可减量，玻璃体积血稳定无新鲜出血时可给予小剂量 3~5g，起到化瘀作用；如果患者上焦有热，但大便不干，则大黄的初起用量在 3~5g，避免伤及老年人的正气，且大黄在《神农本草经》属于下品，当中病即止，不适合长期应用。该患者为糖尿病视网膜病变，玻璃体积血，当属于增殖期，对于现代医学的治疗方法应进行玻璃体切割手术，部分患者不能接受手术者常选择保守治疗，然保守治疗的意义在于尽快促进玻璃体积血吸收，暴露清晰的眼底视野，进行眼底血管造影检查，如果视网膜存在大面积无灌注区及新生血管，还是应当行视网膜的激光治疗以避免再次玻璃体积血及视网膜脱离的出现。

▶病案四

患者：董某，女，86 岁。2019 年 4 月 26 日初诊。

主诉：双眼视物不清，眼干磨涩 2 年。

现病史：患者于 2 年前无明显诱因出现双眼视物不清，眼干磨涩，曾于他院检查诊断为干眼症、糖尿病视网膜病变，并应用局部的人工泪液点眼，在某省级医院眼周注射（具体药物不清）未见显效而来诊。现主症：双眼视物不清，眼干磨涩，夜寐差，易醒，口干，脑鸣，纳可。

既往史：糖尿病病史 2 年，血糖空腹最高为 10mmol/L，现服用格列齐特片，目前血糖空腹控制在 6mmol/L 左右，餐后血糖为 10mmol/L 左右。舌质绛，苔少，脉细数。

专科检查：①视力：右眼 0.5，左眼 0.5；②眼前节：双眼无明显充血，角膜上皮可见少许浅层点状混浊，前房深浅可，瞳孔对光反射良好，双眼人工晶状体；③眼底：视盘边清色可，网膜血管动脉细，静脉充盈，网膜可见点片状出血及渗出；④Schirmer 试验：右眼 5mm，左眼 9mm（5 分钟）；⑤BUT：右眼 1 秒，左眼 3 秒；⑥角膜荧光素染色（＋）；⑦黄斑 OCT 示：双眼黄斑囊样水肿。

中医诊断：消渴目病（双），证属阴虚内热。

西医诊断：①糖尿病视网膜病（双）；②干眼症（双）；③糖尿病。

治法：养阴清热。

方药：生地 12g，知母 10g，天花粉 10g，女贞子 10g，墨旱莲 10g，山药 15g，黄精 10g，泽泻 15g，茯苓 10g，当归 10g，太子参 10g，枳壳 10g，菊花 10g，夏枯草 15g，防风 10g，酸枣仁 18g，百合 10g，车前子 12g。5 剂，水煎服，日 1 剂，分早晚两次温服。

二诊：2019 年 5 月 1 日。服药后患者自觉眼干涩及视物不清症状好转，夜寐转安，血糖平稳。舌脉同前，继续前方服用。本方服用 2 个月余，诸症好转，视力右眼 0.6，左眼 0.6，而嘱停药暂观。建议行眼底荧光血管造影检查，以明确病变分期。

按语：患者为老年女性，肝肾之阴不足，加之久患消渴，阴虚内热，阴液不足上润清窍而致目睛干涩，口干，热邪循经上炎，灼伤视衣脉络，而致视衣出血，血不循常道溢于脉外而为瘀血，血不利则为水，故而可见眼底黄斑水肿。内热扰心而致寐差，故本病以阴虚内热为根本，方以养阴清热为大法，以二至丸、六味地黄丸、百合地黄汤为基础方，加以清肝明目的夏枯草、菊花，解郁开窍明目的防风，理气的枳壳，清肝利水的车前子。本病案不同于阴虚火旺证的地方在于程度较轻，组方以滋补为主，兼以清热。因泪为肝之液，故在养阴的基础上清肝以明目。

第六节　其他眼病

一、目黑候

患者：何某某，女，37岁。2014年8月9日初诊。

主诉：双眼视物不清伴右侧偏头痛反复发作1周。

现病史：患者于1周前因情志不舒，睡眠欠佳后出现双眼视物不清，眼前有大量锯齿样闪光，后感觉右侧头部疼痛，恶心、呕吐，经查头颅CT未见明显异常，为求系统中西医结合治疗而来我院。

专科检查：①视力：右眼1.0，左眼1.0；②眼前节：双眼无明显充血，角膜清，前房中未见浮游物，瞳孔对光反射可。眼底视盘边清色可，网膜血管比例及走行尚可，黄斑区中心凹光反射可见。舌质暗红，苔薄，脉弦细。

中医诊断：目黑候（双），证属肝郁络阻。

西医诊断：闪辉性暗点。

治法：疏肝活络解痉。

处方：柴胡 10g，白芷 15g，川芎 10g，当归 12g，丹参 15g，磁石 15g，赤芍 15g，白芍 15g，香附 12g，鸡血藤 15g，益母草 15g，钩藤 30g（后下），菊花 12g，甘草 6g。7 剂，水煎服，日 1 剂，分早晚两次温服。

二诊：2014 年 8 月 16 日。患者服药后头痛减轻，无反复发作。原方继服 7 剂。

三诊：2014 年 8 月 23 日。患者服药后头已不痛，症状未再发作。继服 7 剂后停药。

按语：本病案为石守礼教授病案。闪辉性暗点相当于中医学的"神光自现，目黑候"。症见眼前闪光，如锯齿状，出现视物模糊，视野缺损，闪光消失后出现头晕头痛，或有恶心、呕吐、思睡者，该病也属于偏头痛的范畴，亦有见于青年女子月经前的症状，重者影响工作和生活。现代医学认为本病是脑血管和视网膜血管痉挛所致，当血管痉挛时眼底、大脑处于缺血缺氧状态，所以视物不清，当痉挛过后即过渡到血管扩张状态，眼睛虽能看清，但脑部因血管扩张而疼痛。根据其发病时的症状表现，类似于吴茱萸汤的厥阴头痛症，故有的医家也有应用吴茱萸汤治疗偏头痛的。石教授认为本病是由于肝脉拘急不舒缓而形成的，所以制定以疏肝解郁、养血活血通络为大法的疏肝活络解痉汤。本方由逍遥散加减化裁而成，药物组成为柴胡 10g，白芷 15g，川芎 10g，当归 12g，丹参 15g，磁石 15g，赤芍 15g，白芍 15g，香附 12g，鸡血藤 15g，益母草 15g，钩藤（后下）30g，菊花 12g，甘草 6g。方中柴胡、香附疏肝解郁；川芎配香附行血而理血中之气；再配以当归、白芍养血止痛，养阴生津；丹参、益母草、鸡血藤、赤芍活血化瘀，解痉通络；磁石滋阴安神而潜降；白芷清上而散风；菊花散风清热，平肝明目；钩藤平肝息风止痉。《神农本草经》言菊花"主诸风，头眩、肿痛、目欲脱、泪出"；芍药配甘草有缓急止痛之功。临床应用加减：头痛剧烈难忍者，可加细辛 3～6g，以温经止痛；搏动性头痛可加石决明 15～30g 以平肝潜阳，清肝明目；发作时手足发凉减磁石、菊花，加吴茱萸以温中止痛；发作时有呕吐者，加清半夏以降逆止呕；发作后思睡者，减磁石，加党参醒脾益气。

二、风牵偏视

▶病案一

患者：李某，女，41岁。2014年11月1日初诊。

主诉：双眼视物成双半个月。

现病史：患者缘于半个月前感冒后出现双眼视物成双，右眼偏斜，不能外转，曾服用神经细胞营养剂及针刺治疗未见明显疗效而来诊。现患者视物成双，纳可，夜寐不安，二便调。舌质暗红，苔厚，脉滑。否认食物药物过敏史。

专科检查：①视力：右眼1.0，左眼1.0，右眼球外转受限，不能过中线；②眼前节：双眼无明显充血，角膜清，前房深浅可，瞳孔对光反射存在；③眼压：右眼12mmHg，左眼11mmHg；④头颅CT：未见占位性病变。

中医诊断：风牵偏视（右），证属风痰阻络。

西医诊断：麻痹性斜视（右）。

治法：祛风化痰通络。

处方：秦艽15g，防风10g，荆芥穗10g，羌活10g，全蝎10g，僵蚕10g，甘草6g，木瓜15g，清半夏12g，蝉蜕10g，当归12g，白芍15g，白术20g，制白附子5g。7剂，日1剂，水煎服，分早晚两次温服。

二诊：2014年11月8日。服药后无其他不适，眼症如前。舌质暗红，苔略厚，脉细滑。上方加黄芪15g以益气通脉。7剂，日1剂，水煎服，分早晚两次温服。

三诊：2014年11月15日。服药后右眼外转可越过中线，但有口干咽痛，舌质略红，苔仍厚，脉滑。上方减黄芪，继续服此方7剂。

四诊：2014年11月22日。服药后右眼继续好转，但仍不到位，已无口干咽痛等不适症状。逢月经期，上方减当归、白芍，继用7剂。

五诊：2014年11月29日。眼症好转，右眼转动基本到位，方中加以健脾活血之品继服7剂。处方如下：秦艽15g，防风10g，荆芥穗10g，羌活10g，全蝎10g，僵蚕10g，制白附子5g，木瓜15g，清半夏12g，蝉蜕10g，当归12g，白芍15g，白术20g，甘草6g，陈皮10g，赤芍15g，山药20g。

服用 7 剂后，患者眼球转动恢复正常，无复视。

按语：麻痹性斜视属于中医眼科"风牵偏视"范畴，是以眼珠突然偏斜，转动受限，视一为二为临床特征的眼病。本病主要为风中经络所致，轻者为眼珠转动不利，视物成双，重者伴有上睑下垂，眼珠内转、上转、下转受限，甚至伴有瞳孔散大则属于动眼神经麻痹。该病常见原因有外感、外伤、周围组织炎症或占位性病变、头颅占位性病变、颅内动脉瘤压迫、代谢性疾病或因各种原因导致的微循环障碍等。中医则认为是风邪外袭、风痰阻络、痰瘀滞络、瘀血阻络以致筋脉拘急，因风性善动，为百病之长，以侵犯人之上部，故遇有此病，石老强调治复视不忘散风通络。患者于半个月前有外感病史，行头颅 CT 检查排除颅脑占位性病变，除治其原发病外一定要在处方中加入祛风通络之药，如羌、防、全蝎、钩藤之类。克双汤是石老治疗麻痹性斜视经验方，方剂组成为秦艽 15g、羌活 10g、防风 10g、荆芥 10g、全蝎 10g、白附子 5g、白僵蚕 10g、清半夏 12g、木瓜 15g、钩藤 15g、蝉蜕 10g。此方有祛风解痉、化痰通络之功，秦艽、羌活、防风、荆芥祛风除湿，防风尚有解痉之作用；全蝎、白附子、白僵蚕为《杨氏家藏方》治疗中风口眼歪斜之名方牵正散，有祛风化痰之作用，加入半夏其化痰作用更强，钩藤、蝉蜕祛风止痉；木瓜舒筋活络，共奏疏风化痰解痉之作用。对于因风痰阻络所致之眼肌麻痹、眼睑痉挛均有较好的疗效。脾胃虚弱者加茯苓、炒白术；动眼神经麻痹有上睑下垂者，加柴胡、升麻；伴瞳孔散大者，加白芍、五味子；病程较长者加当归、白芍、丹参。该患者舌质暗红，苔厚，脉滑，是风痰阻络之证，后期加入活血通络、健脾益气之品而收功。

▶病案二

患者：王某某，男，77岁。2020 年 12 月 4 日初诊。

主诉：因双眼视物成双伴偏头痛 10 天。

现病史：患者于 10 天前无明显诱因，血压突然升高，而后出现双眼视物成双，左侧偏头痛，遂到当地县医院就诊，2020 年 11 月 27 日行头颅 CT 示两基地节区缺血灶，脑萎缩，必要时 MRI 检查。2020 年 11 月 28 日行颅脑磁共振+血管成像示双侧放射冠、半卵圆中心、右顶叶脑梗死灶、缺血灶及部分软化灶；脑萎缩、脑白质脱髓鞘。颅内动脉 MRA 提示颅内动脉硬化改变，椎-基底动脉尖动脉瘤，左侧颈内动脉 C7 段稍粗。建议行 CTA 检查。患者遂于 2020 年 12 月 1 日到省级医院行头颅 CTA 检查，见基底动脉末端管腔扩张，符合动脉瘤表现；头颅 CTA 成像符合动脉粥样硬化表现,右侧大脑中动脉分支减少,双侧大脑后动脉多发局限性狭窄;右侧颞枕部片状低密度,考虑软化灶形成;脑萎缩;皮层下动脉硬化性脑病。患者为求中医治疗而来我院。门诊告知患者颅内动脉瘤是导致视物成双的重要原因之一,且动脉破裂有生命危险,建议患者脑外科手术治疗,患者坚决不同意手术,只要求保守药物治疗。遂以"麻痹性斜视"收入我病区。现主症:双眼视物成双,左侧偏头痛,左眼眶痛,无肢体感觉及运动障碍,无恶心、呕吐,夜寐差,纳食可,大便五更泄泻,小便频。舌质紫暗、有瘀斑,苔色白,苔质腻,脉象数弦结代。

既往史:高血压病史50年,血压最高为180/90mmHg,目前服用厄贝沙坦75mg,每日1次;苯磺酸左氨氯地平片2.5mg,每日1次,目前血压维持在140/80mmHg左右;心律失常病史50年,目前在必要时服用倍他乐克片25mg。

专科检查:①视力:右眼0.4-,左眼0.6-;②眼前节:双眼无明显充血,角膜清,前房偏浅,周边前房深度约1/2CT,瞳孔形圆,对光反射可,晶状体混浊;③眼底:小瞳下模糊可见双眼视盘边清色可,网膜血管动脉细,静脉充盈,黄斑区窥不清;④眼压:右眼19mmHg,左眼17mmHg;⑤复像试验阳性,以右下方距离最大,白像在下方。

中医诊断:风牵偏视(目偏视病),证属痰瘀滞络。

西医诊断:①麻痹性斜视;②白内障;③高血压3级;④心律失常;⑤基底动脉瘤。

治法:化痰祛瘀。

处方:全蝎5g,当归10g,钩藤15g(后下),防风10g,葛根15g,蝉蜕6g,炒僵蚕10g,天麻10g,石决明15g(先煎),黄芩6g,柴胡10g,白芷10g,炒蔓荆子10g,醋延胡索10g,陈皮9g,清半夏9g,盐补骨脂10g,制吴茱萸3g,豆蔻10g(后下),醋五味子5g,炒酸枣仁15g,夏枯草15g。3剂,日1剂,水煎服,分早晚两次温服。

配合针刺治疗以眼周局部取穴和远端取穴相结合。选穴:承泣穴、睛明穴、攒竹穴、太阳穴、鱼腰穴、阳白穴、风池穴、翳明穴、四神聪穴、合谷穴、足三里穴、三阴交穴、光明穴、丰隆穴。每日1次,每次行针30分钟。

用药3天后患者眼症复像距离减小,五更泻好转,前方减盐补骨脂、制吴茱萸、豆蔻、醋五味子继续治疗半个月后患者病情好转而出院。

按语:本病患者以双眼视物成双伴偏头痛为主要表现,故属于中医"风牵偏视"病范畴。患者为老年男性,脾肾亏虚,脾气不足,运化不及,聚湿生痰,肾阴不足,阴虚阳亢,脉络瘀滞,气血不行,则筋肉失养而迟缓不用，眼带转动失灵，而致黑睛偏斜。舌质紫暗、有瘀斑，苔色白，苔质腻，脉象数、弦、结、代亦属于痰瘀滞络之象，本病虚实夹杂。该患者有基底动脉瘤，不同意行手术治疗，故在签署知情同意书的前提下给予中医药治疗。方中全蝎、当归活血祛瘀通络，钩藤、葛根祛风通络，僵蚕、天麻平肝息风；蝉蜕、石决明、夏枯草清肝明目，黄芩、柴胡疏肝理气，陈皮、半夏健脾化痰，防风、蔓荆子祛风清利头目，白芷、延胡索祛风活血止痛，补骨脂、吴茱萸、豆蔻、五味子为四神丸组方针对患者的五更泻，炒酸枣仁宁心安神，全方共奏化痰祛瘀之功。对于有脑动脉瘤患者应首先处理颅内疾病。

▶病案三

患者：李某某，男，61岁。2021年1月24日初诊。

主诉：因双眼视物成双伴右眼上睑下垂3天。

现病史：患者于3天前因洗澡受风后出现双眼视物成双，伴有右眼上睑下垂，曾在我院眼科门诊行头颅CT示：考虑两侧基底节-放射冠区多发缺血灶，建议进一步MRI检查；考虑右侧外囊及颞叶软化灶，轻度脑白质脱髓鞘改变。门诊以"麻痹性斜视"收入我病区。现主症：双眼视物成双，无头晕无头痛，无恶心呕吐，夜寐安，纳食可，二便调。舌质暗红，苔色白，苔质腻，脉象浮数滑。

既往史：高血压病史10年余，血压最高180/90mmHg，目前服用硝苯地平缓释片10mg，1次/日，目前血压维持在130/80mmHg。否认肝炎、结核或其他传染病史，预防接种史不详，否认药物及食物过敏史。否认外伤史。曾于2019年7月在他院行结肠癌手术，2020年3月又在该院行肺部手术（可疑为结肠癌转移，具体患者不清），并10余次进行化疗。曾在2019年手术时有输血史。

专科检查：①视力：右眼0.6，左眼0.6，右眼上睑下垂不能自行抬起，遮挡全部角膜，右眼向内、向上、向下转动受限；②眼前节：双眼无明显充血，角膜清，前房浅，周边前房深度约1/2CT，瞳孔形圆，对光反射灵敏，晶状体密度增高；③眼底：视盘边清色可，网膜血管动脉细，静脉充盈，右眼颞上方网膜可见一红色点状病灶，右眼颞侧网膜及左眼黄斑颞上方网膜可见黄白色片状病灶；④眼压：右眼17.2mmHg，左眼17.7mmHg。

中医诊断：风牵偏视，证属风痰阻络。

西医诊断：①麻痹性斜视，②睑板腺功能障碍，③高血压2级（中危），④结肠肿瘤（术后），⑤肺肿瘤（术后）。

治法：祛风化痰通络。

处方：全蝎 6g，当归 10g，防风 10g，钩藤 15g（后下），羌活 10g，前胡 10g，陈皮 9g，清半夏 9g，茯苓 15g，炒僵蚕 10g，石菖蒲 10g，葛根 15g，丹参 10g，柴胡 10g，连翘 10g，天麻 10g，石决明 15g（先煎），桔梗 10g，薏苡仁 15g，麸炒枳壳 10g，甘草 6g。3 剂，日 1 剂，水煎服，分早晚两次温服。

配合针刺：应用龙砂开阖六气针法取太阳、厥阴、少阳、少阴及百会。结合眼局部取穴。

治疗 1 天后患者即感右眼上睑抬起有力，视物成双明显改善，继续治疗 1 周基本症状消失，巩固 1 周后患者出院。

按语：患者以双眼视物成双伴右眼上睑下垂 3 天为主症，故属于中医"风牵偏视"范畴。患者为老年男性，平素劳累易疲乏，脾胃虚弱，津液不布，聚湿成痰，加之外受风邪，风邪乘虚入络，风痰结聚，阻滞经络，气血不行，致筋肉失养而迟缓不用，故出现目珠偏斜，转动失灵，上胞下垂，其舌质暗红，苔色白，苔质腻，脉象浮、数、滑亦为风痰阻络之象，本病为虚实夹杂之证。给予祛风化痰通络为大法。中药方中全蝎、当归活血祛瘀通络为君药，钩藤祛风通络，防风、羌活解表祛风共为臣药；前胡祛风化痰，陈皮理气化痰，清半夏、连翘清热解毒化痰，茯苓、麸炒枳壳、薏苡仁健脾理气利水，柴胡疏肝理气，石菖蒲化痰开窍，葛根、丹参活血化瘀，天麻、石决明清肝明目，桔梗引药上行，甘草调和诸药共为佐使药，全方共奏祛风化痰通络之功，方中柴胡、升麻、防风、羌活、桔梗、葛根均有助升清。龙砂开阖六气针法是在国家中医药管理局龙砂医学流派代表性传承人顾植山教授发掘的三阴三阳开阖枢理论指导下，由宝鸡市中医院王凯军主任创新研制的针刺疗法，运用五运六气思维模式，三阴三阳开阖枢辨证，根据全身随处可做开阖枢太极图，在相应部位进行针刺。根据患者发病的时间为辛丑年初之气，厥阴风木加临厥阴风木，故以风邪为患导致的目病较多，同时间段我科患者虽在疫情阶段竟然 90%患者为风牵偏视病，故取太阳开为阳气之出，取厥阴一者对应初之气的主气及客气，二者厥阴风木与眼的密切关系，三者所受的风邪与厥阴的对应关系，少阴、少阳为枢。患者能有这么快的效果与龙砂开阖六气针法应用有密切关系。

▶ 病案四

患者：董某某，男，51岁。2019年8月2日初诊。

主诉：主因双眼视物成双伴左眼上睑下垂7天。

现病史：患者于7天前因熬夜过度用眼后出现左侧头痛，遂到县医院做核磁检查示有额窦炎。4天后双眼视物成双，左眼上睑下垂，遂到保定某部队医院行头颅核磁考虑左侧颈内动脉C_6段动脉瘤不除外，建议CTA或DSA进一步检查。患者为求系统中西医结合治疗而来我院，门诊检查后以"麻痹性斜视"收入我病区。现主症：双眼视物成双，左眼上睑下垂，左侧头胀痛，易疲乏，动则汗出，下肢无力，颈项僵硬，夜寐安，纳食可，二便调，舌质暗红，苔色白，苔质薄腻，脉弦滑。

专科检查：①视力：右眼0.8，左眼0.6；②眼前节：左眼上睑垂闭，不能自行睁起，左眼向内、向上、向下转动受限，双眼无明显充血，角膜清，前房深浅可，瞳孔对光反射可，晶状体清；③眼底：视盘边清色可，网膜血管动脉细，静脉充盈，黄斑区窥不清，复相检查（＋）；④头颅CTA检查：排除颈内动脉动脉瘤。

中医诊断：风牵偏视，证属痰瘀滞络。

西医诊断：①麻痹性斜视（动眼神经麻痹）；②2型糖尿病；③高血压2级。

治法：化痰祛瘀。

处方：全蝎4g，当归10g，钩藤12g（后下），防风10g，羌活10g，葛根15g，丹参10g，柴胡10g，前胡10g，炒僵蚕10g，蝉蜕6g，石菖蒲10g，石决明15g（先煎），桑寄生10g，炒杜仲10g，牛膝10g，赤芍10g，川芎9g，菊花10g，天麻9g。3剂，水煎服，日1剂，分早晚两次温服。配合针刺治疗。

患者服药3剂后头痛项僵明显好转，继续服用3剂，在治疗过程中左眼上睑能够自行睁起，服药后症状改善很快故效不更方继续服用5剂后，左眼已能完全睁起，视物成双消失，全身不适症状基本消失而给予出院。嘱其出院后继续控制血糖，避免劳累及受风寒刺激。

按语：患者为糖尿病患者，入院后行影像检查排除占位性病变，否认感冒发烧史，故而考虑该病为糖尿病的并发症之一。根据患者的舌脉分析为痰瘀滞络证故以化痰祛瘀为大法。方中全蝎、当归活血祛瘀通络为君药，钩藤祛风通络，防风、羌活解表祛风，葛根、丹参活血化瘀共为臣药；前胡祛风化痰，僵蚕祛风解痉，化痰散结，蝉蜕祛风止痉，石菖蒲化痰开窍，桑寄生、炒杜仲、牛膝、天麻、石决明、菊花补肝肾息肝风，赤芍、川芎活血化瘀通脉共为佐使药，全方共奏祛风化痰、通络祛瘀之功。患者发病急骤，治疗及时而获速效。

▶ **病案五**

患者：李某某，男，70岁。2018年5月10日初诊。

主诉：左眼垂闭不能自行睁起1周，加重2天。

现病史：患者于1周前因坐车感觉左侧受风后出现左眼上睑垂下无力抬举，而在我院就诊，经查头颅核磁未见头颅占位及脑动脉瘤，行新斯的明实验排除重症肌无力眼型，2天前加重。现主症：左眼睑完全不能抬起，汗出多，平素容易疲乏无力，偶有心悸不适，纳寐可，二便调。舌质暗，苔腻，脉沉濡。

专科检查：①视力：右眼0.6，左眼0.6；②眼前节：双眼无明显充血，角膜清，前房深浅可，瞳孔形圆，双眼瞳孔直径约3mm，对光反射尚可，晶状体轻度混浊；③左眼上睑垂闭不能自行睁起，左眼珠不能内转、上转、下转，右眼球转动灵活。

中医诊断：风牵偏视，证属风痰阻络。

西医诊断：动眼神经不全麻痹。

治法：祛风化痰通络。

处方：全蝎6g，当归10g，防风10g，钩藤15g，前胡10g，川芎10g，党参10g，茯苓15g，蝉蜕6g，僵蚕10g，升麻6g，柴胡10g，桔梗10g，知母10g，葛根30g，炒枳实10g，焦麦芽10g，白术10g，黄芪20g。7剂，日1剂，水煎服，分早晚两次温服。

二诊：2018年5月17日。服药后左眼上睑仍不能抬起，但自觉身体乏力好转，出汗减轻，心悸减轻。血压平稳，胃纳佳，无其他不适。舌质暗红，苔腻，脉沉濡，沉取无力，前方黄芪调整为40g，给予丹参、鸡血藤、丝瓜络以加强化瘀通络之功，制白附子以化痰祛风通络。处方如下：全蝎6g，当归10g，防风10g，钩藤15g，前胡10g，川芎10g，党参10g，茯苓15g，蝉蜕6g，僵蚕10g，升麻6g，桔梗10g，知母10g，葛根30g，炒枳实10g，焦麦芽10g，黄芪40g，丹参10g，鸡血藤15g，丝瓜络10g，制白附子5g。7剂，日1剂，水煎服，分早晚两次温服。

三诊：2018年5月24日。服药后左眼上睑完全抬起，左眼内转已过中线但尚不到位，故视物仍成双，汗出减少，乏力减轻，自觉口干，白睛红赤，血压在平素服用的降压药物下平稳。舌质暗红，苔黄腻，脉沉弦。

上方调整党参为太子参,加黄柏、蒲公英。处方如下:全蝎6g,当归10g,防风10g,钩藤15g,前胡10g,川芎10g,太子参10g,茯苓15g,蝉蜕6g,僵蚕10g,黄柏6g,蒲公英15g,知母10g,葛根30g,炒枳实10g,焦麦芽10g,黄芪40g,丹参10g,鸡血藤15g,丝瓜络10g,制白附子5g。7剂,嘱患者隔日服用1剂。眼症基本完全恢复停药。

按语:该病患者排除相关危险因素后,辨证为风痰阻络证。患者年老,平素脾虚生湿生痰,痰湿中阻气机升降不利,清阳不升,眼睑为肉轮,属脾胃所司,故方以牵正散和补中益气汤为基础方,加以活血通络之品而收效。

▶病案六

患者:贾某某,男,44岁。2016年6月20日初诊。

主诉:双眼视物成双半年,加重1周。

现病史:患者于半年前过度用眼及疲劳后出现视物成双,于西医院就诊后诊断为斜视、视疲劳,给予局部点抗疲劳眼药水治疗,未见明显疗效。7天前劳累后视物成双加重,为求中医药治疗而来我院门诊。现主症:眼眶痛,视物多个方位成双影,口干口渴,无口苦,纳可,寐差,大便溏,小便可。舌质红,苔薄,脉弦细。

既往史:既往甲状腺功能减退病史3年,目前服用优甲乐片。

专科检查:①视力:双眼1.0,眼球转动欠灵活;②眼前节:球结膜无明显充血,角膜清,前房深浅可,瞳孔对光反射可,晶状体清;③眼底:视盘边清色可,网膜动静脉比例及走形可,黄斑区中心凹光反射可见;④复像检查:右眼前红片,多个方位出现复像,复像距离无明显差异。

中医诊断:风牵偏视(双),证属肝郁脾虚,血虚生风。

西医诊断:麻痹性斜视(双)。

治法:疏肝健脾,养血祛风。

处方:柴胡10g,黄芩6g,白术10g,茯苓15g,当归12g,全蝎6g,钩藤12g,防风10g,白芷10g,蔓荆子10g,前胡10g,赤芍10g,酸枣仁15g,僵蚕9g,干姜4g,葛根12g,桔梗10g,焦麦芽15g。7剂,日1剂,水煎服,分早晚两次温服。

二诊:2016年6月28日。服药后眼眶痛明显减轻,寐差改善,便溏改善,仍有视物成双,复像距离减小。有腹部胀满不适感。上方加厚朴继续服用7剂。处方如下:柴胡10g,黄芩6g,白术10g,茯苓15g,当归

12g，全蝎 6g，钩藤 12g，防风 10g，白芷 10g，蔓荆子 10g，前胡 10g，赤芍 10g，酸枣仁 15g，厚朴 10g，焦麦芽 15g，夏枯草 12g，干姜 4g，葛根 12g。7 剂，日 1 剂，水煎服，分早晚两次温服。

三诊：2016 年 7 月 5 日。服药后患者眼眶痛明显减轻，寐安纳可，便溏改善，不注意已经感觉不到有重影，目前已不影响正常的工作生活。

按语：该患者脉有弦象则分析与肝郁相关，脉细则为阴血不足，加之沉取无力，腹胀便溏则考虑与肝郁日久脾虚有关，眼珠转动欠灵活则与眼科辨证的风证相关，患者平素工作繁重，精神紧张，情志不畅，肝郁日久伤及脾土，则纳食不香，腹胀便溏，气郁日久化火，火扰心神则寐差，脾失运化则营卫不固，血虚风邪外袭，风为阳邪，伤及至高之清窍，眼部肌肉失却气血的濡养而痿痹不用。故设立大法为疏肝健脾养血祛风，患者肝郁脾虚为本，血虚生风为标，故疏肝健脾、养血祛风为大法，以逍遥散合牵正散为基础方。方中柴胡、当归疏肝解郁为君药；白术、茯苓健脾助运，全蝎、僵蚕搜风通络为臣药；防风、钩藤、白芷、蔓荆子祛风止痛，桔梗"利窍，除肺部风热，清利头目咽嗌，胸膈滞气及痛，除鼻塞"，前胡散风清热，降气化痰，赤芍、葛根疏通经络，酸枣仁养心安神，干姜温脾止泻共为佐使药，全方共奏疏肝健脾，养血祛风之功。

▶病案七

患者：夏某，女，33 岁。2015 年 3 月 27 日初诊。

主诉：视物成双 7 天。

现病史：患者于 7 天前因过度劳累受风后出现视物成双，经过休息及服用维生素类药物不能缓解，症状加重，患者为求系统中西医结合治疗而来我院。现主症：视物成双，眼前黑影飘动，疲乏无力欲寐，腰膝酸软，夜寐梦多，纳差，偶有头晕。舌质淡红有裂纹，苔薄，脉象细弱。

既往史：平素健康状况一般。既往双膝关节滑膜炎病史。现偶有膝关节疼痛。否认肝炎、结核或其他传染病史，预防接种史不详，否认药物及食物过敏史，否认外伤史。

体格检查：体温 36.5℃，脉搏 75 次/分，呼吸 18 次/分，血压 94/55mmHg。

专科检查：①视力：双眼 1.0，眼球转动无明显受限；②眼前节：球结膜无明显充血，角膜清，前房深浅可，瞳孔对光反射可，晶状体清；③眼底：视盘边清色可，网膜动静脉比例及走形可，黄斑区中心凹光反射可见；④复像检查：右眼前红片，以左下方复像距离最大，红像在外。

中医诊断：风牵偏视，证属血虚生风。

西医诊断：麻痹性斜视。

治法：养血祛风。

处方：地黄10g，当归10g，川芎10g，白芍10g，茯苓10g，白术10g，陈皮10g，黄芪10g，知母10g，防风10g，牛膝10g，酸枣仁15g，麦冬10g，炒麦芽10g，甘草10g。7剂，颗粒剂，日1剂，分早晚两次温服。

二诊：2015年4月3日。服药后患者仍有视物成双，眼前黑影飘动，眼干涩不适，疲乏无力欲寐，腰膝酸软，夜寐梦多，纳差。舌质淡红有裂纹，苔薄，脉象细弱。双眼视力1.0，眼前节及眼底情况大致同前。患者脾胃虚弱，运化不佳，纳差，寐差，调整中药，加鸡内金、砂仁、山药以健脾益气、消食和胃，加蜜远志以安神益智，中药处方如下：地黄10g，当归10g，川芎10g，白芍10g，茯苓10g，白术10g，陈皮10g，黄芪15g，防风10g，酸枣仁15g，炒麦芽10g，甘草10g，牡丹皮10g，鸡内金10g，砂仁5g，炒山药15g，蜜远志10g。7剂，颗粒剂，日1剂，开水冲服，分早晚两次温服。

三诊：2015年4月10日。服药后患者视物成双好转，复像距离缩小，眼前黑影飘动减少，无疲乏感，腰膝酸软好转，纳寐均好转。舌质淡红有裂纹，苔薄，脉象细弱。复像检查见右眼前红片，以左下方复像距离最大，复像距离较前明显缩小，红像在外。继续服上方14剂，患者眼症消失。

按语：患者为青年女性，平素身体虚弱，加之照顾孩子，工作繁忙，导致中气不足，脾胃虚弱，气血生化乏源，故血亏于内，卫外不固，经络空虚，风邪外袭，中于眼部络脉，而致目珠运转失灵，视物成双，气血亏虚故神疲乏力，血虚清窍失养故欲寐头晕。其舌质淡红裂纹，苔薄，脉细弱均为血虚生风之象。以四物汤为基础方，方中地黄、当归、川芎、白芍养血活血共为君药，茯苓、白术、陈皮、黄芪健脾益气，知母咸润防温燥伤阴，防风祛风通络共为臣药，牛膝强健腰膝，酸枣仁养血安神，麦冬养阴清热，炒麦芽和胃消食共为佐药，甘草调和诸药为使药，后为加强健脾益胃之力加鸡内金、砂仁、山药以健脾益气、消食和胃，加蜜远志以安神益智而收到较好疗效。

三、目倦

患者：王某某，女，34岁。2022年4月21日初诊。

主诉：双眼疲惫，常欲闭目2个月，加重3天。

现病史：患者因从事医疗工作，平素紧张劳累，饮食无规律，常有熬夜现象，夜寐梦多，平素情绪低落，腰痛、足跟痛，大便黏腻不爽，舌质淡，苔略厚腻，脉弦缓。

中医诊断：目倦，证属肝郁脾虚，肾气不足。

西医诊断：眼疲劳。

治法：疏肝健脾，益肾通阳。

处方：党参10g，茯苓10g，白术10g，炙甘草6g，陈皮6g，桂枝6g，生龙骨15g，生牡蛎10g，薏苡仁15g，防风10g，豆蔻6g，清半夏9g，川芎4g，赤芍10g，知母10g，葛根15g，炒酸枣仁10g，羌活10g，通草10g，狗脊10g。

此方前后共服11剂，诸症皆愈。

按语：患者平素紧张劳累，饮食无规律而使肝郁脾虚，疲乏不耐久视。《素问·六节藏象论》曰："肝者，罢极之本，魂之居也，其华在爪，其充在筋，以生血气，其味酸，其色苍，此为阳中之少阳，通于春气。"熬夜导致阳气耗伤，阳气不足则会惊悸怵惕，"阳气者，精则养神，柔则养筋"，肾阳是人体的阳气之根，阳气的耗伤，最终会伤及肾阳，而肾是先天之本，脾为后天之本，主运化，若下焦火衰，则中焦不能腐熟水谷，气血精微不足，湿浊从生，脾主四肢肌肉，胞睑属脾，脾不足则四肢乏力、倦怠、眼睑常欲低垂；血不养肝则情绪低落，血不藏魂则梦多。其舌质淡、苔厚腻、脉弦缓均为肝郁脾虚之象。处方组成有益气健脾的四君子汤，有养心安神调和阴阳的酸枣仁汤、桂枝加龙骨牡蛎汤，有诸祛湿之药，如升阳胜湿的防风、羌活，健脾祛湿的薏苡仁，温中化湿的豆蔻，利水的通草，益肾强腰的狗脊。患者药后感觉身体轻松，夜寐梦减少，腰疼、足跟痛、乏力及精神倦怠感均减轻。

第三章 跟师心得及学习心悟

第一节 跟师心得

一、石守礼教授学术思想和临床经验

石守礼教授，主任医师，从事中医眼科事业60余载，年近九旬，依然坚持门诊看病，为河北省第四批名老中医学术经验传承指导老师，石家庄市十大名中医。2017年获得中华中医药学会从医50周年学科建设与学术发展突出贡献奖，临床采取辨证与辨病相结合的原则，对眼科疑难病症进行诊治，在眼底视神经视网膜脉络膜疾病的治疗上形成自己的学术思想，对病毒性角膜炎、色素膜炎、麻痹性斜视、眼底出血、视神经萎缩、原发性视网膜色素变性亦有其独特之经验。

(一) 临床带徒重视经典

石守礼教授临床带教强调经典著作是古代先贤的思想精华，中医工作者要扎根中医基础理论，反复参读经典著作，深刻领悟，继承其精华。其

学术渊源亦多遵《黄帝内经》《脾胃论》《原机启微》和《审视瑶函》等。

（二）源《黄帝内经》理论，开玄府，解肝郁

视神经相当于中医学的目系，视网膜脉络膜相当于视衣，均为肝所主。五脏之中，肝与眼最为密切。《素问·金匮真言论》云："东方青色，入通于肝，开窍于目，藏精于肝。"《灵枢·脉度》云"肝气通于目，肝和则目能辨五色矣"，即肝气调和畅达，脏腑之精、血、津液才能源源不断地上注于目，眼才能视物辨色。《素问·五脏生成篇》云："肝受血而能视。"《审视瑶函·目为至宝论》云："真血者，即肝中升运于目，轻清之血，乃滋目经络之血也。"

肝主疏泄，气畅则目明；肝脉上连目系。由此可知肝血以荣视衣目系，肝气以达目之脉络窍道。肝血充足、玄府畅通，神光发越畅通无阻。临床常见五志过极化火，循肝经上扰目窍，火郁玄府，玄府闭塞；或肝郁气滞，气滞而致血瘀，瘀阻脉道，玄府闭塞；或肝血亏虚，气液不足，不能荣养目系，而致目系枯萎，如此均可导致气液流通障碍，神光发越受阻，而致视力下降。《审视瑶函》所说："目一昏花，愈生郁闷，故云久病生郁，久郁生病，今之治者不达此理，俱执一偏之论，惟言肝肾之虚，只以补肝补肾之剂投之，其肝胆脉道之邪气，一得其补，愈胜愈蔽，至目日昏，药之无效。良由通光脉道之瘀塞耳。"肝为藏血之脏主疏泄，喜调达而恶抑郁，即所谓肝体阴而用阳，脾主运化为气血生化之源，眼秉承五脏六腑之精气而明视万物。从肝与脾的关系来看，当情志不舒，木郁不达，则会出现木郁土壅之象，饮食呆钝，纳谷无味，当下而不能下，水谷入胃亦难以化为精微，当上而无以上，正气失之化源，眼目缺乏精微濡养，故眼病难以得愈。石教授根据玄府理论及《黄帝内经》中肝与眼的关系，结合眼底富含丰富的神经与血管的特点，创制内障1号方，在此基础上加减化裁，成功治疗大量疑难眼病，为眼底病的辨证提供了可依从的方法。方剂组成为柴胡、当归、白芍、茯苓、山药、丹参、葛根、醋香附、石菖蒲、远志、防风、木贼，郁热重者加牡丹皮、栀子；虚象明显者加党参、黄芪、熟地、鸡血藤；眼底有出血者结合眼底血证的分期治疗。

若视神经视网膜疾病急性者，常见目系充血，水肿，视力骤降，当是肝郁化火，玄府闭塞，加以牡丹皮、栀子，牡丹皮入肝胆血分，以清泄火邪，栀子入营分，引上焦心肺之热屈曲下行，全方共奏解郁散火、开玄府、散郁结之功；若目病日久，目系日渐枯萎，则加强疏肝健脾养血之力，予以鸡血藤、熟地黄、川芎等；不论因郁所致，抑或因虚所致，必伴

有脉络不通，所以当予以活血通络、开窍启闭，加以丹参、石菖蒲、葛根、香附；后期给予五味子、枸杞子益五脏之阴以明目；脾虚较甚者给予党参、黄芪以健脾益气；抑郁较重者给予防风、木贼辛散以助开玄府、散郁结；水肿甚者加以茺蔚子、车前子以清肝理气、利水消肿；视网膜有出血者，给予生蒲黄、三七粉、大小蓟等活血止血。

（三）宗东垣，补脾胃，立方选药，顾护后天之本

石守礼教授认为眼底病多数为慢性眼病，如视神经萎缩、视网膜色素变性、老年性黄斑变性、眼底出血等，需长期服药，绝非几剂药物可以收功，故临床除根据眼部症状辨证用药外，一定要注意在处方中加入顾护胃气之药，体质不虚者，可加入茯苓、炒山药、炒白术之类，至虚者则参芪亦可加入。否则病未治好身体已垮。石教授临床较推崇的补中益气汤，方出李东垣《脾胃论》，其旨本于《黄帝内经》"损者益之""劳者温之"。此方不仅能培补中气，还能有助于升清，《灵枢·口问》云"上气不足，脑为之不满，耳为之苦鸣，头为之苦倾，目为之眩"，所以有些因身体虚弱导致的症状，而眼部专科检查又无明确器质性病变的，多考虑气虚所致，比如对于过用目力而致疲劳性疾患，上睑下垂性等疾病疗效较好。石老还善用益气聪明汤，来源于《医方集解》，有聪耳明目的功效，方中清补并用，升降相因，有很好的制方思路。主治内障目昏、耳鸣耳聋。《医方集解》云："五脏皆禀气于脾胃，以达于九窍；烦劳伤中，使冲和之气不能上升，故目昏而耳聋也。引李东垣言：医不理脾胃及养血安神，治标不治本，是不明理也。"

（四）循唐容川《血证论》，眼科血证分三期

石守礼教授根据《血证论》"止血、消瘀、宁血、补虚"四法而主张眼底血证分为出血早期的凉血止血；血止之后进入中期，病情平稳的活血化瘀，顽固干血机化应用软坚散结；后期则应用补益肝肾之阴以明目的法则。石教授认为气、血、水在生理病理及治疗方面都存在一定的关系，血病治气、血病治水、活血以利水都是治疗眼底血证的重要方法。眼底出血是诸多眼病的体征之一，常见的主要为视网膜静脉阻塞、视盘血管炎、视网膜静脉周围炎等。根据发病程度不同、临床表现不同，或突然视物不见，或视物模糊，或眼前云雾飘动等，属于中医眼科"暴盲""云雾移睛""视瞻昏渺"等范畴。石守礼教授治疗眼科血症的辨治思想从虚实辨证、分期论治、重视调理肝脾及血症用药体会四个方面来阐述。

1. 虚实辨证　石教授认为眼底病属于中医"水轮疾患"范畴，眼外观无异，唯视物障碍，常归肾所属，自检眼镜被中医眼科广泛应用后，拓展了望诊的内容，发现眼底疾患形态各异，病种繁多，病因复杂，是不能单纯以治肝肾来解决问题，尤其是眼底出血，大部分与年龄非密切相关，更与肝肾亏虚相去甚远，所以当中西结合、辨病与辨证相结合论治。实证者多表现为眼底出血的病因病机多与热迫血行、气滞血瘀、瘀阻脉络、痰瘀互结等有关；虚证者多与脾不统血、气不摄血等，然而还有部分是虚实夹杂的，诸如阴虚火旺、气虚血瘀等。当全身辨证分虚实。

2. 分期论治　出血初期，血色鲜红，这时网膜出血处于活动阶段，应急则治标的方法，以清热凉血止血为法，酌加槐花10g、侧柏叶10g、仙鹤草30g；中期当视网膜静脉阻塞2周后眼底可见血色暗红，未见新鲜出血，视网膜血管内皮紧密连接的细胞将会松解，细胞膜的通透性增加而引起黄斑水肿，使视力严重受损，出血大部分吸收或吸收缓慢时，此期应加强活血化瘀力量改善眼底微循环状态，以活血化瘀通络为主，有机化物形成时，加软坚散结药；酌加桃仁10g、红花10g、玄参10g、海藻15g、昆布15g；后期为眼底出血2个月以上，出血部分吸收，视力提高不快者，以滋阴降火明目为主，既可以提高视功能，又可防止其再次出血。

3. 重视调理肝脾　五脏中肝开窍于目，目为肝之外候，《灵枢·五阅五使》谓"五官者，五脏之阅也""目者，肝之官也"。《灵枢·本脏》亦云："视其外应，以知其内脏，则知所病矣。"心主血，血养目珠，《审视瑶函·目为至宝论》中所说："血养水，水养膏，膏护瞳神。"心合血脉，目又为宗脉所聚；脾主运化水谷精微，为后天之本，脾运健旺，气血生化有源，脾输精气上灌于目。《金匮要略》云："见肝之病，知肝传脾，当先实脾。"眼底视衣属于末梢组织，一旦发病，则需较长时间悉心调治，故对于久病之人，多进药物易伤脾胃之气，脾胃受损则药物不能很好吸收而发挥作用，所以眼底病患者尤其要注意保护好脾胃。肝开窍于目，肝主调畅气机，主藏血，"目得血而能视"，五脏六腑精气有赖于经络气血通畅才能达于目睛，气血并行于血脉之中，气行则血行，气滞则血瘀，气血运行不畅，阻塞脉道，则血不循常道溢于脉外，从而形成出血之证，"血不利则为水"，故眼底出血亦伴有视衣水肿，肝郁是主要病机，肝郁日久则木不疏土，脾胃运化乏力，统摄无权，故应以疏肝理气、健脾开郁为大法。

4. 血症用药体会　出血早期应用凉血止血药，诸如槐花、侧柏叶、仙鹤草、大小蓟等，石教授经验方槐花侧柏汤就是对于早期眼底出血所制订的凉血止血方。方药组成为槐花15g、侧柏叶15g、连翘15g、焦栀子10g、生地 15g、白芍 15g、炒荆芥 10g、茜草 12g、黄芩 12g、仙鹤草 15g、旱莲草 15g、小蓟 30g、白茅根 30g、生蒲黄（包煎）15g、三七粉（冲服）3g。有清热凉血，止血化瘀之功。对于各种眼底出血症之早期，如视网膜静脉阻塞、玻璃体积血、视网膜静脉周围炎等因火热引起者，槐花清热凉血止血，对老年高血压动脉硬化者更为适宜，方中的蒲黄味甘性凉，功能凉血散血，生则能行，炒则能止，其性味清香走散，故对上焦血症最佳，加之方中有散风、活血止血药，故虽用寒凉而不致寒凝冰伏，加重瘀滞。出血中期，应用经验方活血化瘀汤，方药组成为桃仁 10g、红花 10g、赤芍 15g、川芎 10g、生地 15g、香附 10g、当归 12g、郁金 10g、丹参 15g、旱莲草 15g、仙鹤草 15g、生蒲黄（包煎）15g、三七粉（冲服）3g、元参 10g 有活血化瘀、软坚散结之功，方中应用桃仁、红花属于活血化瘀药，活血化瘀药有两重性，少用能活，多用能破，对血管脆性与动脉硬化严重的病例，以及反复眼底出血者要慎用，或应用时佐以止血药，方中的蒲黄、三七活血止血以保证活血化瘀药的安全使用。后期机化形成者应用软坚散结药以通窍、益气明目，玄参除软坚散结外还有养阴清热之功，在长期应用活血化瘀等攻伐之品后阴液易伤，若阴伤水亏不能制火，虚火上炎，灼伤脉络，反而使眼底出血反复发作。

对于离经之血的治疗古代医家亦早有阐述，见血不独治血，还应"治气""治水""扶正"。

"治气"是指在治疗本病的过程中，运用调气药不可缺少，出血早期，血随气升，宁血先宁气，止血药中往往加入降气药以引血下行，病之中期出血已止，积血成瘀，又宜加入行气药，气顺血自通，瘀血自化，此阶段常用防风、荆芥，风者也，有推波助澜之功，消散眼底瘀积；柴胡疏肝理气，与白芍、当归合用能够起到养肝阴、益肝血、理肝气之功，使肝有所载，疏泄有度，气机条达，肝中之血始能循经上养，尤其在眼底出血后期或久病用"血药"无效，视力提高不显著者，加入气药，疗效更满意。

"治水"是指在调理气机的同时，还须利水，基本方中有化瘀利水的泽兰，有健脾渗湿的茯苓，以助疏通气机。瘀血阻络，血溢脉外，血水互结，聚于眼底，而视网膜的瘀血没有通道可以排出，只能靠自身的吸收或建立侧支循环使血流通畅，应用活血利水有助于瘀血的吸收，或建立侧支循环。

"扶正"是指眼底出血不可一味攻伐，恐耗伤正气，致使变症丛生，"克敌者存乎将，祛邪者赖乎正"，补气活血中药的干预可缓解视网膜缺血缺氧状态，保护内皮细胞和周细胞的损伤，降低毛细血管的通透性，黄芪味甘微温，具有补气升阳、益气固表、托毒生肌、利水消肿之功效，黄芪为补气药，现代药理研究证实其具有降低血糖、扩张血管、降低血压、保护红细胞的变形能力，增加造血系统功能，降低血小板黏附率，减少血栓形成，对微循环有一定的改善作用，有明显的对抗毛细血管通透性增加的作用。

（五）从本草，勤实践，总结眼科药对

临床实践过程中发现治疗眼底病的有效药对，相伍应用疗效倍增，极大丰富了中医眼科学的治疗。"药对"顾名思义即药物配对使用，起到一种协同作用。如开郁通络用香附、葛根；补肾明目提高视力用枸杞子、五味子；解郁散风止血，提高视力扩大视野用木贼、防风；眼底出血不管是初期还是瘀血期，可用生蒲黄配三七粉，既可止血又可化瘀。这些都是古代医籍中未提及的。

1. 石菖蒲与远志肉　眼底病的视物模糊不清，中医多责之为玄府闭塞，金代刘河间说："人之眼耳鼻舌身意神能为用着，皆由升降出入之通利也，有所闭塞者，不能为用也，若目无所见，耳无所闻，……悉由热气怫郁玄府闭塞而致。"至明代王肯堂《证治准绳》云："青盲……乃玄府幽邃之源郁遏，不得发此灵明耳。"石教授认为"玄府"是指视功能而言，视功能的好坏，全依赖视神经功能、气血津液之供养正常与否而决定，故玄府非指一固定之组织。在临床上石教授治疗内障眼病，如视神经疾病、视网膜疾病、眼底出血证等，多将石菖蒲与远志肉同用，石菖蒲与远志均入心肾二经，有开九窍、明耳目、安神之作用，亦即开玄府之作用，目为九窍之一，心主神明，瞳神属肾，故在方药中配伍此二味，确实可起到提高视力之作用。

2. 木贼与防风　木贼与防风在内科多用为解表药，中医眼科多用木贼治疗黑睛生翳症，因木贼有去翳膜之作用。但眼科古籍对"翳"定义很广，如《审视瑶函》内障篇引楼全善的话说："内障先患一目，次第相引，两目俱损者，皆有翳在黑睛内遮瞳子而然，今详通黑睛之脉者，目系也。目系属足厥阴、足太阳、手少阴三经，盖此三经脏腑中虚，则邪乘虚入，经中郁结，从目系入黑睛内为障翳。"由此可见用其治内障眼病亦是对路的。《本经》云防风治"目盲无所见"，《本草从新》云"散头目滞气""主上部见血"。《本草纲目》云木贼"解肌、止泪、止血"，木贼中空可解脉道之郁结，有升散火郁风湿之功，所以临床常将两药用于眼底病的治疗。包括眼底出血在内，因两药不仅解表，尚有理血之作用，性能升散，以顺肝性，载药上行，临床应用证明，该两药合用，不但可止血解郁，提高视力，而且还有扩大视野之作用。

3. 香附和葛根　香附以疏理肝气见长，为血中之气药，可通行十二经八脉的气血，妇科多用之。眼科多用于内障眼病，患内障之患者，由于视力下降，情志多有不舒，故香附应用亦较多。香附与很多药物有协同作用："得参术则补气，得归芍则补血"（《本草纲目》）。葛根原为解肌药，但因其含有黄酮类物质，可以扩张血管，现将其提纯制成葛根素注射液静脉滴注治疗视网膜中央动脉阻塞、缺血性视神经病变等。香附与葛根，两药同用，有疏通经脉之作用，故除治疗上述病变外，还可用于治疗视神经炎、视神经萎缩、视网膜炎、视网膜色素变性等。

4. 枸杞子与五味子　枸杞子与五味子为眼科临床常用药物，其性味平和，均有补肾明目之作用，多用于眼底病变之治疗，如视神经萎缩、视网膜色素变性、眼底出血症之后期、老年性干性黄斑变性等，为滋补强壮药，可提高眼病患者的目力，故《药性论》说枸杞子"明目安神，令人长寿"，《本草纲目》说"发白反黑，齿落更生"，含有多种维生素及氨基酸；五味子虽俱五味，但偏于酸，除滋肾涩精止泻外，尚有缩瞳之作用，慢性眼病后期多有瞳孔散大，对光反应迟钝的表现，故加入本品最为适宜。《用药法象》说五味子："补元气不足，收耗散之气，瞳子散大。"现代研究表明，五味子有增强中枢神经系统的兴奋与抑制作用，实际亦即中医所说之调节阴阳平衡之作用。通过临床观察枸杞子、五味子配合当归、熟地黄、白芍、木贼、防风等一起应用，可提高视力，扩大视野。

5. 草决明与山楂　草决明亦名决明子、马蹄决明。草决明为豆科植物的种子，临床石教授多将此两味药加入在治疗缺血性视神经病变的方药中，因缺血性视神经病变多因动脉硬化，血脂过高，或颞动脉炎引起供应视神经乳头小血管循环障碍或阻塞所致，此两药合用，可降血脂、血压、扩张血管，解除血管通路障碍，对于视网膜色素变性，视神经萎缩，配合其他补肾、益气、养血药应用，可收到良好效果。至于眼底出血之后期，瘀血吸收不良，视力提高不快，亦可与活血化瘀药同用；因山楂有"破瘀血"（王孟英《随息居饮食谱》）作用，张锡纯特别推崇山楂，认为山楂为"化瘀血之要药""若以甘药佐之，化瘀血而不伤新血，开郁气而不伤正气，其性尤和平也。"

（六）遵经典，用名方，治顽疾

石守礼教授提倡经典是基石，经方是基础。有效的中医方剂之所以要溯本求源，是因为古人的思想是最朴素的天人合一观，是宏观的思维；而今人受现代医学的影响，思考疾病易受微观的局限，尤其对于疑难顽症。

色素膜炎是眼科的疑难眼病，属于中医眼科"瞳神紧小"范畴，有反复发作、难以治愈的特点。《原机启微》中认为此为强阳抟实阴之病，《证治准绳·杂病》对此描述为"瞳子渐渐细小如簪脚，甚则小如针，视尚有光，早治可以挽住，复故则难。患者因恣色之故，虽病目赤不忌淫欲，及劳伤血气，思竭心意，肝肾二经俱伤，元气衰弱不能升运精汁，以滋于胆。胆中三合之精有亏，则所输亦乏，故瞳中之精亦日渐耗损，甚则陷没俱无，而终身疾矣。亦有头风热证攻走，蒸干精液而细小者，皆宜乘初早救，以免噬脐之悔也。"石教授认为色素膜炎的发生发展及其反复发作与肾相关。首先，色素膜炎属瞳神疾病，水轮范畴，水轮属肾；其次，肾为五脏之本，肾阴为人体阴液之源，肾阳为人体阳气之根，两者在人体内相互依存，相互制约，形成一种对立的动态平衡，以维持人体正常的生命活动，如《素问·生气通天论》所说："阴平阳秘，精神乃治，阴阳离决，精气乃绝。"所以当人体这一阴阳对立统一的平衡因某些因素遭到破坏时，体内就会产生阴阳偏盛或偏衰的变化而引起疾病，目前有关研究表明肾与神经、内分泌、免疫等系统相关。

　　石守礼教授认为色素膜炎可因久视伤肝血，房劳伤肾，殚思竭虑伤心脾，七情过极化火而最终导致肾的阴阳平衡失调加之风湿热邪作用人体而引发此病。此病来势较急，若失治误治则会造成失明，石教授主张现代医学对此病的治疗如散瞳、激素、抗生素均应借鉴应用，中医药的长处在于减少激素的首次治疗剂量，减轻激素的不良反应，减少此病的复发。石教授擅长应用清肾抑阳汤化裁治疗此病，依据方名可知本方是清肾中浮火抑亢阳之逆上。《目经大成》里救瞳神紧小有言：阳元销阴，阴尽命绝，先筹灭火，再医议壮水。是强调虚火亢盛，当全力灭火，然此火为肾中水衰不能涵养所致，故当壮水之主以制阳光。清肾抑阳汤源于《审视瑶函》的清肾抑阳丸，方中生地黄补肾水真阴为君，黄柏、知母清肾中虚火为臣；黄连清心降包络之火；寒水石清热泻火；白芍味酸，微苦微寒，入足厥阴肝、足少阳胆经，入肝家而清风，走胆腑而泄热，故白芍降甲木相火之逆上，还胆腑之洁净；独活祛湿，草决明清肝明目为佐助之品。枸杞子入足少阴肾、足厥阴肝经，补阴壮水，滋木清风；茯苓味甘，气平，入足阳明胃经、足太阴脾经、足少阴肾经、足太阳膀胱经，泄水燥土，调和中宫，当归苦辛微温，入足厥阴肝经养血滋肝，清风润木，入血分而为使药，两者佐制诸药寒凉之性，全方共奏滋肾水而清虚火，清肝胆而明目之效。若患者受风热之邪引起，方中当加祛风清热之品，如蔓荆子、前胡、羌活、白芷等，则组方颇类抑阳酒连散之貌，此方亦为治疗瞳神紧小之方；若湿邪明显者往往可见手足关节肿痛，则方中加入防己、秦艽、桑寄生。防己味苦辛性寒，入足太阴脾经，足太阳膀胱经，泻经络之湿邪，逐脏腑之水气；秦艽味苦气平，入足厥阴肝经，发宣经络，驱除风湿，多用于风湿热痛，现代药理研究，秦艽中所含秦艽碱甲经动物实验证明其抗风湿作用和泼尼松相近似，有一定的抗过敏性休克及抗组胺作用；桑寄生味苦气平，入足少阴肾，足厥阴肝经，通达经络，驱逐湿痹，治腰痛背强，筋萎骨弱。

（七）眼底病的治疗注重肝脾肾

石守礼教授认为眼底病的治疗要重视肝脾肾的调治。近代医家借助检眼镜进行眼底部位脏腑分属，如目系及视网膜属肝，黄斑属脾等，在临床中再参合八纲及脏腑辨证来论治，石教授认为眼为视觉器官，与脏腑经络有着密切的联系。《灵枢·大惑论》云："五脏六腑之精气，皆上注于目而为之精。"《审视瑶函·内外二障论》云："眼乃五脏六腑之精华，上注于目而为明。"若脏腑功能失调，经络失和则既不能化生精气，亦不能输送精气至目，致使目失精气的充养而影响视觉功能。所以目病的病因常可推之于脏腑经络，脏腑经络有病亦可在目中表现出来。人与天地相应也，肝木主升，肺金主降，心火下降，肾水上升，脾为中土，居升浮降沉之中，肝升于左肺降于右，脾为中土斡旋于中，如环无端，气血畅通，病不由生，眼底视衣血络丰富，气血并行脉中，气有一息之不运，血有一息之不行，若气滞血必瘀滞；气血又赖脾胃生化，化源不足，气虚鼓动乏力血亦瘀滞。所以石老认为眼底病多为肝郁气滞，脉络郁阻；脾失健运，气血虚弱，痰湿内生；肾水不足，虚火上炎，灼伤脉络。眼底病的治疗多宗疏肝解郁，活血通络；健脾益气，化痰祛湿；滋阴凉血等治疗方法。

石守礼教授强调中医眼科医生首先要把中医内科学好，眼与五脏六腑密切相关，没有内科基础，则不会游刃有余地治疗眼病，经典著作是古代先贤的思想精华，中医工作者要反复参读，深刻领悟，验证于临床，在复杂病情变化中逐渐找到治病规律，总结心得。石教授医德高尚，淡泊名利，年近九旬，出门诊时仍能一丝不苟的书写病历，跟师三年，收获的不仅是理论知识，更是自身中医素质的提高，精神的升华。

二、韦企平教授学术特色和临床经验撷菁

韦企平教授，出身于中医眼科世家，为燕京韦氏眼科学术流派第四代

学术传承人，全国名老中医学术经验传承指导老师，首都国医名师。韦教授致力于神经眼科领域数十年，对各种视神经疾病及多种眼科疑难杂病均有丰富的经验。学者有幸师从于韦教授，韦教授平易近人、和蔼可亲、医德高尚，治学严谨、学验俱丰、一丝不苟，其高尚的医德、精湛的医术深得患者的信赖。韦教授的门诊患者多为眼科疑难杂病，因跟诊时间有限，不能体现韦教授全部学术思想，有几点心得体会，阐述如下。

（一）学术特色

1. 整体观念，中西结合　韦教授强调人体是一个有机整体，各脏腑之间相互依赖，相互制约，密切联系。眼睛作为巅顶之处的目窍，眼科疾病既和全身的脏腑经络气血失调密切相关，也有其特有的病因病机和临证表现。提倡"局部－双眼－全身－心理－社会"诊疗思维模式，要重视双眼观念，从双眼了解全身的情况，体现整体观念。韦教授认为五轮辨证是眼科的基本辨证方法，尤其是对外障眼病，体征加上自觉症状结合轮脏相关的辨证治疗多可奏效，然而随着眼科检查设备的应用，中医眼科医师认识到眼底疾病多而复杂，难以以水轮疾患来一统概括，当注重眼底辨证。对于眼科免疫性疾病主张中西医结合治疗，尤其是需要激素治疗的眼病，或在激素治疗撤减过程中容易复发的眼病，或对激素治疗不敏感而反复发作的眼病，建议加用中药辅助治疗。曾有学者研究激素性大热，温补肾阳有类激素样作用，在早期或短期大量用激素，容易出现烦躁、失眠、兴奋等阴虚阳亢的表现，应配合滋阴降火或扶阴抑阳兼祛湿法；在激素减量过程中，常出现阴阳两虚证，需要注意阴阳转化时及时调整滋阴药和温阳药的比例；当激素减至维持量或完全停药后，多变成以阳虚证为主，可兼有气虚或阴虚血瘀，在重视补肾助阳的同时，要适当配伍益气、养阴、活血药。有痰证或热证时慎用激素。

2. 久病多虚，注重脾胃　韦教授临床中非常重视脾胃功能的强健，不仅是在全身辨证属于脾胃气虚之证，或五轮辨证在于肉轮疾患，或是眼底黄斑疾患，对于长期服用中药的患者也时刻注意顾护脾胃。脾胃为后天之本，气血生化之源，李东垣认为"五脏六腑之精气，皆禀受于脾，上贯于目。脾者诸阴之首也，目者，气血之宗也。故脾虚则五脏之精气皆失所司，不能归明于目矣。"脾胃运化功能正常，则气血精微生化有源，目窍得养，脾胃又为气机升降之枢，脾升胃降调畅气机。尤其长期服用中药之人，如果脾胃运化不佳，则中药不仅不能起到治病的作用，反而会加重脾胃负担，而影响药物的吸收及气血的生成。另外韦教授继承先贤，临证处方药少而精，配伍合理，变通轻灵，力求辨证思路明确，一来可以减少患者的经济负担，二来易使药达病所，三者可减少患者的胃肠负担。

3. 审证求因，针药并用　韦教授临床中强调应遵循病证结合的原则，无论是眼表、眼内及视路系统疾病，应按三辨思路诊疗，即辨病、审因、辨证，缺一不可。具体到不同眼病的临证用药，则应中西医优势互补，强调中医思维，脉症合参、辨证论治。

在临床带教的过程中，更是将疾病的致病原因缕析条分进行讲解，尤其是疑难眼病，常围绕病史细致询问，将临床表现的特征结合必要的免疫生化和影像检查结果全面分析尽量查明原因，不错过任何可能的蛛丝马迹及潜在病因表象，以求更精准的病证结合，给予有效治疗。在治疗过程中则重视针药并用，韦氏中医眼科三联九针疗法就是在传承前辈经验的基础上，经过长期临床实践后，总结出的针刺方法，也是韦教授门诊最具特色的治疗风格。

4. 活用成药，方便患者　对于慢性眼病，需要长期服药控制、巩固疗效的患者，韦教授主张可以汤药、成药交替服用，汤药自是在辨证论治的基础上的量身定制之方，中成药亦是以中医基础理论为指导，不离专科辨证特色，谨守病机，分型选药。常见的参苓白术散、补中益气丸、杞菊地黄丸、人参归脾丸、知柏地黄丸、附桂八味丸、逍遥丸、玉屏风散、石斛夜光丸等。汤者荡也，丸者缓也。陈旧痼疾的慢病患者可以汤药与成药交替服用，或服一段药，停一段药。一则符合慢病如"抽丝"的疾病性质，二则可以减轻患者的心理与经济负担，三则有助于提高患者的依从性，遵医治疗。

5. 注重调护，防治结合　韦教授认为，眼病不仅与整体相关，平日的保健养生对防病治病及眼病的恢复亦很必要。目前多种媒体上热衷于介绍各种养生，韦教授提出，所谓养生应包括养性、养心和养身，而前两者更重要。眼睛是机体重要的感觉器官，尤其是当前网络信息的广泛传播，外界信息的80%均是通过视觉系统接受的，一旦视觉障碍，患者都很担忧甚或焦虑不安。故韦教授特别强调并耐心开导患者，平素要七情调和，不可着急动怒，保持心情舒畅，只有这样才能使气机调畅，气血平和，眼科的暴盲、绿风内障等常常源于情志的不畅，失其调和所致。劳逸应适度，适当运动及劳动可促进血脉流通，增强体质，但过劳就会损耗气血，"久视伤血""劳则气耗"，《灵枢·大惑论》云："五脏六腑之精气，皆上注于目而为之精……目者，五脏六腑之精也，营卫魂魄之所常营也，神气之所生也。故神劳则魂魄散，志意乱。"所以生病起于过用，尤其在眼病的治疗过程中更是应注意节约用眼。另外还要饮食有节，眼病尤其要注意戒烟慎酒，烟酒为辛热刺激之物，可助火上炎，尤其对于外眼热病或素体阳盛者，还要注意忌口，辛辣刺激及海鲜羊肉等腥发之物。

（二）临床经验举例

在跟诊过程中对韦教授治疗角膜炎、视神经萎缩用药使我感触颇深，在此做一简要阐述。

1. 角膜炎　角膜炎是由各种细菌或病毒感染引起的严重损害视力的角膜病变，其原因或为外伤，或为六淫外邪加之脏腑积热而致。主要表现为眼痛、异物感、畏光、流泪、视力下降。目赤肿痛，羞明流泪此多为风热之证；口干喜饮、大便干结、小便赤涩，头眼剧痛多为火毒炽盛入里所致。风热之证见羞明流泪、泪多眵少者多为风重于热，选择祛风为主的药物：防风、羌活、白芷、荆芥、苏叶、蔓荆子、蝉衣、薄荷；眵多泪少者为热重于风，选择清热解毒为主的药物：金银花、连翘、蒲公英、地丁、大青叶、野菊花。眼痛甚者加蔓荆子；充血较重者常在祛风清热的基础上适当加牡丹皮、赤芍、紫草类凉血活血药。对于风热上犯风轮导致黑睛骤生灰白星点翳障者，往往有碜涩赤痛、畏光流泪，韦教授应用经验方荆防五味消毒饮（秦皮、秦艽、荆芥、防风、蒲公英、野菊花、地丁、鱼腥草、生甘草、生地、玄参），韦教授强调早期以疏风清热为主但勿忘养阴生津。韦教授认为当邪去大半，刺激症状减轻后风药可酌减，在继续祛邪的基础上，补益药物应适当早用，既防久病伤正，又可以扶正去除余毒，增强机体抗邪外出和促进病损组织修复，气虚者中药可加党参、黄芪、太子参益气扶正，阴亏者加生地、麦冬、北沙参滋阴生津。若外风日久引发内风，加之素体阴亏者，可加石决明、钩藤、白芍、阿胶类平肝养阴药，对后期角膜残留云翳为主者，又以退翳明目为主。临证需重视脾胃，如果有纳呆、舌质淡、苔薄白、脉沉细等无明显热象者，则一定要加大健脾和胃之药。对于角膜溃疡前房积脓者应用眼珠灌脓方，对角膜炎或角膜溃疡后服用寒凉药和祛风药较多阴血不足，脉络瘀滞，翳凝难退者应用四物退翳汤以清肝平肝，退翳明目。

（三）病案举例

▶病案一

患者：某男，40岁。2019年9月17日初诊。

主诉：左眼视物不清伴头痛 3 个月余。

现病史：患者于 3 个月前角膜移植术后患角膜溃疡，曾怀疑是棘阿米巴感染所致，应用眼珠灌脓方治疗，目前前房积脓消失，但角膜失代偿性水肿，目前应用角膜绷带镜，舌质淡红，苔薄白，脉沉细。

中医诊断：黑睛病类（左），证属气阴两虚。

西医诊断：角膜水肿（左）。

治法：益气养阴，退翳明目。

处方：生黄芪 40g，炒白术 20g，茯苓 15g，女贞子 15g，生地 20g，石斛 20g，玄参 20g，天花粉 15g，密蒙花 15g，蝉衣 6g，炒薏苡仁 15g，牡丹皮 15g。14 剂，水煎服，每日分早晚 2 次服。

二诊：2019 年 10 月 8 日。服药后角膜水肿减轻，疼痛减轻，原方减牡丹皮，加野菊花 10g，14 剂。

三诊：2019 年 10 月 22 日。服药后角膜水肿继续减轻，原方减玄参，加谷精草 15g，生甘草 10g，继服 14 剂。

按语：患者病久已虚，局部水肿，经辨证为气阴两虚，故以益气养阴、退翳明目为主要的治疗思路，由于患者体胖高大，所以药物剂量也偏大。韦教授认为角膜溃疡久不愈合的往往在炎症控制后主要以虚证为主，还有临床常见的病毒性角膜炎、带状疱疹性角膜炎因为要经常点眼药水，使角膜不能休息，加重了机械性损伤，所以在后期的治疗要用扶正祛邪，根据病程和患者的身体情况加清热解毒退翳药物，根据眼部情况和全身情况，调整两部分的用药重点。

2. 视神经萎缩　韦教授数十年致力于视神经疾病的研究，在视神经疾病方面积累了丰富的经验。对于急性视神经疾病强调查找病因，中西医结合治疗。对于视神经萎缩疾病，该病的致病原因较多，有家族遗传性、炎性、中毒性、占位性、缺血性、变性及青光眼等所造成。韦教授认为视神经萎缩的定义应该涵盖两方面的内容，根据其病理损害范围和程度的不同，既可以是疾病的最终结果，也可能是病因尚未解除的病变过程，前者病程长，病理损害广泛，视功能丧失已呈不可逆性，后者病程较短，病理损害相对局限或正在进展中，只要及时发现病因，有望控制病情，或恢复一定的视力。查找致病原因是非常重要的，针对病因治疗，解除继续导致视神经受损的因素，只要患者有既定的基础视力或电生理 VEP 有一定的波形，积极采用中药、针刺治疗，辅助神经营养剂及维生素类药物应用，对于尚有功能的视神经就可以起到保护和恢复的作用。韦教授认为针刺参与本病的治疗对患者视功能的改善更有效。韦氏中医眼科三联九针疗法一联为近眼三针即睛明、承泣、上明；二联为眼周透三针，即丝竹空透鱼腰、阳白透攒竹、四白透下睛明；三联为头体全身三针，常根据全身辨证，从风池、目窗、翳明、合谷、足三里、光明、太冲、三阴交、地五会等腧穴中选取三穴。视神经萎缩属于眼底病，近眼三针采用深刺法为主，因眼周血管丰富，不可提插，可原位轻捻转，或使用弹法、刮法及飞法。对于重症及视神经及视路病变，还多配合头针中的视区治疗以增效。韦教授治疗视神经萎缩重视调肝，在继承家传的经验基础上制成青盲一号方（柴胡、当归、白芍、党参、白术、菊花、枸杞子、石菖蒲等），以益气养血，补肾明目。用于治疗原发病已经去除，或病因不明，病程迁延导致精血不足、情志不畅、脉络不通的肝郁血虚型视神经萎缩。久病多虚多瘀者，加用黄芪以益气补虚，丹参、川芎以活血理气。

▶ 病案二

患者：王某，女，51 岁。2019 年 4 月 23 日。

主诉：右眼视物不清 2 个月。

现病史：患者于 2 个月前因右眼突然视物不清伴有视野缺损而就诊于北京某医院眼科，诊断为缺血性视神经病变，给予曲安奈德 20mg＋地塞米松 2.5mg 右眼球后注射，并给予前列地尔 10mg 静脉滴注，复方樟柳碱穴位注射，患者右眼由 1m 指数提升至颞侧侧视 0.15，后视力又下降，患者为求中医治疗而来韦教授处诊治。现主症：右眼视物不清，视野缺损，夜寐安、纳食可，二便调。舌质暗，苔薄白，脉弦细。

专科检查：①视力：右眼 0.04，左眼 0.8。②眼前节：球结膜无明显充血，角膜清，前房深浅可，右眼瞳孔对光反射略迟钝，晶状体清。③眼底：右眼视盘边清色淡，网膜血管动脉细，静脉充盈，黄斑区中心凹光反射不清。④眼压：双眼 17mmHg。

中医诊断：青盲病（右），证属气虚血瘀，目系失养。

西医诊断：视神经萎缩（右）。

治法：益气活血，通络明目。

处方：黄芪 30g，当归 15g，川芎 10g，红花 10g，木香 10g，楮实子 10g，枸杞子 10g，女贞子 10g，柴胡 10g，桔梗 10g，牛膝 10g，枳壳 10g。14 剂，日 1 剂，水煎服，分早晚两次服。

二诊：2019 年 5 月 7 日。服药后右眼视物较前清晰，视力右眼 0.3，左眼 0.8，视野缺损逐渐恢复，双眼底检查同前，有耳鸣。舌质暗，苔薄白，脉弦细。原方加石菖蒲 15g，蝉蜕 6g。14 剂，日 1 剂，水煎服，分早晚两次服。

三诊：2019 年 5 月 21 日。服药后右眼视物较前更加清晰，视力右眼 0.6，左眼 0.8，视野缺损继续恢复，双眼底检查同前，仍有耳鸣。舌质暗，苔薄白，脉弦细。中药处方如下：黄芪 30g，西洋参 10g，当归 10g，川芎 10g，木香 10g，楮实子 10g，枸杞子 10g，决明子 10g，柴胡 10g，桔梗 10g，菊花 10g，陈皮 10g。30 剂，每周 5 剂，停 2 天后继续服用。

四诊：2019 年 7 月 23 日。服药后右眼症状平稳，视力右眼 0.6，左眼 0.8，视野比较稳定，双眼底检查右眼视盘色苍白，舌质暗，苔薄白，脉弦细。上方加石斛、玉竹。处方如下：黄芪 30g，西洋参 10g，当归 10g，川芎 10g，木香 10g，楮实子 10g，枸杞子 10g，决明子 10g，柴胡 10g，桔梗 10g，菊花 10g，陈皮 10g，石斛 10g，玉竹 10g。7 剂，日 1 剂，水煎服，分早晚两次服。

五诊：2019 年 7 月 30 日。服药后右眼症状平稳，视力右眼 0.5，左眼 0.8，双眼底检查右眼视盘色苍白，舌质暗，苔薄白，脉弦细。上方减玉竹，加车前子 15g。处方如下：黄芪 30g，西洋参 10g，当归 10g，川芎 10g，木香 10g，楮实子 10g，枸杞子 10g，决明子 10g，柴胡 10g，桔梗 10g，菊花 10g，陈皮 10g，石斛 10g，车前子 15g。30 剂，日 1 剂，水煎服，分早晚两次服。

六诊：2019 年 8 月 30 日。服药后右眼症状平稳，视力右眼 0.8，左眼 0.8，视野进一步好转，双眼底检查右眼视盘色苍白，余未见明显异常。原方继续服用，隔日 1 剂。

按语：患者因缺血性视神经病变而导致的视神经萎缩，是由于视盘的有效灌注不足所致，本病病在局部，但与全身的基础疾病有关，因气血灌注不足，故属于气虚血瘀所致，故应益气活血通络，方中黄芪重用，与当归一起有益气养血之效，川芎、红花活血化瘀通络，柴胡、桔梗、牛膝、枳壳调气机升降，张元素认为木香"散滞气，调诸气，和胃气，泄肺气"，李时珍曰"木香乃三焦气分之药，能升降诸气"，楮实子、枸杞子、女贞子以子能明目之意，总观本方以益气行气调气，养血行血通络为主，经过治疗使视力基本恢复正常，视野得到改善。

三、秦杏蕊教授学术特色及临床经验

秦杏蕊教授，主任医师，硕士生导师，曾师从于全国著名中医眼科专家庞赞襄教授，学习多年，深得庞老技艺精髓，积累了丰富的经验，有很高的学术造诣。秦教授在热性眼病、干眼及眼底视神经视网膜疾病的治疗中有丰富的临床经验。

1. 秦教授以金元医家刘完素的"六气皆从火化""五志过极皆为热甚"的理论为指导，认为眼病多为热邪致病。热性眼病常见病因病机为风热交攻、热毒炽盛、肺肝风热、肝经郁热、肝胆火炽、痰热上壅、湿热上犯、阴虚内热等，故治以清热为主。眼表疾患病情初起热邪常与风邪相兼，故宜疏风清热为先。若有病情发展常与患者的体质相关，呈现出热邪在不同的脏腑及夹痰夹湿的不同，实证虚证的差异，故在临床中治法不同。而眼底疾病多为脏腑郁热，气机失调。

秦教授认为，眼为至高之窍，风邪易袭，兼夹他邪致病。临床常见的白睛疾病如急性卡他性结膜炎属于祖国医学"暴风客热"范畴。临床症状多为目痒、目痛、沙涩、羞明、胞睑浮肿、白睛红赤等，均为眼科风热证表现。秦教授在总结前人经验的基础上，经过多年临床观察，得出本病的主要病机为风热侵袭，而素体积热，湿热内蕴，阴虚内热又为病情加重的内在因素。患者感受风热之邪基础上，如果平素嗜食辛辣、吸烟过多等导致素体积热；或饮酒过多，导致湿热内蕴；或素体阴虚内热，加之劳神熬夜，用眼过度又加重阴血耗伤则病情容易加重或出现变证。

瞳神疾病中的瞳神紧小病，对应于西医学的葡萄膜炎，常见的病机为肝经风热、肝胆火炽，或罹患风湿，风湿郁久化热，或久病伤阴，肝肾阴亏，虚火上炎，导致黄仁被灼，神水变混，瞳神紧小。某些眼病如花翳白陷、凝脂翳、混睛障等波及黄仁而致瞳神紧小；全身性疾病如糖尿病、梅毒、结核、风湿、麻风、钩端螺旋体病等累及瞳神；还有眼部外伤，损伤眼内脉络，气滞血瘀，目络阻滞而发病。秦教授认为，根据经典，头为诸阳之首，目为七窍之宗，位居高位，易受外邪侵袭。风为百病之长，善行数变，黄仁属肝，肝为风木之脏，肝主风，风气通于肝，所以容易招致风邪。且风火相煽，火性炎上，因而风火每相挟为病，风热交攻则发病急；风热之邪循肝经上壅于目，故眼痛、羞明流泪、视物不清、抱轮红赤（睫状充血）；热邪煎熬致神水（房水）混浊而有沉着物附于黑睛内壁；黄仁（虹膜）纹理不清，瞳神（瞳孔）紧小，故在本病初起，皆因肝经风热上攻，血随邪壅而成毒，治宜疏风清热、凉血解毒。

秦教授在热性眼病初期擅于应用风药，不仅有疏散风邪的作用，还有引药上行的作用，对于郁热来说还有"火郁发之"之意，尤其是在发病早期应用常有事半功倍的效果。通过临床观察创制清目汤治疗风热为患的眼病。能够减少眼局部用药及全身抗生素、激素的用量，协助激素药物顺利撤减，调整机体免疫状态，减少复发，维持眼表正常生理环境，防止药物性结膜炎、角膜炎、干眼症的发生，有增效减毒的重要意义。

2. 现代医学的干眼，是指任何原因造成的泪液质或量异常或动力学异常，导致泪膜稳定性下降，并伴有眼部不适和（或）眼表组织病变特征的多种疾病的总称。常见眼睛干涩、有异物感、灼热痛感、分泌物黏稠、容易疲倦、眼痒等症状；严重者角膜上皮损伤，甚至出现溃疡。临床上有单纯的干眼，还有因免疫系统中的干燥综合征在眼部的表现。秦教授认为本病的主要病机为肝肾阴虚、燥热伤津，津不上呈于目，目失濡养，又加上久视伤血。主张以补益肝肾，养肝血明目为大法治疗干眼。祖国医学干眼属于"白涩症"范畴，严重者称为"神水将枯"或"神气枯瘁"，在《证治准绳·杂病·七窍门》有载"神珠外神水干涩而不莹润……"。《眼科大全》谓："目珠外，神水枯涩而不润泽。"《审视瑶函》中提及此病："此症南人俗呼白眼，其病不肿不赤，只是涩痛，乃气分隐伏之炎，脾肺络湿热，秋天多患此。"秦教授认为本病的病机辨证运用五轮理论之轮脏隶属关系，强调眼表为标（轮），脏腑为本。肝开窍于目，在液为泪，泪膜不稳定或眼表异常均会引发干眼症。据此而创制养肝血明目的爽目汤治疗干眼。临床观察该方对于干眼、眼疲劳疗效卓著，尤其对于目前干眼患病率逐渐增高的时代，取得很大的社会效益。

3. 缺血性视神经病变属于中医"暴盲"范畴。现代医学认为该病的发病机制是由于供应视盘的小血管发生缺血性病变，致使视盘局部供血不足而产生梗死所致。视盘的前端即筛板前区及筛板区的血源依靠睫状后血管的小分支供应。如果其中某支或数支发生缺血性病变，则该支所供应的视神经纤维因供血不足而产生梗死等一系列病理变化。该病与局部因素及全身疾病有相关性。现代医学主要是及时给予大剂量的糖皮质激素，同时配合血管扩张剂、脱水剂、降眼压药物、B族维生素及高压氧治疗。发病初期应用激素是目前常用的措施，但疗效并不理想。长期和大剂量应用激素会对本病其他的基础疾病如糖尿病、高血压、高脂血症等有加重作用；由于本病的组织解剖结构有特殊性，故使用血管扩张剂可加速部分视神经变性坏死或相应区域毛细血管受压而导致缺血范围的扩大；脱水剂的全身应用会使血液黏度增加不利于营养物质和治疗药物迅速到达病变组织。由于临床检测手段的局限性，所以现代医学对此病的治疗，仍然局限于疗效并不理想的药物治疗。秦教授认为其病机为气滞血瘀，玄府壅塞，目系失养，其局部病理是血瘀气滞水停。因血之运行，有赖于气之推动，气虚则运血无力，使血行缓慢，瘀血内停，"血不利则为水"，血脉瘀阻而导致目系水肿更加重瘀阻。《景岳全书·杂证谟·诸气》云："血无气不行，血非气不化。"《医林改错》云："元气既虚，必不能达于血管，血管无气，必停留而致瘀。"气血并行脉中，周流不息，源源不断营养目系，若交结瘀阻，玄府郁闭，神光发越受阻，导致视力下降，视野缺损，视功能严重障碍，故需解而疏之，肝主调畅气机，气为血之帅，故秦教授主张将益气活血通络作为本病的治疗大法，以针刺为调畅气血之利器，恢复气机畅通，且无自相矛盾之顾忌，从而制订疏肝解郁通络汤。

经验方简介

1. 清目汤 金银花30g，蒲公英30g，天花粉10g，生地黄15g，黄芩10g，赤白芍各12g，荆芥10g，防风10g，甘草6g，白蒺藜10g，蝉蜕10g。有清热解毒、散风凉血之功效，方中金银花甘、寒，归肺、心、胃经，具有清热解毒、疏散风热之功，长于散在表之风热，眼科常用于治疗热毒壅盛所致的眼部红肿热痛及风热所致的外障眼病。蒲公英苦、甘，寒，归肝、胃经，功能清热解毒、消痈散结、利湿通淋，眼科常用于治疗热毒上攻所致的目赤肿痛等眼病。天花粉甘、微苦，微寒，归肺、胃经，清热生津，清肺润燥，解毒消痈，眼科常用于热性眼病，三药合用可治疗眼科各种火热证。荆芥、防风辛温解表，散在表之风邪，适用于眼目肿胀、痒涩、流泪，属风邪在表者。生地黄养阴凉血清热，赤芍苦、微寒，归肝经，清热凉血、散瘀止痛，眼科常用于治疗热结瘀滞所致的胞睑痈疮或眼内瘀血停留者凉血散瘀，白芍酸、甘，归肝、脾经，具有养血调经、平肝止痛、敛阴止汗之功，眼科常用于治疗阴血不足的眼病，或血虚肝旺、肝气不和的跳痛等眼病。使用上述血分药正是"治风先治血，血行风自灭"之意。黄芩苦，寒，归肺、胆、胃、大肠经，清热燥湿，泻火解毒，凉血止血，除热安胎，四药合用共奏清热凉血之功，眼科常用于肺热亢盛所致白睛红赤的急慢性白睛疾病。白蒺藜活血祛风，明目止痒；蝉蜕疏散风热，明目退翳。甘草调和诸药，清热解毒，诸药合用，共奏清热解毒、散风凉血之功。脾胃虚寒及风寒表证者忌用。

2. 爽目汤 药物组成为石斛、女贞子、枸杞子、地黄、麦冬、当归、赤芍、白芍、菊花、夏枯草、枳壳、荆芥、防风、柴胡、香附等。方中女贞子、枸杞子滋补肝肾、明目，石斛养阴清热，益胃生津，地黄清热凉血、养阴生津。麦冬养阴润肺，益胃生津；当归补血和血，白芍养血调经，平肝止痛；赤芍善走血分，除血分郁热而有清热凉血、散瘀止痛之功，夏枯草苦辛寒，功能清泻肝火、消肿止痛，又肝火得清，则阴血上荣，故兼养肝明目之效，菊花善于疏风清热，清肝泻火，兼能益阴明目；

荆芥轻扬透散，祛风止痒，防风功善疗风，退翳明目。柴胡和解表里，疏肝解郁，可与白芍配伍，治头痛目眩，并退翳明目，香附可行气解郁，和血止痛，用于眼球胀痛，或夜间痛甚，视物模糊，枳壳善于行气，可载药上行。以上诸药合用，共奏滋补肝肾、清热生津、养血明目之功。主要针对干眼症、青少年近视、视疲劳及肝血不足所致的其他眼病。热性眼病禁用。

3. 疏肝解郁通络汤 药物组成为柴胡、白术、赤芍、茺蔚子、香附、丹参、地龙、泽兰、牛膝、木贼、黄芪、当归、茯苓、车前子、鸡血藤。方中柴胡、当归疏肝解郁为君药，黄芪、白术健脾益气，赤芍、丹参活血祛瘀通行血脉，牛膝活血祛瘀引血下行共为臣药；香附理气开郁，车前子、茺蔚子清肝利水，泽兰化瘀利水、茯苓健脾利水，木贼为风药，风药善行气血、疏通经络而有活血化瘀之效，具有祛风开玄府之功，地龙祛风解痉，鸡血藤行血补血，通行血络而共为佐使药。该方对多种视神经病变加减治疗均有较好的临床疗效。临床常配合针刺治疗，针刺局部主穴加以远端循经取穴为原则，针刺取穴：双侧上睛明、承泣、攒竹、目窗、风池、翳明，对侧合谷穴，经络是气血运行的通道，穴位是气血灌注的场所，本病为缺血性疾病，应用针刺，可加速改善气血灌注状态。

第二节 学习心悟

一、跟师薛伯寿教授学习心悟

国医大师薛伯寿教授为中医大家蒲辅周先生的入室弟子，他继承并发扬了蒲老的学术思想。薛教授学识丰富，临床辨证精准、思路敏捷、圆机活法、用药轻灵；淡泊名利，讲究奉献，崇尚自然，关爱学生。精神矍铄，满头银发，有仙风道骨之感。面对患者薛教授常怀大慈悲悯之心，不仅处方用药精当，还开导患者不分贫富贵贱都应热爱国家，感恩社会，要做对国家、对社会有用的人；要多做阳光下的运动，关爱老幼，夫妻之间当互相体谅，互相包容，体现和合之美。形形色色的就诊患者如接受了一场思想的洗礼，打开了心结，提高了境界，正如薛教授所倡导的治病要先调其神，再调其气。薛教授临床治病遵循阴阳之道，重视脏腑气机，效如桴鼓，屡起沉疴，每每叹为神奇。学者有幸拜薛教授为师，收获良多。下面将学习心得作一简要介绍。

（一）学术特色

1. 融会贯通，伤寒温病　薛教授得蒲辅周先生真传，对外感热病造诣颇深，认为若无外感热病诊治经验，则很难提高内伤杂病的诊疗水平，更难提高疑难病症的疗效。治疗外感热病，首要精研《伤寒论》，同时融会贯通温病、温疫之法。《伤寒论》实为伤邪论，伤于六淫、疫气。蒲辅周先生曾说："六经、三焦、卫气营血等辨证皆说明生理之体用，病理之变化，辨证之规律，治疗之法则，当相互为用，融会贯通。"薛教授融会贯通伤寒温病之法，无门户之偏见，活用经方时方，创造了外感热病治疗中的奇迹。

2. 圆机活法，合方治病　薛教授强调"以法治病，不以方求病"，证变法异，不可执死方医活人。法随证立，方从法出。立法精准，用药贴切，方能起疴愈疾。用药如用兵，讲究君臣佐使，须有章法、有布局、有层次。同病异治，异病同治。合方治病，合方中既有经方也有时方，有时一方为主，一方为从，有时诸方并重，最常用的方诸如黄芪赤风汤、四逆散、小柴胡汤、栀子豉汤、升降散、银翘散等，方子虽小然医理深刻。强调处方用药当一药一方多种功效，以图方小力宏。

3. 重视气机，调畅气血　《黄帝内经》谓："疏其血气，令其条达而致和平""气以通为补，血以和为补"。气血冲和，万病不生，一有怫郁，诸病生焉，故人生病，多生于郁。有因病而郁，有因郁而病。治外感病，尤其内伤杂病、疑难病症，甚至防治衰老皆必重视调畅气血。重视补而勿滞，不可盲补。《金匮要略》云"若五脏元真通畅，人即安和"，即以通为补。薛教授临床善用桂枝汤、黄芪赤风汤、升降散、四逆散、大小柴胡汤、越鞠丸等方剂调畅脏腑气血。

4. 必先岁气，毋伐天和　《伤寒温疫条辨》卷首"治病须知大运辨"一节，提出须知有逐岁之小运，有六十年而易之大运，并说："总以大运为主，不以岁气纷更，强合乎证。又不设成见于中，惟证为的，与司天不合而自合，庶乎近道矣。若概谓必先岁气，毋伐天和，似非世则之言。"

四时外感之病，各有不同，须掌握季节气候变化，有时内伤杂病也需要考虑气候影响。"必先岁气，毋伐天和""人以天地之气生，四时之法成"，人所生地域环境不同，饮食生活习惯差别大，体质各异，所患疾病有别，治法当分别对待。

5. 顺应自然，太极养生　薛教授认为善养生者，必须调于四时，顺从自然，天人合一，人在天地之中，天地之气在我身中，融汇在一起即为生气通天，人必须接受自然之能转化为生命之能，人以天地之气生，四时之法成，逆之则灾害生，薛教授倡导四时养生的核心重视阳光，万物生长茂盛靠太阳。薛教授倡导太极养生健身，主张饮食有节，谨和五味，起居有常，劳逸结合，清洁卫生，注重辟邪，健康来自合理生活方式，药补不如食补，食补不如精补；饮食不当，可导致众多严重疾病；"流水不腐，户枢不蠹"，需劳逸结合，合理太极运动。薛教授云太极运动能预防百病，又可促进百病康复，更可提高智慧创新能力。

6. 尊道贵德，慈简淳朴　薛教授重视中国优秀的传统文化，推崇《道德经》与《易经》，认为研读中医经典须回归中华传统文化。认为老子倡导尊道而贵德，"无为"才能有所为，无私才能无畏。常以《道德经》的"圣人无常心，以百姓心为心"为要求，体恤患者，服务人民。薛教授认为悬壶济世，绝非单纯治病；治病救人，不仅救人性命，还要救法身慧命。医者必须有崇高思想境界，方能指导患者修身养性，使患者真正知"健康靠自己"。防病为先，治人与治病并举，治病不忘治心为要。薛教授生活简朴自然，修身静心，认为养生必先养性，使人们懂得处世为人之道保持人与自然和谐，人与社会和谐，即为天人合一。

(二) 临床经验及学习心得

薛伯寿教授治疗外感病重视宣透清解，内伤病重视气机调畅，在临床中薛教授的临床思路非常活跃，常常出奇制胜，薛教授治病之法不是一朝一夕能够掌握的，下面把学者跟师时薛教授常用的方剂及临床心得做一简要总结。

1. 黄芪赤风汤　王清任谓："此方治诸病皆效者，能使周身之气通而不滞，血活而不瘀，气通血活。"薛教授认为黄芪、防风两药相配益表之气，祛表之风，固表之卫；赤芍入营，活血通络；三药相配益气固表，通畅营卫，祛风通络。临床用于表气虚，卫表不和，营分血滞，络脉不通之多种病证。学者将此方应用于眼病麻痹性斜视，重症肌无力眼肌型，眼部缺血性疾病如视网膜中央动脉阻塞，缺血性视神经病变等，还有老年人眼病伴有中风后遗症者，或过度思虑，伤脾害胃，身体倦怠乏力等等情况中，常有较明显的效果。

2. 四逆散　虽冠以少阴病，实为调和肝脾的和解剂，是为肝胃气滞阳郁，气机不畅之证所设。《伤寒论》云："少阴病，四逆，其人或咳，或悸，或小便不利，或腹中痛，或泄利下重者，四逆散主之。"四逆散仅柴胡、芍药、枳实、甘草四味，柴胡条达肝气，畅达脾土，推陈致新，引肾中真水上达于心，甘草味甘平入脾土，脾气健旺，道路通畅，芍药、枳实相配合调和气血，柴胡、枳实升降气机。眼病患者因情志不畅为病者较多，情志不畅则气机不利，气郁血瘀痰阻水停，等等诸多病理产物出现，导致脉道不通，玄府闭塞，神光发越障碍，视力下降，故四逆散对于调气机有重要的作用。

3. 升降散　此方更是薛教授常用之方，薛教授认为灵活应用升降散可提高治疗外感热病及内伤杂病临床疗效，"是方以僵蚕为君，蝉蜕为臣，姜黄为佐，大黄为使，米酒为引，蜂蜜为导，六法俱备，而方乃成。……盖取僵蚕、蝉蜕，升阳中之清阳；姜黄、大黄，降阴中之浊阴，一升一降，内外通和，而杂气之流毒顿消矣。"薛教授认为风热邪毒、秽浊郁闭，影响脏腑之升降出入失常是升降散治疗外感热病和内伤杂病的病机要点。要在辨病辨证选方用药基础上合用升降散。外感热病及疫病常合银翘散、普济消毒饮、清心凉膈散、荆防败毒散、升麻葛根汤、小柴胡汤、甘露消毒丹、桑菊饮、麻杏石甘汤等；对于内伤七情气机失调引起的内伤杂病，辨证运用四逆散、逍遥散、越鞠丸、四七汤等常合用升降散加减；饮食不节积滞，辨证选用保和丸、枳实导滞丸、大柴胡汤基础上合用升降散；内伤病属痰瘀互结者，在辨证选用十味温胆汤、桂枝茯苓丸、血府逐瘀汤、丹参饮基础上合升降散，都是提高疗效的奥秘。学薛教授的用药配伍经验，将升降散与丹栀逍遥散、栀子豉汤等方剂配伍应用于清热理气开郁通闭的治疗思路中，尤其对于郁热所导致的视神经疾病中，取得明显的疗效。

4. 小柴胡汤　是《伤寒论》中和解半表半里治少阳枢机不利的基础方（柴胡、黄芩、制半夏、炙甘草、生姜、大枣、党参）。本方通达三焦气机，升降水火，使胆腑气机条畅，阳明胃可降浊，太阴脾可升清，气通津布。故小柴胡汤加减治疗应用范围极广，也是薛教授临床最喜欢应用的方剂之一。少阳病的特点为易经腑同病，易气郁易化火，易生痰、生饮、生水，易伴发太阳、阳明、太阴之气不和。经证常见目赤、耳聋、胸胁苦闷，往来寒热；腑证常见口苦、咽干、目眩、心烦、喜呕，默默不欲饮食。柴胡透达少阳半表之邪，黄芩泄半里之热。二药配伍以解寒热往来、胸胁苦满、心烦等症。配半夏、生姜和胃降逆以止呕；配党参、甘草、大枣益气扶正祛邪，同时姜、枣相配，可以调和营卫。此方不仅在内科应用广泛，在眼科临床中用小柴胡汤加减治疗多种眼病，亦屡获效验。小柴胡汤在眼科最大的作用是它的解郁作用，"肝开窍于目"，肝胆互为表里，肝气和则目能辨色视物，肝之液为泪，故少阳胆府枢机不利所引发的眼病均可从和解来论治。小柴胡汤在内眼疾病的用途亦多。临床上对于视神经乳头炎、视神经视网膜炎、中心性浆液性脉络膜视网膜病变等均有较好疗效。

5. 消毒犀角饮　薛教授重视该方，并在多种疾病中加减应用，该方出自宋代《太平惠民和剂局方》，由"防风（去苗）八两，荆芥穗、甘草（炙）各一十六两，鼠粘子（炒）六十四两"组成。制为粗末，"每服三钱，水一盏，煎至七分，去滓，食后，温温服之""治大人、小儿内蕴邪热，咽膈不利，痰涎壅嗽，眼赤睑肿，腮项结核，痈肿毒聚，遍身风疹，瘭毒赤瘰，及疮疹已出未出，不能快透，并皆治疗。小儿疹豆欲出，已出热未解，急进此药三、四服，快透消毒，应手神效"。叶天士所说"盖伤寒之邪留恋在表，然后化热入里，温邪则热变最速，未传心包，邪尚在表，肺主气，其合皮毛，故云在表。在表，初用辛凉轻剂。夹风则加入薄荷、牛蒡之属……"。故薛教授在外感热病早期常应用消毒犀角饮合用银翘散、升降散、栀子豉汤，然本方中荆芥穗、牛蒡子、甘草本就为银翘散中药，所以薛教授单用银翘散时强调不能去掉三味貌似平淡之药，可加防风，有此深意。薛教授临床治疗皮肤病亦多应用消毒犀角饮灵活合方，药味少而轻灵。湿疹者合麻黄连翘赤小豆汤；痤疮者合四妙勇安汤加连翘、浙贝、蝉衣、白芷等；银屑病者此方合黄芪赤风汤、升降散；带状疱疹者初期此方合龙胆泻肝汤；荨麻疹者此方合用麻黄连翘赤小豆汤加蝉衣、白蒺藜等。该方薛教授多用于上呼吸道疾患及皮肤疾病，体现了异病同治的中医治病思维。领会该方治病的透达之性，在眼科临床用于治疗风热之邪上犯所引起的外障眼病，如针眼、聚星障、暴风客热等疾病。

6. 九子地黄丸　薛教授治疗五官科部分疾患常用九子地黄丸，薛师讲该方是四川当地一名老中医龚老传授给蒲老，九子地黄丸是在六味地黄丸的基础方加用五味子、枸杞子、沙苑子、决明子、青葙子、茺蔚子、菟丝子、覆盆子、车前子，再加龟板、磁石、沉香而成。该方有补肾精、潜阳封藏之功，薛教授常以砂仁代替沉香，临床用于治疗一些难治性眼底疾病可收到较好的疗效。我在临床上治疗老年性黄斑变性，常常应用此方，对于部分不愿接受现代医学行玻璃体腔注射抗 VEGF 药物的患者，服用该方，能在较长的时间范围内维持较好的眼底黄斑形态及视力。

7. 九转黄精丹　薛教授临床喜用黄精，与当归一起可组成九转黄精丹之意，薛教授认为黄精"甘平，归脾、肺、肾经，益精，填髓，强筋骨，安五脏，祛风湿"，酒黄精可气阴双补，补而不滋腻，更能宽中益气，使五脏调和，与当归相伍有治"男妇一切不足之症，五劳七伤，诸虚百损，能安五脏，固精壮神，开胃健脾，多进饮食，脾肾双补，大有水火既济之功"。在临床中对于脾肾亏虚之证，老年虚弱之证，年轻人因常年熬夜所致精力衰惫者常用之，我学此方后常应用于慢性进行性眼病患者，如视网膜色素变性、视神经萎缩以虚证为主的，干眼症因过度用眼及熬夜所致身体虚弱者。

薛教授强调疑难病症多为外感内伤交融，表里寒热气血虚实错综，治病求本，必须考虑到伏邪、蕴毒、痰饮、瘀血、积滞等因素，素有"怪病从痰治""顽疾从瘀解"之说，然而正气虚损，首当调脾胃，使生化有源；滋养精血、固护肾气，以荣五脏。疑难病症因病机复杂，须合数法，精选复方。既要善用平常药物，必要时亦须善用猛将霸药。薛教授认为眼病与五脏六腑密切相关，眼与经络相连，与脏腑相通，气血和调，则目病不生，一有郁闭，则清阳不达，神光遮蔽。《证治准绳·杂病·七窍门》中谓："目内外并无障翳气色等病，只自不见者，是乃玄府幽邃之源郁遏，不得发此灵明耳。"故薛老认为脏腑经络通畅，气血调和是器官孔窍功能正常的保障，也是治疗五官疾病的重要指导思想。

二、李士懋教授学术思想在眼科临床应用心悟

非常有幸能够参加李士懋教授学术思想的培训学习，在学习过程中，逐渐对李教授的学术思想有了比较系统的了解，对李教授诊治疾病的思路有了清晰的认识，溯本求源，平脉辨证，使我们的辨证有据可依，使深奥的理论浅显化，复杂的问题简单化，大大提升了临床中诊治疑难杂症的水平。在此将心得体会总结为以下几个方面。

1. 平脉辨证、首辨虚实，确定病性。以脉定证，以脉解症，以脉解舌，使后学者少走弯路。在此次的培训过程中各位老师都在强调不是学习李教授的一方一法，而是领悟到思辨是中医的最高层次；证是平脉辨证体系的核心；脉是辨证论治的灵魂；要以中医理论为指导，平脉辨证，首分

虚实；以脉解症、以脉解舌、胸有全局；动态辨证、方无定方，法无定法，也就是李教授提到的"要明于理，而不拘于迹"；根于中医理论基础，溯本求源，李教授主张以脉诊为重心的辨证论治方法，认为脉可定病因、病性、病位、病势；以沉取有力为实，无力为虚为诊脉纲领。

一个疾病的完整诊断，要有四个要素：一是病性，二是病位，三是程度，四是病势。关于疾病性质的判断，主要依据脉来判断，疾病的性质无非是寒热虚实，都可以在脉象上得到反映。脉象是由脉位、脉体、脉力、脉率、脉律、脉幅、脉形七个基本要素组成。脉位可分浮、中、沉三候；脉体有长短、阔窄之分；脉力分有力无力，当以沉候为准，无论浮取脉力如何，只要沉取无力即为虚，沉取有力即为实；脉率有徐疾之别；脉律有整齐与歇止之分；脉幅脉来去（即脉之起落）之振幅有大小之别；脉形，气血调匀，脉当和缓。脉之变化多端是构成脉象的七要素的变化。七要素的变化，是气血的变动，气血的变动是邪扰和正虚两类。故李教授认为气血为脉理之源，虚实为诊脉之大纲。在临床中虽然看病也摸脉但只能有几种典型的脉象能够掌握，若有典型脉象的病则处方用药疗效较好，而自己也分辨不清的脉象确实疗效欠佳，经过系统学习李教授的脉学知识，可以从七要素中细心体会，尤其是阴阳脉诊，可以说为调理身体的气机提供了依据，特别喜欢读李教授的著作，其中医理的分析，总有一种醍醐灌顶的感觉。如李教授分析三甲复脉汤的三种脉象：一者脉细数而虚，为肝肾阴亏略带一点阳气上浮；二者尺脉旺，此阴不制阳，而相火旺；三者阳脉浮大而虚，尺脉细数，阴亏阳浮，为阴不制阳，阳浮越，最基本的病机就是肝肾阴亏。李教授对君相二火的分析对理解阴阳脉诊很有帮助，君火为生理之火，由心所主，君火犹如天上的红日，相火亦即人身之少火，相火伴君火游行全身，辅君火以行事，这里的相火一般指寄于肝肾之相火，当水亏不能制阳而相火旺，则会出现尺脉旺，因为相火辅君火行事，会周游全身，而当相火妄动之时也可使全身任意地方出现问题。如当相火上冲到肺会出现咳喘，到头面可能造成头晕、面赤、口疮等，向外可能是傍晚时自觉发热，向下窜到前后二阴，会出现尿道灼痛等，临床中我观察到很多眼底出血的患者尤其是老年患者，阴虚于下，火炎于上而使相火僭越于上，灼伤脉道而出现眼底出血，应用滋阴降火，潜敛相火归位的治疗方法，往往会收到较好的效果。再如李教授用阴阳理论分析半夏泻心汤：脾胃位于中焦，为阴阳升降之枢机，脾气运化正常，中焦道路通畅，则阴升阳降，水火既济。若中焦脾虚不运，或他邪阻滞，则脾气不能斡旋中焦，阴阳不相交，此时可以出现心下痞，即患者所说的胃脘胀满，中焦是人身之枢纽，停滞则不能上通下达。当降不能降，当升不能升，则或现阴精化而无源之尺弱、清阳不得上升之寸沉的虚象，或阳不降积于上而为热，脉象为寸旺；阴不升，积于下而为寒，脉关尺沉减。阳不降所生之热为郁热，当用芩、连苦寒清热，阴不升则阴寒盛于下，故用干姜辛热祛寒，半夏交通阴阳，共奏辛开苦降之功。应用形象的医理思维将脉与方紧密结合起来。

实际人体就是一个有秩序的大气场，五脏气机各司其职，仔细体会李教授的阴阳脉诊，能够感知气机的紊乱出于何脏腑，由此为辨证的重要抓手。李教授临床诊病推崇脉诊，但反对故弄玄虚夸大脉诊作用，一个症可见于多种脉象，一种脉象又可见多个症状，难于单凭诊脉就准确描述患者症状，李教授亦反对形同虚设的脉诊。李教授客观的评价脉学是务实的中医精神。

2. 伤寒冠名，理清伤寒杂病的性质、病位、程度、病势，思路清晰，能够使学生提纲挈领地学习记诵。李教授等老一辈的中医大师无不强调经典的重要性，李教授将《伤寒论》《金匮要略》《温病条辨》反复研读，切之临床，才能够以郁热解温病，宣发透邪，给邪出路，创制新加升降散。温病的本质是郁热。郁热在里，可在脏在腑，可在气、在营、在血，可上灼、下迫、内窜，临床表现虽各异，然其本质相同，皆为郁热在里。温病初起的温邪犯肺，即为热郁于肺，传至气分、营分、血分，亦皆为郁热在里，故云"温热虽久，总在一经为辨"。使复杂的问题简单化。因温病本质是郁热，欲使郁伏之热外达，必须透。不仅营分证须透，卫、气、血皆须透。所以，透法亦非营分证所专有的治则。

温病初起，是温邪上受，首先犯肺，肺气膹郁，其实质是热邪郁肺，属郁热范畴。治则为清热透邪，尤以透邪为首务。欲使郁热外透，必须给邪以出路。若郁热不得透达，必逼热内窜，逆传心包，或顺传阳明、三阴。郁热重在透，忌寒凉冰伏，僵蚕、蝉蜕透热；姜黄行气血而调畅气机，以利热邪外达；大黄（量）降泄，使热下趋。四药性味虽然各异，皆擅透，清透并用，以透为先，集中解决郁热这一主要矛盾。李教授用升降散，恒加豆豉、栀子、连翘、薄荷，助其清透之力，名之曰新加升降散。栀子豉汤，给郁热以从上出的门径。栀子豉汤宣泄胸膈郁热，胸膈乃心肺所居，肺主气属卫，心主血属营。邪在上焦，卫气营血四个传变阶段皆可见，此时尤以宣畅胸膈气机为要。此举对防止逼热逆传心包，当有积极意义，亦有"先安未受邪之地"的意思。连翘、薄荷升浮宣散，透热外达。

在李教授评判伏气温病理论时，让人有茅塞顿开的感觉，《黄帝内经》这部经典，只有丰富临床经验的大师才能准确地解读其原质，否则望文生义，只停留在表面，而使后人一头雾水。随着学习的进展，加深了对郁热的认识，眼作为一个精细而微妙的视觉器官发挥着摄取巨大信息量的作用，而郁热是导致眼病的重要的病机之一，针对该病机应宣发透邪，给邪出路，故而产生了调气机、开玄府治疗视神经疾病的指导思想。

3. 崇尚经方、博采众长，深刻分析薛生白、张锡纯、张景岳、李东垣等大家的学术思想。只有将经典理论烂熟于心才能看各家著作，才能去伪存真，从中汲取精华。

李教授对薛生白的湿热证辨证论治规律的正局和变局予以肯定，对薛氏4号方的应用总结出了明确的应用指征：①脉濡数，濡主湿，濡即软，数主热，或兼弦、滑；②舌红，苔白腻，或白腻而黄；③病位在经络脉隧，出现肢体痹痛、胀僵、麻痹不仁、拘挛、痿软、半身不遂等，有可用湿热阻痹解释的一二症即可用之。连苏饮也是薛生白的《湿热病篇》17条所设的，"肺胃不和，最易致呕，盖胃热移肺，肺不受邪，还归于胃。必用川连以清湿热，苏叶以通肺胃，投之立愈者，以肺胃之气，非苏叶不能通也。分数轻者，以轻剂恰治上焦之病耳"。薛氏应用宣通肺气透邪外达而治呕，李教授充分解析了何谓"胃热移肺，肺不受邪，还归于胃"的病机。

理阴煎是张景岳《景岳全书》中热阵中方，"此理中之变方也。凡脾肾中虚等证，宜刚燥者，当用理中、六君之类；宜温润者，当用理阴、大营之类。"虽然我科接诊发热的患者很少，但李教授临床以脉象为依据应用理阴煎的指导原则为我打开临床辨证处方的思路。本方为脾肾阴阳俱虚而寒者所设，功效为温补真阴，以阴虚为主兼有脾肾阳虚者。方中"熟地三五七钱或一二两，当归二三钱或五七钱，炙甘草一二钱，干姜炒黄色，一二三钱，或加肉桂一二钱。"熟地重用三五七钱至一二两，意在大补真阴滋肾水，当归二三钱或五七钱，用以补血。熟地滋腻，而当归血中气药，二药相伍，则熟地滋而不腻，当归则养血而不助热，相得益彰，大补阴血以治本。干姜温脾阳，使化源不竭；肉桂壮命火，使阳生阴长，且引火归原。使以甘草者，既可培中，又调和诸药。李教授认为阴脉浮大动数而减，阳脉数而减者，此方用之。阴脉浮大动数，乃水亏不能制阳而相火动，此方滋阴以配阳；减者，兼阳气虚也，稍加姜桂，使阳生阴长。另一种情况是阳脉浮大数，而阴脉沉细数，此阴亏阳浮于上，用此方时，恒加山萸、龙牡、龟板等。若阴脉浮大动数，而阳脉弱者，恒于本方加参芪等，滋阴益气。若阴脉浮大洪数有力者，则本方去姜桂，加知柏以泻相火。对于眼底病来说，如视网膜静脉阻塞、老年性黄斑变性渗出型、糖尿病视网膜病变等疾病不仅仅限于眼底出血，还常常导致组织结构的损害，出现血、水、痰、瘀的复杂情况，不仅有眼部的症状往往伴有全身的基础疾病，在《审视瑶函》中提到"凡病目后，宜滋肾水"，在临床上亦可见到阴虚火旺的证型，然而张景岳在新方八略引的补略中说"善补阳者必于阴中求阳，则阳得阴助而生化无穷；善补阴者必于阳中求阴，则阴得阳升而源泉不竭。"然而在临床中如何真正把握阴阳虚损的程度，则需要参考脉这一重要的手段。李教授详细对脉的描述给了我们以尺度。

李教授用中医理论分析药物的应用，分析药物的性味归经阐明医理，阐述所对应的脉象以明确用药依据，鞭辟入里，丝丝入扣。如对山萸肉救脱症的分析，山萸肉滋养肝肾，善敛浮阳，用于阴竭阳越者尤佳。辨识阴竭阳越的要点，首重于脉。阳脉大而阴欲绝，此即阴竭阳越之脉。阳脉之大，可三、四倍于尺脉，此为关格之脉。对于脱证的治疗，李教授遵循张氏理论，主张用酸敛补肝之法，重用山萸肉浓煎频服，"使肝不疏泄，即能杜塞元气将脱之路""重用山萸肉以收敛之，则其疏泄之机关可使之顿停，即元气可以不脱，此愚从临床实验而得，知山萸肉救脱之力，十倍于参芪也"。肝虚极，本当不能升发疏泄，何以张锡纯云"肝虚极，疏泄太过，真气不藏"？盖肝有体用二端，肝体阴而用阳。肝阴血虚极，则不能制阳，反见肝阳亢而疏泄太过，而见肝风动。肝体虚，山萸肉强阴补肝之体；肝苦急，以酸泻之。山萸肉之酸收，恰能泻肝之用。因而重用山萸肉，达到补肝之体，敛肝之用之功，又达到救脱的目的。我没有见到元气大脱的患者，但有了理论依据也会在我的中医眼科得到应用。我在临床上遇到的一位流泪证患者，在排除泪道的器质性疾病后，根据其舌质暗红，苔少，脉寸浮大，关尺沉细数，而辨为肝阴血虚，疏泄太过，泪多亦是肝疏泄太过的表现，用滋阴潜阳，祛风敛泪之法，方中用到补肝酸敛的山萸肉，这在目病多因火的理论下，也算是大胆的尝试，结果疗效异常好，在组方之时，完全应用了李教授的思辨方法。

李教授用达原饮，常加常山、石菖蒲、青皮、青蒿等增加燥烈开破之力。达原饮重在逐秽化浊，宣畅气机，佐以清热。秽浊除，气机畅，伏郁之热亦易透达。从实践来看，燥烈开破，恰是达原饮屡获卓效之奥妙所在。达原饮的应用指征有二：一是脉濡数，或濡滑数大，必见濡象。濡即软也，主湿，非浮而柔细之濡；二是苔厚腻而黄，或厚如积粉。见此二征，不论高热多少度，恶寒多重，头身痛多剧，或吐泻腹胀等症，皆以达原饮加减治之，每获卓效。我们眼科虽然没有发热患者，但湿热为患所致眼病的患者较多，如色素膜炎，尤其是应用激素及抗生素后，舌红，苔黄腻，病情缠绵难愈，还有阴虚湿热胶着难解的可以尝试达原饮与养阴清热药合方，以宣畅气机，去除秽浊，又避免伤阴耗液。

寒温并用的乌梅丸是《伤寒论》《金匮要略》的方剂，治寒热错杂。寒热错杂形成的机制，李教授是这样认为的：肝为刚脏，内寄相火，心包亦有相火。相火者，辅君火以行事，随君火以游行全身。当肝寒时，阳气馁弱，肝失生发、疏达之性，则肝气郁，这种肝郁是阳气馁弱而郁，自不同于肝气不遂而肝气郁结者，此为实，彼为虚。既然阳气虚馁而肝郁，则肝中相火也不能随君火游行于全身，亦为郁，相火郁则化热。这就是在阳气虚馁的基础上，又有相火内郁化热，因而形成了寒热错杂证，正如尤在泾所云："积阴之下，必有伏阳。"治疗这种寒热错杂证，因其前提是厥阴脏寒，所以乌梅丸中以五味热药温肝阳，人参益肝气，乌梅、当归补肝体，黄连、黄柏清其相火内郁之热，形成补肝且调理寒热之方。肝主春，肝为阴尽阳生之脏，寒乍尽，阳始生，尤春之寒乍尽，阳始萌。阳气虽萌而未盛，乃小阳，弱阳。若春寒料峭，则春之阳气被戕而不升，生机萧条；若人将养失宜，或寒凉克伐，或药物损伤，皆可戕伤肝的始萌之阳而形成肝寒，肝寒则相火内郁，于是形成寒热错杂。李教授总结乌梅丸的应用指征：①脉弦按之减，此即肝馁弱之脉；②症见肝阳虚所引发的症状，只要有一二症即可。两条具备就可以应用此方。李教授分析乌梅丸的组方意义及肝的生理，使我感觉乌梅丸在眼科应用范围很广。《黄帝内经》中提及"肝开窍于目""肝气和则目能辨色视物""肝受血而能视""肝经连目系""肝之液为泪"，所以我们很多疾病都是从肝来论治，在"目不因火不病"的思想意识里，常常以清肝、平肝、泻火等方法治疗热性眼病，但确实有部分眼病病机复杂，寒热错杂，加之多用寒凉伤及肝的始萌之阳而造成肝寒，从而形成肝寒相火内郁，所以有一些疾病用了很多清热药，热象依然不减。在病案里有一则医案就是这样，久治不愈，转用乌梅丸的思路，一剂见效，确实神奇。所以在今后的临床中当仔细辨证，为解决疑难眼病多一条思路。

4."火郁发之"的知识体系。火郁是一系列病证的共同病机，凡因火热被郁遏于内不得发越而引起的一系列病证，皆可称为火郁证。因火与热同性，故火郁又常称为热郁。"火郁发之"首见于《素问·六元正纪大论》，发之，是火郁证的治则，即疏泄气机，使郁伏于内之火得以透达发越而解之意。七情所伤，必气机乖戾，气有余便是火，火遏于内，不得透达，因而形成郁火。李教授认为外感六淫致火郁；七情内伤致火郁；内生五邪而成郁热；正气虚馁形成郁热。内生之气血痰食湿，蕴久皆可随阳化热。内生之邪，又可阻遏气机，使热不得透达，因而形成郁热。内寒，本为阳虚阴盛，不当形成郁热，若阳蓄极而盛，阴证亦可热化，成郁热证。阳虚、气虚、血虚、阴虚均能导致火郁，典型火郁脉的特点是沉而躁数。火郁证的治疗原则，正如《黄帝内经》所言"火郁发之"，凡能畅达气机，使郁热得以透达于外而解者，皆谓之发。只有气机畅达，方能使郁闭于内的火热之邪透达于外而解。故火郁证的治疗原则就是祛其壅塞，展布气机。其治疗大法概括起来就是"清透"二字。有热固当清，有郁固当透。清透乃指郁热中的实热而言。若虚实相兼者，则扶正伍以清透；若纯为正虚所致者，则扶正可也。火郁的治疗方法诸如发汗散寒，开玄府，畅气机，透郁热，或芳化渗利分消走泄或兼疏表，或宣透清下，或调畅气机，清透郁火，适用于七情内伤，气郁化火者，或祛邪透热，或扶正透达郁热。在中医眼科的诸多疾病中火郁亦是重要的病因病机，尤其是肝经郁热导致的暴盲（视神经炎），往往为七情所伤，气机乖戾，气有余便是火，火遏于内，不得透达，郁火循肝经上扰目系，玄府被郁火阻蔽，神光发越障碍，而致视力急剧下降，属于眼科急症之一，所用之法就是调畅气机，清透郁火。因肝开窍于目，所以气火郁滞往往导致眼睛的病变，此时调畅气机，清透郁火很重要，方剂常采用丹栀逍遥散加减，方中要加风药，如防风、木贼、蝉蜕、羌活等，不为疏风而为透散郁火。学了李教授火郁证的治疗诸法后曾有一患者右眼红赤数月，曾在多处诊治不效而来诊，当时右眼红赤，鼻时有清涕，下肢怕冷，我看以前的处方多为清热泻火之剂，李教授认为寒客所引起的诸病，首当祛寒，无论在表在里，皆当汗之。所以对于寒客热郁者，发汗散寒，即是祛其壅塞，展布气机。所以在清肝热的基础上试用麻黄 5g、桂枝 10g 服药 3 剂后，患者自诉右眼红赤减轻，下肢冷凉感明显减轻，鼻清涕减少；服药 1 周后告诉一个现象，因为患者服药后自觉身体舒适感增加而打扫卫生，接下来出了全身的透汗，右眼红赤明显消失，周身轻松，这一案例拓宽了我对火郁于目的认识和诊治思路。

  李教授医德高尚，医术高超，笔耕不辍、诲人不倦、温良恭俭、诚敬谦和、勤求古训、博采众方，集众家之长，又独树一帜，体恤患者，常怀大慈悲悯之心。薪火相传，教书育人，李教授将自己毕生的经验毫不保留地传授给学生，感念李教授为后世留下宝贵的知识财富，为中医学子擎起"平脉辨证"的旗帜。各位授课老师怀着对李教授无比敬仰的心情和"为天地立心，为生民立命。继仲景之绝学，开中医之未来"的豪情将李教授的学术思想传播给我们，感恩李教授，感恩所有给我们授课的老师们。因跟师时间有限，李教授的很多宝贵的思想精华未能深刻领悟，今日在此所写的体会也自觉肤浅，还需要不断地学习李教授的著作，多临床，多感悟，不断提高，让平脉辨证的学术思想指导今后的临床。

三、跟师李佃贵教授学习浊毒理论在眼病中的思考

中医浊毒论是中医脾胃病专家国医大师李佃贵教授在多年的临床实践经验基础上结合时代特点提出的，在诊断、治疗及预防疾病方面，具有深远的意义。任何一种学术思想的形成都有其深刻的社会自然因素，如刘河间时，正值火症大疫流行之际，遂创立火热论；李东垣时期战乱、饥困、劳役，人们怒忿悲思恐惧，损伤元气，所以脾胃受困，内伤之病尤多，故而产生了内伤脾胃学说。浊毒理论亦有其时代的背景，在30年前癌症还不是很多见时，曾有专家预测，到2020年癌症会像感冒一样多，时至今日，果然如此。李教授的浊毒理论指导在逆转慢性萎缩性胃炎伴肠上皮化生和不典型增生等胃的癌前病变等方面疗效显著，打破了多年来"胃癌前病变不能逆转"的理论束缚，对于防癌治癌具有重要的意义。浊毒不仅是致病因素亦是病理产物，充分认识浊毒，对预防疾病，远离伤害有重要意义。

浊毒理论把充斥于天地之间及人体之内的浊毒分别称为"天之浊毒""地之浊毒""人之浊毒"。天之浊毒除了传统的六淫之外，还包括空气中的污染物、大量的致病微生物、噪声、电磁辐射、光辐射等。工厂的废气、汽车尾气、煤炭燃烧、空调、冰箱臭氧层的破坏、装修材料释放的甲醛等；光辐射影响着人们的视功能，有文献表明，对于年龄相关性黄斑变性这种疾病的原因之一考虑与慢性光损伤有关，对于目前的视频终端给儿童、青少年、中老年带来愉悦的同时，也在伤害着人的眼睛，从而造成诸如干眼症、色素膜炎、玻璃体混浊等。长期接受噪音干扰及电磁辐射会造成人体的免疫力下降、新陈代谢紊乱，甚至导致各类癌症的发生。所以现代人追求现代化生活的过程中，不可避免地也承受了这些便利所带来的伤害。地之浊毒主要指受污染的水和食物，这些被污染的水和食物首先经口进入人体的消化系统，损伤脾胃，使后天之本受损。人之浊毒是由于人自身的饮食结构、情志、生活方式的改变及其他人为因素使人体内产生的有害物质。如情志不畅生浊毒，由于社会激烈的生存竞争及经济竞争，给许多人带来心理压力，使人们的情绪经常处于压抑、忧愁、焦虑之中，日久就使人体气血运行失常，气滞血瘀，津液不化，浊毒内蕴，从而变生疾病。《素问·举痛论》曰："百病生于气也。"气是构成和维持生命活动的

物质基础，气的运动即是气机。升降出入是气运动的四种基本形式，大到人体的五脏六腑，小到各个孔窍，其正常功能的实现无处不有气的升降出入，五脏六腑、血脉经络、三焦腠理，元真之气守其常度，畅通无阻，人则平安无病，若有郁滞壅塞，气机阻滞，则变生多种疾病。饮食不节（洁）生浊毒，《素问·藏气法时论》指出："五谷为养，五果为助，五畜为益，五菜为充，气味合而服之，以补精益气。"随着人们生活水平的不断提高，人们的饮食结构在逐渐发生着变化，传统的饮食习惯渐渐被高热量、高蛋白、高脂肪的食物所取代，食物越来越精细，而因精细食物所带来的疾病却逐渐增多，《素问·奇病论》中说："肥者令人内热，甘者令人中满。"饮食结构的变化，导致"脂浊""糖浊"等浊毒为害。不良生活习惯生浊毒，《素问·宝命全形论》指出："人以天地之气生，四时之法成。"现代人随着空调的普遍应用没有了明显的四季更替的感觉，忽略了顺应四时之气的调养。年轻人恣情纵欲，熬夜玩乐，导致精亏气耗，疏泄失常。现代人越来越便利的生活条件导致缺乏运动，致使人体气血不畅，代谢失调，加之吸烟、酗酒，浊毒蕴积而引发各种疾病如此等等，均为人之浊毒。

对于中医治病是针对所病之人，往往会告诫患者避风寒、节饮食、调情志、勿过劳，正是遵从了"未病先防、既病防变"的预防原则，"夫上古圣人之教下也，皆谓之虚邪贼风，避之有时，恬淡虚无，真气从之，精神内守，病安从来。是以志闲而少欲，心安而不惧，形劳而不倦，气从以顺，各从其欲，皆得所愿。故美其食，任其服，乐其俗，高下不相慕，其民故曰朴。是以嗜欲不能劳其目，淫邪不能惑其心，愚智贤不肖不惧于物，故合于道……"。浊毒学说分析天之浊毒、地之浊毒、人之浊毒，将传统中医学的预防原则和现代预防医学的具体措施相结合，对预防疾病的发生和阻止疾病的发展有重要的指导作用。

浊毒既是一种对人体脏腑经络、气血、阴阳均能造成严重损害的致病因素，又是指多种原因导致脏腑功能紊乱、气血运行失常，机体内产生的代谢产物不能及时正常排出，蕴积体内而化生的病理产物。浊性黏滞重浊，易结滞脉络，阻塞气机，损气伤血，致使疾病缠绵难愈；毒性暴戾顽固，从而使疾病具有迁延性、难治性、顽固性、内损性。眼科疾病眼葡萄膜炎具有难治性、易复发性、激素依赖性最终将导致组织结构变化而影响视功能，这点与浊毒所致疾病的特点高度吻合，现从眼葡萄膜炎的症状、体征、发病特点，病情转归及浊毒理论指导下的中医治疗做一阐述。

葡萄膜为眼球壁的一部分，有丰富血管和色素，其血流量占整个眼内血流量的96%，有营养眼球的作用。此处因小血管多、血流缓慢、通透性强，容易使各种免疫成分和抗原沉着，使组织致敏。绝大部分的葡萄膜炎病因不清楚或不完全清楚。该病发病机制复杂，目前认为主要是免疫因素，其次是炎症介质。对于该病的治疗主要是全身应用糖皮质激素、其次还可联合应用非激素性消炎剂、免疫调节剂，局部应用散瞳剂。然而因为该病的难治性、易复发性、激素依赖等问题促使现代医学专家也在不断探索。

葡萄膜炎一般分为前葡萄膜炎、中间葡萄膜炎和后葡萄膜炎。前葡萄膜炎的主要症状有睫状充血或混合性充血，角膜后壁尘状或羊脂状沉着物（KP），房水混浊，虹膜纹理不清楚，瞳孔缩小，对光反射迟钝或消失，失治误治将引起角膜变性、瞳孔膜闭、晶状体混浊、眼压升高等严重并发症。中间葡萄膜炎及后葡萄膜炎或全葡萄膜炎可见玻璃体炎性混浊，脉络膜渗出、视盘水肿边界模糊，视网膜血管出血、渗出等，严重者可造成视网膜血管的坏死、玻璃体混浊、积血、纤维条索、渗出性视网膜脱离等。临床观察发现该病的病理产物质地混浊，失治误治或反复发作，或缠绵难愈会对组织造成严重的损伤。中医药的参与在减少激素用量，辅助激素顺利撤减，调整体质状态，减少反复发作方面有很大优势。

该病属于中医眼科"瞳神紧小"范畴，反复发作而出现瞳孔参差不圆者为"瞳神干缺"，外因者多见于风热外袭、风湿流窜，以及湿热毒邪滞留，毒邪壅遏伤及黄仁等；内因者多为肝胆火盛，黄仁受灼，或因湿热内蕴，熏蒸黄仁，亦可因病程缠绵难愈，热毒伤阴而致虚火上炎；再者病程缠绵，耗气伤血，湿热留滞正虚邪实，致脾肾阳虚；不内外因者或为撞击伤目，或因火疳、混睛障等病失治，邪毒内传以致经络阻隔，气血凝滞，遏郁化热，热与毒邪相结发病等。虽然此病病因病机复杂，但纵观祖国医学对该病的认识与李教授的浊毒理论有高度一致性。所以为使该病的治疗思路更加清晰，临床上常根据该病的发病时间及发病原因分成外感浊毒、浊毒内蕴、浊毒伤阴三种证型，然而本病病程较长，往往三种证型兼夹出现，故而拟定的化浊解毒方中含有疏风、化浊、解毒、滋阴之意。风药不仅能够上行清窍以引经，还含有解郁升清阳；化浊以芳化、运化、辛化浊邪，致使升降有序，清升浊降，浊邪不再蒙蔽清窍；解毒以清热解毒、解郁散结，使顽固之热毒浊瘀得以清解；滋阴者为维护正气，该病缠绵难愈，浊毒日久伤阴，而眼目为真阴真水之处，以达先安未受邪之地也。临床观察数年情志不畅，饮食失宜，过度劳累，长时间过度疲劳常是该病复发的因素。从浊毒理论来分析情志不畅则气郁化火，气郁为诸郁之首，气郁可致火郁、痰郁、血瘀、湿郁，气血痰湿火胶结在一起附着于眼部脉络，而使脉络淤堵，使神水神膏混浊，神光发越障碍，此为人之浊毒；对于视屏终端来说，光性质为热，目为清虚之处，最忌热灼，此为天之浊毒；饮食失宜，辛辣刺激，中焦蕴热为地之浊毒。

近年来由于人们生活方式、生存环境的变化，医学模式从生物医学模式向生物－社会－心理及环境医学模式转变，而医学的目的也从疾病治疗向健康保障在变革，如果说葡萄膜炎的急性发作需要中西结合来治疗的话，那么疾病得到药物控制后的中医治疗则是既病防变的治未病思想。所以对于容易反复发作的该病患者浊毒是致病原因，是病理产物，也是一种体质，所以应用化浊解毒法去除病因，改善体质，不失为防止该病反复发作的有效措施。浊毒理论应天人相应、形神合一的中医理念与时代背景相结合而产生，为中医病因学做了有力的补充，也为疾病的病机分析、演变规律、诊断和治疗提供了充分的理论依据，为一些难治性疾病开辟了一条诊治新思路。

四、跟师刘景源教授学习失眠与汗症的治疗心得

在听取国家中医药管理局中医药经典精品课程《温病学》的授课中，深深被刘教授的讲课所震撼，《温病学》一直是我感觉陌生又深奥的课程，刘教授对温病的发病机制用生动形象的语言，深入浅出、抽丝剥茧的方式进行分析，不仅使我对温病学的认识有了很大的提高，还对我中医思维的建立有深远的影响。有幸成为刘教授弟子跟师学习，刘教授不仅在温病学方面造诣尤深，在内科杂病上也颇有见地。下面我将刘教授治疗失眠及汗证的经验做一简要介绍。

（一）失眠

失眠即中医所讲的"不寐"，患者或入睡困难，辗转反侧，久不能寐，或睡后容易醒，醒后不能再寐，或多梦纷纭，虽寐但如清醒一般。刘教授认为不寐的机制就是心肾不交，把临床常见的不寐类型分为：胆热痰扰，心肾不交；心火亢胜，心肾不交；气虚血瘀，心肾不交；寒热错杂、心肾不交。"阳入于阴则寐"，阳通过阳跷脉入于阴，而如果阳跷脉满，则阳不能通过跷脉入于阴就会产生不寐，阳跷脉为什么会满呢？往往和痰湿之邪阻塞有关。肾水上济心火，使心火不亢，心火下温肾水，使肾水不寒，如此水火既济，则人能正常寤寐。现代人常出现的上热下寒诸如口干舌燥、

目红赤、口舌生疮、耳鸣头晕、失眠，下肢冷凉，腰膝无力等皆为心肾不交的表现，故黄连阿胶汤是刘教授常用治疗失眠的方子，如伴有多梦者加以桂枝加龙骨牡蛎汤；伴有口苦，舌红苔黄腻，脉沉弦滑数者，加以温胆汤；心悸乏力汗多者加以八珍汤，寒热错杂者，加以半夏泻心汤；伴有健忘的失眠加以孔圣枕中丹，病机错综复杂的失眠，常多个方子综合应用。对于煎服法也有特殊要求，刘教授要求中药自己煎煮，每剂煎煮3次，3次药汁兑在一起分早中晚3次服，早中饭前1小时服，晚睡前2小时服。有桂枝加龙骨牡蛎汤的方剂则姜枣是不可缺少的药物，一般是3片姜，4个枣。方中有黄连阿胶汤的，则告知患者待药煎好后放温，取鸡蛋黄2枚，放入药液中，朝一个方向搅拌，均匀后分成3份服用，对含有鸡蛋黄的药液加热至温即可，不可令蛋黄变性凝固，另外若为阿胶块，则放在小碗中蒸化后调入药液中。下附典型病案一则。

患者：石某某，女，35岁。2019年9月24日初诊。

主诉：寐差半年。

现病史：患者于半年前因工作繁忙，多言，出现疲劳感，自觉乏力，精神不佳，后入睡困难，寐后多梦。现主症：头痛，入睡难，手足冷，疲乏，咽部不适。月经量少不畅，经期规律。舌质淡嫩，苔薄白，脉沉弦细数。

中医诊断：不寐，证属气虚血瘀、心肾不交。

治法：益气活血，交通心肾。

处方：生黄芪30g，赤芍15g，川芎15g，石斛20g，地龙15g，桂枝10g，红花10g，藁本10g，柴胡15g，细辛3g，白芷10g，黄连6g，黄芩6g，白芍20g，阿胶珠15g，茯神30g，首乌藤15g，合欢皮20g，生龙骨30g（先煎），生牡蛎30g（先煎），菊花15g，北沙参15g，酒黄精30g，郁金15g，自备3片姜，4个枣，2枚鸡子黄。7剂，日1剂，水煎3次，分早中晚3次服。早中饭前1小时，晚睡前2小时温服。

二诊：2019年11月12日。患者服上方后症状减轻，后因症状改善加之工作紧张而未能继续服药，目前又出现上述的症状。血压为130/80mmHg，伴有乏力心悸，头晕头痛。给予生脉饮、桂枝加龙骨牡蛎汤、黄连阿胶汤组方，处方如下：党参30g，麦冬15g，五味子6g，桂枝10g，白芍20g，生龙骨30g（先煎），生牡蛎30g（先煎），炙甘草10g，细辛3g，柴胡15g，白芷10g，藁本10g，川芎15g，黄连6g，黄芩6g，阿胶珠15g（烊化），茯神30g，首乌藤15g，合欢皮20g，川牛膝15g，益母草20g，菊花15g，石决明20g（先煎）。

按语：患者为幼儿园老师，平素多言，语出千言不损自伤，故语多则耗气，加之患者工作压力较大，而有气郁，气郁则阳气不达四末而手足凉，气郁则血亦瘀，气郁化热，热邪上扰心神则心神不安，心火不降则心肾不交，故而夜不能寐，故制方以益气温阳通脉，交通心肾，并加以头痛的引经药物，患者头痛为全头痛，故而方中应用少阴经的细辛、少阳经的川芎、阳明经的白芷、厥阴经的藁本。煎服法遵照失眠患者特殊的煎服法，故而患者取效。然目前患者普遍的感觉就是精神压力大，过度疲劳透支身体，所以患者的生活饮食情志的调摄亦非常重要，否则当药物停止后，患者仍然沿袭不良的生活饮食习惯，则会再次发病。

（二）汗证

汗证是指由于阴阳失调，腠理不固，而致汗液外泄失常的病证。其中不因外界环境因素的影响，而白昼时时汗出，动辄益甚者，称为自汗；寐中汗出，醒来自止者，称为盗汗，亦称为寝汗。还有半身汗出、局部汗出等异常现象。正常的出汗，是人体的生理现象，而自汗、盗汗，则为汗液过度外泄的病理现象，是临床杂病中较为常见的一个病证，有时会是其他疾病的症状之一。《素问·宣明五气篇》云："五藏化液，心为汗。"《灵枢·决气篇》云："腠理发泄，汗出溱溱，是谓津。"刘教授认为汗证的总病机为营卫不和，而调和营卫的经典方剂为桂枝汤。桂枝汤"外证得之解肌和营卫，内证得之化气和阴阳"。故刘教授对汗证灵活应用桂枝汤而取效。临床中汗证常见营卫不和兼有以下几种情况：肺气不足，病后体虚，或久患咳喘，耗伤肺气，表虚不固，腠理开泄者；营卫不和，卫外失司者；思虑太过，损伤心脾，心血不足，血不养心者；烦劳过度，亡血失精，阴精亏虚，虚火内生，蒸灼津液外泄者；情志不舒，肝火内盛，饮食不节，湿热内蕴，邪热郁蒸，津液外泄者。临床常常多种情况相兼出现，故非单纯的病机，所以掌握营卫不和的总病机，再根据患者的病因、病史、兼症而判断寒热虚实的病性，辨证进行方剂选择应用。一般汗证以属虚者多，自汗多属气虚不固；盗汗多属阴虚内热，因肝火、湿热等邪热郁蒸所致者，则属实证。病程久者或病变重者会出现阴阳虚实错杂的情况。自汗久则可以伤阴，盗汗久则可以伤阳，出现气阴两虚或阴阳两虚之证。刘教授临床常用的方子为桂枝汤、桂枝加龙骨牡蛎汤、柴胡桂枝干姜汤、玉屏风散、当归六黄汤、升阳益胃汤、生脉饮、四妙丸、温胆汤等。在辨证治疗的基础上可选择应用浮小麦、五味子、牡蛎等固涩敛汗之品，以增强止汗的功能。

桂枝汤方中桂枝散寒解肌为君；芍药敛阴和营为臣；生姜助桂枝解肌祛邪，大枣助芍药和里营，并为佐药；甘草益气和中，调和诸药为使。配合成方，共奏解肌发汗、调和营卫之功。应用于腠理不固，风寒外袭，营卫不和者可以辛温解肌，调和营卫。桂枝加龙骨牡蛎汤出自《金匮要略·血痹虚劳病脉证并治》云："夫失精家，少腹弦急，阴头寒，目眩发落，脉极虚芤迟，为清谷，亡血失精。脉得诸芤动微紧，男子失精，女子梦交。桂枝加龙骨牡蛎汤主之。"有调阴阳，和营卫，兼固涩精液，燮理阴阳，交通心肾之功能。玉屏风散为益气固表止汗的常用方剂，方中以黄芪益气固表止汗；白术健脾益气，助黄芪益气固表；少佐防风走表散邪，且助黄芪固表。当归六黄汤方中用当归、生地黄、熟地黄滋阴养血，壮水之主，以制阳光；黄连、黄芩、黄柏苦寒清热，泻火坚阴；黄芪益气固表。四妙丸具有清热除湿之功，方中以黄柏清热，苍术、薏苡仁除湿，牛膝通利经脉。柴胡桂枝干姜汤由柴胡、桂枝、干姜、栝楼根、黄芩、牡蛎（熬）、炙甘草组成，味辛，微苦。具有和解散寒、生津敛阴的功效，用于往来寒热，胸胁满微结，但头汗出，小便不利，渴而不呕，心烦，或大便溏泄等症。升阳益胃汤重用黄芪，并配伍人参、白术、甘草补气养胃；柴胡、防风升举清阳；羌活、独活祛风除湿；半夏、陈皮、茯苓、泽泻、黄连除湿清热；白芍养血和营。适用于脾胃气虚，清阳不升，湿郁生热之证。生脉饮由人参、麦冬、五味子三种药物组成。具有益气生津，敛阴止汗的功效。临床中主要治疗热病、气阴两伤证，症见神疲汗多，体倦乏力，气短懒言，咽干口渴，舌干红少苔，脉虚数，也可以用于久咳伤肺，气阴两虚证，症见干咳少痰，短气乏力，自汗，口干舌燥，脉虚细等。温胆汤多因素体胆气不足，复由情志不遂，胆失疏泄，气郁生痰，痰浊内扰，胆胃不和所致，方中半夏辛温，燥湿化痰，和胃止呕，为君药；臣以竹茹，取其甘而微寒，清热化痰，除烦止呕；半夏与竹茹相伍，一温一凉，化痰和胃，止呕除烦；陈皮辛苦温，理气行滞，燥湿化痰；枳实辛苦微寒，降气导滞，消痰除痞；陈皮与枳实相合，亦为一温一凉，而理气化痰之力增；佐以茯苓，健脾渗湿，以杜绝生痰之源；生姜、大枣调和脾胃，且生姜兼制半夏毒性，以甘草为使，调和诸药。下附典型病案一则。

患者：特某某，女，66岁。2019年9月24日初诊。

主诉：日间汗多2个月余。

现病史：患者于2个月余前无明显诱因出现汗多，动则加重，伴有轻度咳喘。夜寐多梦，时有心悸，纳食可，二便调，舌质淡胖，苔白，脉沉弦。患者既往曾患有肺纤维化及肺气肿病史7年，高血压病史7年。

中医诊断：汗证，证属气不摄津。

治法：益气固摄，调和营卫。

处方：生黄芪30g，党参20g，生白术20g，防风10g，麦冬15g，醋五味子6g，浮小麦60g，生牡蛎60g（先煎），五倍子10g，醋龟甲30g（先煎），桂枝10g，白芍20g，炙甘草10g，生龙骨30g（先煎）。7剂，日1剂，水煎服，分早晚两次温服。嘱患者如1周后有效则抄方继服1周。

复诊：2019年10月15日，患者服药后自汗减轻，夜寐好转，目前有口干、舌硬，血压维持在130/80mmHg。舌质暗红，苔白略厚，脉沉弦细弱。原方基础上加北沙参15g、石斛20g、首乌藤15g、合欢皮20、川牛膝15g、益母草20g。7剂，水煎服，分早晚两次温服。

按语：本案例以玉屏风散、生脉饮、桂枝加龙骨牡蛎汤为基础方而来，患者久患肺病，耗伤肺气，气虚不固则津液外泄而为自汗，汗多则伤心阴，心神不安而梦多，所以桂枝加龙骨牡蛎汤正为调阴阳，和营卫，交通心肾，故而取效。

五、跟师李发枝教授学习甘草泻心汤心悟

李发枝教授是全国第四批老中医药专家学术经验继承工作指导老师，全国名老中医药专家传承工作室指导老师。李教授学宗《黄帝内经》，效法仲景，旁及诸家，善用经方，方证辨证，将辨病与辨证相结合，学验俱丰，活人甚众，临床多有疑难杂症在李教授这里起死回生。我能有幸拜李教授为师，心中敬畏，然李教授为人低调谦和，谆谆教诲后学，对我说"免疫性疾病常常导致的葡萄膜炎在我临床上还是不少的，用甘草泻心汤治疗效果不错"。于是我仔细阅读李教授医案，并再次学习《金匮要略》的甘草泻心汤。

《金匮要略》被古今医家赞誉为方书之祖、医方之经，治疗杂病的典范。甘草泻心汤在《金匮要略》中作为治疗狐惑病的专方来使用。"狐惑之为病，状如伤寒，默默欲眠，目不得闭，卧起不安，蚀于喉为惑，蚀于阴为狐，不欲饮食，恶闻食臭，其面目乍赤乍黑乍白。蚀于上部则声喝，甘草泻心汤主之。"

狐惑病类似于现代医学的白塞病，这是一种全身性、慢性、血管炎症性疾病，属于风湿免疫科范畴，主要临床表现为复发性口腔溃疡、生殖器溃疡、眼炎及皮肤损害，也可累及血管、神经系统、消化道、关节、肺、肾、附睾等器官。患者的眼部损害常见的表现为非肉芽肿性前葡萄膜炎、

全葡萄膜炎、视网膜血管炎（早期多是微血管受累，后期动静脉均受累）、视网膜炎、巩膜炎、巩膜角膜炎、巩膜葡萄膜炎，当长期反复发作后，随着病情的发展，最后可导致失明。眼部损害可为单侧性，也可为双侧性。当患者疾病以眼部表现为主时，也常常就诊于眼科，或与风湿病科联合治疗。现代医学常局部或全身应用激素、散瞳剂、非甾体消炎药以控制病情，必要时应用免疫抑制剂，部分患者能够有效控制并好转，但临床中常常遇到病情复杂、反复发作、激素依赖等情况，而导致缠绵难愈，也成为临床医师棘手的疑难病症。李教授的临床经验为治疗难治性的葡萄膜炎提供了重要的临床思路。

（一）甘草泻心汤的方剂组成及功用

"甘草四两，黄芩三两，人参三两，干姜三两，黄连一两，半夏半升，大枣十二枚。右七味，水一斗，煮取六升，去滓再煎，温服一升，日三服"。从本方药物配伍分析，该方为半夏泻心汤加重甘草用量，该方的作用重心应在中焦脾胃。患者有脾胃气虚，导致中焦水谷不化，积聚成饮，水饮久郁化热而成湿热之证。湿热之邪胶结不解，如油入面，易上蒙清窍，导致清窍蒙蔽，目不能视，耳不能听；易久稽中焦，阻塞气机，导致清阳不升，浊阴不降；易驱于下，导致小便涩痛，大便黏腻，肛门热痛；易流窜经络，而致气血被阻，运行不利；更有甚者湿热胶结气血瘀阻致使组织受损，而出现糜烂，溃陷、渗出、浑浊等湿热之病理产物。《金匮玉函经二注》中云："狐惑病谓蚀上下也，虫生于湿热败气瘀血之中，其来渐矣，遇极乃发，非若伤寒一日而暴病者也。病发默默欲眠，目不得闭，卧起欠安者，皆五脏久受湿热，伤其阴精，卫不内入，神不内宁故也。更不欲食，恶闻食臭者，仓廪之府伤也。其面乍赤乍黑乍白者，由五脏不足，更为衰旺，迭见其色也。其虫者，从湿热之极所发之处而蚀之，蚀上部者内损心肺，外伤咽喉。肺者气之主，咽喉声音之户，由是其声嗄矣。故用甘草泻心汤主之，治其湿热，分利其阴阳，而黄连非惟治心脾热也，而亦治虫。"故李教授认为该病是湿热内蕴（或湿热蕴毒），脾胃升降失常。甘草泻心汤正是健脾除湿，清热解毒之剂。《伤寒论》中的甘草泻心汤条文"伤寒中风，医反下之，其人下利，日数十行，谷不化，腹中雷鸣，心下痞鞕而满，干呕，心烦不得安。医见心下痞，谓病不尽，复下之，其痞益甚。此非结热，但以胃中虚，客气上逆，故使鞕也。甘草泻心汤主之。"因胃虚不能调理上下，出现上焦有火之口腔溃疡，目赤，下焦有寒的大便溏泻，中焦痞塞不通均是甘草泻心汤证。

（二）应用甘草泻心汤合方治病

李发枝教授视该病的兼症常常合方应用，目赤者选用甘草泻心汤与赤豆当归散合用；关节疼痛选用防己黄芪汤合用；伴有痤疮者选用麻杏苡甘汤合用；偏气虚者合用黄芪赤风汤。李教授认为该病"湿毒"是主要病机，在证候上有兼寒、夹热、偏虚、偏实的差异，从而选用如苦参、土茯苓以除湿热，黄芪、白术、当归以益气养血。李教授临床观察服用激素，多出现阴虚火旺之证，服用甘草泻心汤后热象会消失，对于激素依赖患者，李教授认为是肾气不足，有肾气虚或肾阳虚的证，故应用金匮肾气丸加味，能够使患者顺利撤减激素。与现代医学所研究的温补肾阳药物有促进肾上腺皮质功能的作用相一致。

（三）甘草泻心汤在其他疾病中的灵活应用

李发枝教授用甘草泻心汤合防己黄芪汤治疗干燥综合征有口干、眼干、腮肿，四肢关节冷痛，便溏者。对干燥综合征中的眼干可以合用赤豆当归散，李教授认为干燥综合征的口眼干燥，并非都是阴虚燥热，当湿热毒邪壅遏三焦腠理，津液不能正常布散也可导致。李教授认为临床应用甘草泻心汤的辨证要点就是口腔溃疡或曾有反复发作的口腔溃疡史，或服用清热解毒药物或滋阴降火药物症状不减或加重者，多伴有上腹胀满，大便溏或秘，舌质淡红苔白滑的湿热之症，常见的病种有强直性脊柱炎、溃疡性结肠炎、痤疮、发热、咳嗽、口疮、脂溢性脱发等。对复发性口腔溃疡日久不愈者，甘草泻心汤加附子、肉桂效果较好，既有"引火归原"之意，又有久病及肾之说。

（四）重视疾病治疗中的生活饮食调摄

李发枝教授认为湿热体质，甘草泻心汤证的患者，要非常注意饮食，忌食水果、蜂蜜、白糖、果汁、饮料、蛋糕等寒凉助湿之品，忌羊肉、辣椒等助热生火之品。

眼科素有"目不因火不病"的论断，有寒凉不效虽无功，火热不效即为过的警示，故即使患者反复发作，仍不敢应用温热性质的药物，以免加重病情。而患者经过数次发作，体质已虚，加之应用寒凉伤脾胃，伤肾阳，导致内不能固，外不能防。稍有外邪侵袭，或劳累，或饮食不慎等即可复发，所以祛邪与扶正当兼顾。看甘草泻心汤方的组方原则，寒热并用，升降相因，不失为该病的治疗思路。李老以其扎实的理论功底，大量的临床病例，总结出甘草泻心汤的辨证要点，灵活应用于临床，疑难顽疾才能得以痊愈。

六、跟师顾植山教授学习五运六气思想在眼科临床应用心悟

学者有幸拜顾植山教授为师，顾植山教授是国家中医药管理局龙砂医学流派代表性传承人，他全面继承了龙砂医学流派重视《黄帝内经》五运六气理论的临床应用，结合辨体质和运用三阴三阳"开阖枢"理论指导经方的应用，擅用膏方"治未病"的三大流派特色。特别在五运六气研究方面，成为全国这一领域的学术带头人。通过学习顾老讲的中国文化的起源及中医形成的本源，深刻理解了学好就要学好五运六气，立足中医根源，回归中医思维。下面我将自己学习五运六气的心得体会阐述如下。

五运六气简称运气，运气学说，是探讨自然变化的周期性规律及其对人体健康和疾病影响的一门学问。大家都知道我们所学的中医基础理论非常重要的理念就是天人合一的整体观念，中医看病不是头痛医头，脚痛医脚，而是要把人体看成一个整体去分析外在的症状和内在的联系。然而天人如何合一？人与天如何相应呢？

《素问·生气通天论》曰："天地之间，六合之内，其气九州、九窍、五脏、十二节，皆通乎天气""人秉天地之气生，四时之法成"。《素问·天元纪大论》云："神在天为风，在地为木；在天为热，在地为火；在天为湿，在地为土；在天为燥，在地为金；在天为寒，在地为水。故在天为气，在地成形，形气相感而化生万物矣""寒暑燥湿风火，天之阴阳也，三阴三阳上奉之。木火土金水火，地之阴阳也，生长化收藏下应之……动静相召，上下相临，阴阳相错，而变由生也"。《左传》言："天有六气，降生五味，发为五色，徵为五声。"宋代陈无择《三因极一病症方论》曰："夫五运六气，乃天地阴阳运行升降之常道也。"

由此看来"气"是天人合一的物质基础，气化是天人合一的理论依据。天有六气对应地有五行，天地六气五行阴阳变化而产生了我们可见的万物生长化收藏的五运周期。《黄帝内经》基于自然天地阴阳之气化，提出了五运、六气、三阴三阳开阖枢、标本中气从化的气化理论，说明自然气候生化规律的常与变，类比于人体经络脏腑气化运行的常与变，说明天有六气人亦有此六气，天有三阴三阳人亦有此三阴三阳，六气统六经，人体六经与自然六气三阴三阳同气相感，这样就把人体的气化规律置于自然

整体气化之中。所以人生在天地之间,当奉行天地自然之道,如有违背自然之道则容易给身体带来伤害。正如《黄帝内经》中所言:"至数之机,迫迮以微,其来可见,其往可追,敬之者昌,慢之者亡,无道行私,必得夭殃,谨奉天道,请言真要。"

五运即木运、火运、土运、金运、水运;六气本于风、热、火、湿、燥、寒,用三阴三阳表示。古人以岁运研究一年的气候、物候与人体发病规律,以五运研究一年五季(春、夏、长夏、秋、冬)的气化与发病规律,以六气六步研究不同节气的气令与发病规律。以十天干配五运,以十二地支配六气,用阴阳和五行的生克制化关系把自然气候变化与人体的生理、病理结合起来,从而给予诊断及制定相应的防治措施,构建出天道—气候—物候—病候中医理论体系,形成了中医学所特有的道法自然、天人合一、整体动态的生命科学。所以说五运六气气化理论是中医学天人合一思想的理论基础和主要载体。

中医人生在这个年代是非常幸运的,习近平总书记支持中医的发展,他说"中医药学是打开中华文明宝库的钥匙",从而把中医药学的意义和地位提到了前所未有的高度,为什么只说中医药而不是其他学科是这把"钥匙"呢?在中华文明形成的过程中有三大里程碑,伏羲文化标志为四象八风,创制先天八卦,崇尚东方龙,故称为青帝;到了神农时期有了动态太极开阖枢的三阴三阳六气模式,河图转变成洛书,完成了先天八卦到后天八卦的转变,崇尚太阳,称为炎帝;到了黄帝时期完成了调历,以岁气为历法,因五行学说确定中央思想,称为黄帝。《史书·历书》记载:"黄帝考定星历,建立五行。"《汉书·艺文志》云:"黄帝使羲和占日,常仪占月,臾区占星气,伶伦造律吕,大挠作甲子,隶首作算数……容成综此六术而著《调历》。"所以后世所讲的黄历就是黄帝之历,《汉志》说:"言阴阳五行,黄帝之道也。"中医药学根植于中华传统文化的沃土,在长期发展过程中,汲取了儒、释、道的精华,中医学的经典著作《黄帝内经》则充分体现了黄帝文化,五运六气的内容主要在《黄帝内经》的七篇大论之中,明代马莳称七篇大论为"医籍中至宝":天元纪大论、五运行大论、六微旨大论、气交变大论、五常政大论、六元正纪大论、至真要大论。加上遗篇《刺法论》《本病论》共有九篇,从字数上看,占《素问》全书1/3以上。五运六气理论运用了古代的天文、历法、地理、物候、气象等研究成果,承载着中华民族文化传承,发挥了炎黄文明的五六之律,凝聚了黄帝时代的文化精粹,它研究人体发病、预防及治疗,是中医基本理论的基础和渊源,是炎黄文明标志性成果,是中华文明核心的思想代表。

金元时期医学家刘完素在《素问玄机原病式·序》中称"医教要乎五运六气",并且在序中感慨说"悲世俗或以谓运气无征,而为惑人之妄说;或言运气为大道玄机,若非生而知之则莫能学"。刘完素运用五运六气学说来阐发病因、病机及转归,还在"病机十九条"的基础上增加了燥类,病机十九条中五脏病机、上下病机、风、寒、湿、火、热病机,而燥类病机的加入,完善了六气。元代医学家滑伯仁说:"不读五运六气,检遍方书何济。"明代王肯堂言:"运气之说,为审证之捷法,疗病之秘钥。"已故的中医学家邹云翔先生说:"不讲五运六气学说,就是不了解祖国医学。"方药中先生更是强调:"五运六气是中医基本理论的基础和渊源。"在我年轻时曾听多位医家讲学时说,每临证之前则查看当日的节气,脑子当中要有时间的概念,当时并不是很懂,经过学习运气学说之后,则让自己逐渐习惯于分析本年什么岁,什么运,是太过还是不及,司天之气和在泉之气是什么,患者发病及就诊的时间位于六气中的几之气,主气是什么,客气是什么,客主加临的关系是什么,深入一些则分析患者所出生之岁的运气特点,赋予了患者什么样的体质特征,再加上我们所掌握的临床中的多种辨证方法综合分析,则使辨证更加准确,开方用药更加有的放矢。正如顾植山教授所说的"司天、司人、司病证",《素问·五常政大论》强调的"必先岁气,无伐天和",这样临床疗效就会大大提高。所以中医病案书写中的节气一栏是必填内容也就不难理解了。

学习运用五运六气就必须先要掌握五运六气的基本知识。"五运六气乃天地阴阳运行升降之常道也",所以我们来看一下阴阳的本义,"无极生太极,太极生两仪",两仪就是阴阳,阴阳代表了气化运动的两种象态,向上走、向外散的就是阳,向下走、往里收的就是阴,气由衰到盛为阳,由盛到衰为阴。根据气运动的势态就形成了太极图,这是表示自然界阴阳之气盛衰动态变化的基本图式。

天干统运,地支纪气。《素问·六微旨大论》云:"天气始于甲,地气始于子,子甲相合,命曰岁立。谨候其时,气可与期。"天干统运从甲开始:甲乙丙丁戊己庚辛壬癸,共为十天干,地支纪气从子开始:子丑寅卯辰巳午未申酉戌亥,共为十二地支。干支纪年始于甲子,终于癸亥共六十年,周而复始。赋予天干五运属性是古人对天体运动变化进行长期观察的基础上总结出来的,根据《素问·五运行大论》中提到《太始天元册》这本书中记载的五气经天而确定的,苍天、丹天、黅天、素天、玄天,分别对应青、红、黄、白、黑五色,也就对应了木、火、土、金、水五行。《素问·天元纪大论》讲:"甲己之岁,土运统之;乙庚之岁,金运统之;

丙辛之岁，水运统之；丁壬之岁，木运统之；戊癸之岁，火运统之。"故而甲己为土，乙庚为金，丁壬为木，丙辛为水，戊癸为火，从这里我们看到十天干分别用五行标的，如此的干支纪年便有了五行属性，即五运。根据单数为阳，双数为阴的规则，十天干中甲、丙、戊、庚、壬为阳干，乙、丁、己、辛、癸为阴干，阳干的岁运为太过，阴干的岁运为不及，太过与不及的年份气候变化是有一定规律的，一年太过一年不及交替进行。

　　六气是风、热、火、湿、燥、寒六种气候变化，这六种气候变化可以用三阴三阳来表示，六气是本，三阴三阳是标。标本相合，则如《素问·天元纪大论》云："厥阴之上，风气主之；少阴之上，热气主之；太阴之上，湿气主之；少阳之上，相火主之；阳明之上，燥气主之；太阳之上，寒气主之。所谓本也，是谓六元。"六气为五行在天之气，五行为六气在地之形。《素问·天元纪大论》还言："在天为风，在地为木，在天为热，在地为火，在天为湿，在地为土，在天为燥，在地为金，在天为寒，在地为水，故在天为气，在地成形，形气相感而化生万物矣。"地支配三阴三阳六气，用以推算六气的变化规律。

　　在这里要记住几个名词及他们的含义，否则容易混淆，那就是岁运、主运、客运及主气、客气、客主加临。

　　岁运：又称中运、大运，根据当年的年干来确定，统管全年的气候物候特征，有太过不及的区分。

　　主运：主运主管一年五时的正常气候变化，依五行相生之序始于木运，终于水运，木火土金水，年年不变。每运主七十三日零五刻，即木为初运应春多风，火为二运应夏多热，土为三运应长夏多湿，金为四运应秋多燥，水为终运应冬多寒。

　　客运：主管一年五时的异常气候变化。各年的五步之运是随着各年岁运的五行属性不同而发生变化。客运主要用以说明一年中五个时节的异常气候变化。如客运是木运，即说明多风，火运即多热等等。主运和客运应用五音建运，太少相生的关系来推求。

　　主气：主气六步按五行相生顺序，厥阴风木，少阴君火，少阳相火，太阴湿土，阳明燥金，太阳寒水。六气的顺序是木火火土金水，前火为君火，后火为相火，年年如此，固定不变。主气六步之间相互制约，相互承制，是自然界自稳调控的正常表现。

　　客气：随年支不同而变化，如客之往来故名客气，主管一年六个时段的异常气候变化。按三阴三阳的顺序顺时针排列，司天之气为三之气、在泉之气为终之气，左右四间气共六步。司天之气主上半年的气候变化，在泉之气主管下半年的气候变化。根据《素问·五运行大论》"子午之上，少阴主之；丑未之上，太阴主之；寅申之上，少阳主之；卯酉之上，阳明主之；辰戌之上，太阳主之；巳亥之上，厥阴主之。"故子午之岁少阴君火为司天之气，少阴为二阴，故在泉之气为二阳的阳明燥金；丑未之岁太阴湿土司天，太阳寒水在泉；寅申之岁少阳相火司天，厥阴风木在泉；卯酉之岁阳明燥金司天，少阴君火在泉；辰戌之岁太阳寒水司天，太阴湿土在泉；巳亥之岁厥阴风木司天，少阳相火在泉。

客主加临：就是将每年轮值的客气加临在固定的主气六步之上，根据客气主气的五行生克关系来分析推测该年气候情况。

再有应用五运六气的辨证抓手就是辨六经欲解时，有很多疾病的发病是有规律的，同样的还有年节律、月节律、日节律。顾教授认为六气来源于阴阳的开阖枢运动，源于开阖枢的时间定位；欲解不是必解，正气胜邪气退则病解，正虚邪盛则症状加重，欲解时实为相关时，欲解而不解反剧是相关之经出了问题。在这里，我们可以抓多种信息，如病情的发病时间、欲解或加重时间，就诊时间，出生时间。临床应用时也要避免刻板拘泥。少阳病欲解时，从寅至辰上（凌晨3点至上午9点）；太阳病欲解时，从巳至未上（上午9点至下午3点）；阳明病欲解时，从申至戌上（下午3点至晚上9点）；太阴病欲解时，从亥至丑上（晚上9点至凌晨3点）；少阴病欲解时，从子至寅上（晚上11点至凌晨5点）；厥阴病欲解时，从丑至卯上（凌晨1点至早上7点）。在六经欲解时中厥阴病欲解时的乌梅丸运用机会较多，因为厥阴为两阴交尽，阴尽阳生，阴阳转化之时，如果能准确把握时机，由阴出阳，则疾病多得好转痊愈。大家可以看到，三阳经的欲解时时间没有重叠，而三阴经的欲解时有重叠，顾教授认为当重视欲解时的第一个时辰，比如太阴病则重视亥时（21：00—23：00），少阴病重视子时（23：00至次日01：00），厥阴病重视丑时（01：00—03：00）。

在《龙砂医学丛书》里有《三因司天方》一书，这本书是宋代陈无择著，清代缪问注释的，缪问自叙中有一段话"余弃举业，悬壶事亲，每读司天运气之说，几欲废书而叹。恨古人不立说著方，以为天地间一大缺陷也。后见吾邑姜体乾先生治病神效，读其方必多至二十余品，心窃非之。然人所不能措手者，投剂辄效，殊难窥其底蕴也。后登堂造请，乃出宋版陈无择《三因司天方》以示，余始知先生之用药，无问内外气血，每于《司天方》中或采取数味或竟用全方，然后杂以六经补泻之品。故其方庞杂而治病实有奇功。"这本书是我学习运气学重要的参考书之一，里面记录了天干十方，地支六方，根据不同的岁气，可以参考应用。比如2021年是辛丑年，水不及，湿乃大行，为木所复，太阴湿土司天，太阳寒水在泉，当年肾虚受湿之象，肝亦虚，全年以寒湿为主，如果患者本来就是寒湿较重之体，遇流年会更加不适，对于眼疾常常视物不清，"目视䀮䀮"，辛年的主方为五味子汤（五味子、附子、巴戟天、鹿茸、山萸、熟地黄、杜仲、生姜、盐少许），方中有附子急助肾阳，熟地填补肾阴，五味子收阴阳二气于坎中，巴戟天甘温除痹，鹿茸咸温，补血益髓；以杜仲之辛助肝，以萸肉之酸补肝，两者还能除湿痹利关节，补肝即益肾，子能令母实。丑未之岁的备化汤（木瓜、茯神、牛膝、附子、熟地、覆盆子、甘草）方中药物以补肝肾强腰膝为主。眼科疾病与肝脾肾密切相关，尤其是慢性的眼底疾病，平素常囿于"目不因火不病"的理论，对于温热之药用的较为谨慎，而对于辛丑之年的运气情况，结合患者的舌脉辨证，就可以大胆应用，较与常年比较，收效明显。当然临床中病情是千变万化的，运气胜复情况复杂，《素问·至真要大论》明确提出了"时有常位而气无必"的思想，四时之气有常就会有变，启示医者对"顺天时，无逆气宜"的原则不可过于拘泥，"气宜"只是一个重要的影响因素，而且《黄帝内经》中言"不以数推，以象之谓也"所以顾教授强调不能胶柱鼓瑟，运气预测是多因综合、动态辨气的，"病如不是当年气，看与何年气运同，便向某年求活法，方知都在至真中"。

天人合一是天人间动态节律的同步和谐，这是人体健康的基础，而天人合一的失调是产生一切疾病的根本原因。五运六气把自然气候变化与生命现象统一起来，把气候的变化与人体的生理、病理、诊断、防治结合起来，充分反映了天人相应的整体观念。以十天干配五运，以十二地支配六气，用阴阳和五行的生克制化关系揭示了六十年为运气周期的气候、物候、病候变化规律，真正体现了中医天人合一的思想。将五运六气思想与眼科的基本辨证方法结合起来，顺天应时，"必先岁气，勿伐天和"；将龙砂开阖六气针法（顾植山先生弟子王凯军主任发挥创制）应用到临床，针药结合；将很多长期慢性进行性眼病在秋冬时节应用膏方治疗，顺应春生夏长秋收冬藏的特点，分析患者体质及当年运气情况进行组方，对控制一些难治性眼病的进展，维持有用的视力增加了灵活有效的治疗方法，比如视网膜色素变性，视神经萎缩等。

五运六气理论融会天文历法、地理物候、时空术数，其理博大精深，笔者浅见薄识，故在此不能详尽该理论，然尽管目前学习了五运六气的部分皮毛，但验之临床，已收获颇丰，故将自己的学习心得体会在此与同道共享。

七、论"五脏元真通畅人即安和"

"五脏元真通畅，人即安和"是医圣张仲景在《金匮要略·脏腑经络先后病脉证》中提出的，强调了人体保持健康状态的两个关键，一是人体五脏元真的充沛，二是人体五脏之间气血津液运行通道的通条畅达，两者相辅相成，互相影响。

人体"五脏"即木、火、土、金、水五大功能系统，"元"和"真"两个字在哲学界用来表示化生天地万物的本原物质。关于"元"，《春秋公羊传·解话》云："变一为元。元者，气也。"《尔雅·释诂》云"元，始也。"关于"真"，《康熙字典》释义为："天真，天乙，始生之真元也。"《六书正讹》言："人受气以生，目最先，神之所聚，无非实也，故从目从匕，匕，化也。从兀，气之状也。会意。"东汉思想家王充亦认为"人之精乃气也"。"元真"即"气"，是宇宙中最基本的一种物质元素，是宇宙及天地万物的本原，是保命全形的关键物质，是生命活动的物质基础。万物生为"气"聚，万物死为"气"散，元气复归于自然，这就是万物存亡之道。"通"的本意是通达，没有障碍，在《说文解字》里解释："通，达也"，本意为到达。畅亦为运行无阻之意。人体五大功能系统通过三焦、经络将五脏、五体、五官、九窍、四肢百骸联系在一起，不仅在人体内部保持协调统一，使脏腑气血处于和畅流通无阻的状态中，也要与宇宙自然保持和谐统一，使人体与环境之间时时进行物质和能量的互换。正如《素问·生气通天论》所讲："夫自古通天者，生之本，本于阴阳……其气九州、九窍、五脏、十二节，皆通乎天气……故圣人抟精神、服天气，而通神明。失之则内闭九窍。"所以人体五脏元真的充沛，气血津液运行道路畅达是人体保持健康的关键。简言之则是气和气机。

人体之气是不断运动着的活力很强的精微物质，它流行全身，无处不有，是人体生命活动发生发展变化的动力。气的运动即为气机，升降出入是气运动的四种基本形式，是生命活动的重要表现。《素问·六微旨大论》曰："出入废则神机化灭，升降息则气立孤危，故非出入无以生长壮老已，非升降则无以生长化藏。是以升降出入，无器不有。"大到人体的五脏六腑，小到各个孔窍，其正常功能的实现无处不有气的升降出入。目为九窍之一，集五脏六腑精华，司辨色视物，《灵枢·大惑论》描述："五脏六腑之精气，皆上注于目而为之精……"可见目窍与五脏六腑生理上相互联系。仲景在《金匮要略·脏腑经络先后病脉证》言："四肢九窍，血脉相传，壅塞不通，为外皮肤所中也。"治当"勿令九窍闭塞"，亦可见眼与五脏六腑病理上相互影响。故若五脏气血精微充沛，阴阳和抟，气机通畅，则神光发越，光华远及。若有火、气、痰水、瘀血阻滞脉络，或脏腑气血、阴精、阳气不足均可导致气机升降不利而使玄府闭塞，神光发越障碍，视物不清。玄府作为中医眼科病机之名词，首见于《黄帝内经》，发挥于金元时期刘完素，其所著《素问玄机原病式》中言："……玄府者，无物不有……人之脏腑皮毛，肌肉筋膜，骨髓爪牙，至于世间万物，尽皆有之，乃气出入升降之道路门户也，人之眼、耳、鼻、舌、身、意、神，识能为用者，皆升降出入之通利也。有所闭塞者，不能为用也。若目无所见，耳无所闻……悉由热气怫郁，玄府闭密而致气液血脉，荣卫精神，不能升降出入故也。"

跟随中医眼科名家韦企平教授学习，韦教授提倡"局部-双眼-全身-心理-社会"诊疗思维模式，充分体现了眼与全身相关的整体观念。眼为视觉器官，在视觉的形成中，视神经是其重要的组织结构之一，眼底视神经纤维在视盘聚合呈束状穿过巩膜筛板而形成视神经，经眼眶后部视神经孔进入颅内，两侧视神经在蝶鞍上方会合形成视交叉，向后经视束、外侧膝状体、视放射，终于大脑枕叶皮质而形成视觉。视盘全称视神经盘，也叫视神经乳头，直径约1.5mm，是视网膜上视觉纤维汇集穿出眼球的部位，孔窍虽小却容纳视神经纤维及视网膜的中央动脉、静脉，在此常会因炎症、退变、缺血、压迫、外伤、中毒、脱髓鞘及遗传性疾病等原因而发生各种视神经疾病，最终导致视神经萎缩，造成视力减退和视野缺损，严重影响患者的生存质量。视神经萎缩属于中医"青盲"范畴，《诸病源候论·目病诸侯》中曰："青盲者，谓眼本无异，瞳子黑白分明，直不见物耳。"《证治准绳·杂病·七窍门》中谓："目内外并无障翳气色等病，只自不见者，是乃玄府幽邃之源郁遏，不得发此灵明耳。"韦教授对视神经萎缩有独到的理解，认为视神经萎缩的定义应涵盖两方面内容，既可以是疾病的最终结果也可以是病因尚未解除的病变过程，前者病程长，病理损害广泛，视功能丧失已呈不可逆，后者病程短，病理损害相对局限或正在进展中，只要及时发现病因有望控制病情或恢复一定的视力。结合视神经萎缩的致病原因及眼底的病理表现，根据该病的不同阶段学者认为该病有实证、虚证及虚实夹杂证的不同，实证常见于视神经萎缩的早期阶段，随着病程的延长虚证或虚实夹杂证为更多见。实证者为火、气、血、痰郁滞玄府；虚证者为气血、阴精、阳气不足。无论是实邪阻滞还是正气亏虚，均可导致气机不利，玄府郁闭。以下从该病的病因病机分析及治则治法方面进行阐述。

（一）病机

1. 实　火郁，常见于视神经萎缩的早期，火邪或由外而感，或自内而生。由外而感者常见外感六淫之邪所致，自内而生者常见或情志不舒，郁而化火，或恣食辛辣炙煿，痰火内蕴。清代医家何梦瑶《医碥》曰"六淫、七情皆足以致郁""肝经连目系"。郁火循肝经上灼目系而致目系枯萎。金元医家刘完素所倡导六气皆从火化，五志过极皆可化火，"目病属火"，张子和亦有"目不因火则不病"的主张。火郁来源于气机郁遏，费伯雄曰："凡郁病必先气病，气得流通，何郁之有？"气机何以被郁？国医大师李士懋教授认为一为邪气阻滞，二为七情所伤，三为正虚无力升降，致阳气郁而化火。根据《素问·六元正纪大论》"木郁达之，火郁发之"的指导思想，治疗火郁所致眼病应重视气机的升降，宣通疏利给郁火以出路，正如张介宾所讲："凡火所居，其有结聚敛伏，不宜蔽遏，故当因其势而解之、散之、升之、扬之，如开其窗，如揭其被，皆谓之发。"泻火之中佐以发散以去其壅塞，展布气机。《审视瑶函》亦云："与其闭门捉贼，不若开门待去之一法也。"

气郁，人体的脏腑、经络、形体、官窍都是气升降出入的场所。朱丹溪说："气血冲和，万病不生，一有怫郁，诸病生焉。故人身诸病，多生于郁。"六郁之中气郁为先，气郁一成，诸郁随生。临床常见的情志过极，忧思郁怒，首害脏腑气机。人体的气机升降出入功能是一个有机的整体，其中某一个脏器功能发生紊乱都会引起气机升降出入功能的整体性紊乱。五脏气机和调通畅才能使眼能明视万物，目为清窍而居上，故需得肝脾之性将精、血、清阳上奉，需得胆、胃之性以使浊阴下降，需得肺之宣发肃降以调气的升降出入，五脏六腑和调承制、无亢无害，如此才能血脉经络通畅。五脏之中目为肝窍，肝主疏泄，疏通畅达全身气机，气血和调则情志舒畅，若情志不舒则肝气郁结，阻滞于玄府致气机升降出入不利而使神光发越障碍，正如《灵枢·脉度》云："肝气通于目，肝和则目能辨五色矣……五脏不和则七窍不通。"

血瘀，血瘀或来源于气郁，或因外伤脉络受损。气血并行脉中，气为血之帅，血为气之母，血的正常运行有赖于气的推动与固摄功能的协调。在导致视神经萎缩的常见疾病前部缺血性视神经病变中即后睫状动脉循环障碍造成视神经乳头供血不足所致，情志不畅为常见诱因，自身的组织结构特点加之高血压、动脉硬化、糖尿病、高脂血症、高黏血症是该病的发病基础。瘀血阻滞脉络，血行不畅，"血不利则为水"，故早期眼底常可见视盘的水肿，水肿加重阻滞而使气血不能顺畅供应目系，故使目系逐渐萎缩。"阳化气，阴成形"，若欲血脉通畅，必得阳气的温养、疏通与推动，故血瘀亦当重视气机的条畅。

痰阻亦是导致气机不利、玄府闭塞原因之一，若平素情绪不畅，而导致肝郁，肝木克伐脾土，脾虚运化失常，水谷不化，痰浊内生；或因嗜食辛辣厚味而酿生湿热痰浊，痰湿之邪随精微入血脉，然痰为阴邪，其性重浊黏腻，致血行涩滞迟缓，阻塞脉道及玄府，故使玄府闭塞神光遮蔽。正如朱丹溪的六郁论提到"气郁而生湿，湿滞而生热，热郁而生痰，痰滞而血不行，血不行而食不化"，亦如《黄帝内经》所言："百病皆生于气也。"

2. 虚　虚者不外阴阳气血不足，阴血为物质，阳气为功能，相互依存，相互制约，互根互用。目之所以能明视万物，物质和功能缺一不可。"阴血精亏""肝藏血""肝受血而能视"。《审视瑶函》言："夫目之有血，为养目之源，充和则有生发长养之功，而目不病，少有亏滞，目病生矣。"《灵枢·大惑论》中描述"五脏六腑之精气，皆上注于目而为之精。"肾主骨生髓，目系属脑，《医林改错》云："精汁之清者，化而为髓，由脊骨上行入脑，名曰脑髓……两目即脑汁所生，两目系如线，长于脑，所见之物归于脑。"《审视瑶函》说："真精者，乃先后二天元气所化之精汁，先起于肾，次施于胆，而后及乎瞳神也。凡此数者，一有所损，目病生矣。"故肾精充足则目视精明，肾精不足则肝升无源，所以玄府若无实邪闭塞，而气血精微不足亦无以升降出入，神光则无以发越。

清阳气损或为清阳生成不足，或为阳气耗伤太甚。《素问·阴阳应象大论》云："清阳出上窍，浊阴出下窍。"清阳来源于中焦脾胃，脾胃健则水谷化，清阳升，浊阴降，若因饮食不节伤及脾胃，则中焦不能化生清阳；若因劳伤过度或久病失养而耗伤元气，则如《素问·生气通天论》所述："阳气者，烦劳则张，精绝，辟积于夏，使人煎厥。目盲不可以视，耳闭不可以听，溃溃乎若坏都，汩汩乎不可止。"若上窍失去清阳的充养，则目系枯萎，神光发越障碍，视物不清。

虚实夹杂证亦是临床常见的证候。

（二）治则治法

在"五脏元真通畅人即安和"理论的指导下治疗视神经萎缩当调气机、复升降、开玄府。

调肝脾以恢复气机升降，五脏气机肝木主升，肺金主降，心火下降，肾水上升，似四维之轮，脾为中土，居升浮降沉之中，为大气升降的枢轴。目为肝之窍，肝木喜条达而恶抑郁，情志不舒，木郁土壅，脾土受克于肝木，中轴旋转不利，则脾不能升清，胃不能降浊，清阳不能上充于清窍，反致浊阴壅塞，则目不明。代表方剂为《太平惠民和剂局方》的逍遥散为基础方，该方疏肝解郁、健脾和营，具有从肝郁、血虚、脾虚三个环节调整脏腑功能。韦氏眼科认为逍遥散加减在眼科极为常用，可谓左辅右弼之方，并化裁自制"韦氏逍遥散验方"用于外感热病后或七情内伤，肝失调达所致的青盲。若有火郁则加用牡丹皮、栀子，牡丹皮清血中伏热，栀子散三焦火邪，清透宣发而无冰伏之弊；或合用栀子豉汤、升降散，其可透达郁热，行气解郁，推陈致新，恢复气机升降；若有瘀血则合用桃红四物汤；若气郁甚则合用半夏厚朴汤；若有痰浊瘀阻则选用石菖蒲、远志祛痰开窍，方中常加用防风、木贼、葛根、蝉蜕等风药，风药在此具有能散、能行、能通、可动的特点，在气机升降中也具有开宣升达之作用。庞赞襄先生提出："眼底病虽有实证、虚证之分，但多为因郁致病，实证为因郁而滞，虚证为因郁而致虚，凡性急之人，肝必抑郁，郁久生热，湿与热合，蕴结于脾，使精气受损，而目暗不明。眼底病者，盲而不见，日久不视，渴望复明，焉不郁耶！故眼底病多从郁治，郁结热邪清散，脉络通畅，目得所养，则目明矣。"

施针刺以疏通经络气血。《灵枢·邪气脏腑病形》云："十二经脉，三百六十五络，其血气皆上于面而走空窍，其精阳气上走于目而为睛……""眼通五脏，气贯五轮"。通过针刺穴位，振奋气血，疏通经络，解郁开窍。常选用穴位睛明、承泣、球后、太阳、攒竹、目窗、风池、翳明、头部视区等。《审视瑶函》提到："……既导之后，随即补之，使病目者，气血无伤害之弊，庶可称通权达变之良医矣。"气血精是眼能明视万物的物质基础，所以在调达气机、疏通开导之后即注重滋养肝血、健脾益气、填补肾精。如《景岳全书》所论："凡人之气血犹源泉也，盛则流畅，少则壅滞。"充沛的物质基础是功能的重要保障。亦如明代医家楼英《医学纲目》所说："血盛能使玄府通利而目明，血虚使玄府无以出入升降而昏。"

五脏六腑、血脉经络、三焦腠理，元真之气守其常度，畅通无阻，人则平安无病，若有郁滞壅塞，气机阻滞，则变生多种疾病。所以张仲景提出的"五脏元真通畅人即安和"，不仅是人体保持健康状态的基本条件，也是治疗疾病要遵循的重要法理。

八、气机升降理论在中医眼科疾病中的指导

（一）气机升降的概述

中医学认为"气"是宇宙中最基本的一种物质元素，是宇宙及天地万物的本原，是保命全形的关键物质，是生命活动的物质基础。气的运动即为气机，升降出入是气运动的四种基本形式，是生命活动的重要表现。

中国古代"气一元论"的哲学思想是其基础。"气一元论"认为，气是构成世界的本原物质。"气一元论"、天人相应观对中医学的形成及发展产生了重要影响。春秋战国时期"气"作为哲学概念逐步形成。《黄帝内经》思想全面借用"气一元论"的理论表述生命现象。东汉王充《论衡》创立"元气学说"，认为"万物之生，皆禀元气"，认为人体之气是不断运动着的活力很强的精微物质，它流行全身，无处不有，是人体生命活动发生发展变化的动力。气无时不在，无器不有，其小无内，其大无外。大到人体的五脏六腑，小到各个孔窍，其正常功能的实现无处不有气的升降出入。人体生命之气的运行与天地自然之气的运行息息相关，从而形成了天人相应的整体观。正如《素问·六微旨大论》曰："出入废则神机化灭，升降息则气立孤危，故非出入无以生长壮老已，非升降则无以生长化藏。是以升降出入，无器不有。"千百年来名医大家对此不断地补充应用，比如张仲景的《伤寒杂病论》中虽未言升降，但六经之病的论治之中皆蕴有升降之理。金元时期的刘河间，更是将玄府理论应用于眼科，阐述气机出入升降之理以解释眼病的病机；金代医家张元素对升降理论的贡献在于以升降研究药物之性，并在《医学启源》中详述了药物的升降沉浮，提出应用药物当掌握药物在体内的作用趋势，他的药类法象将常用的105味药分为五类，风生升，热浮长，湿化成，燥降收，寒沉藏，成为临床用药的指南；其弟子李东垣亦非常重视升降理论及其运用，重视脾胃的升降枢纽作用，强调阳气升发，潜降阴火，权衡升降，创制的著名方剂补中益气汤、升阳散火汤等。同时期的朱丹溪认为阴升阳降之中，阳常有余，阴常不足，故主张在平素应保持阴津的充足，还强调以升降之法治疗六郁之病，《丹溪心法》中提出："气血冲和，万病不生，一有怫郁，诸病生焉。"气机"结聚而不得发越也，当升者不得升，当降者不得降，当变化不得变化，此为传化失常，六郁之病见矣"，从而创制越鞠丸，方中升中有降，

降中有升，畅通气机，对后世的气机不畅的多种疾病都有指导意义。清代医家叶天士在《临证指南医案》中提出："纳食主胃，运化主脾，脾宜升则健，胃宜降则和""太阴湿土，得阳始运，阳明胃土，得阴自安。以脾喜刚燥，胃喜柔润也，仲景急下存阴，其治在胃，东垣大升阳气，其治在脾"。这些名言警语，一直指导着后世的临床。清代医家唐大烈主持的《吴医汇讲》中言："此升降出入四字，为一生之橐龠，百病之纲领。"气机升降理论无论在内科疾病还是在温病中都非常重视，清朝著名医家杨栗山的升降散，（蝉蜕、僵蚕、姜黄、大黄）药味虽少，蕴含升降的大法，在温病及内科杂病的治疗中都可见到非常好的疗效；张锡纯创制了一系列的升降方剂，如升陷汤、镇肝熄风汤等，都是大家非常熟悉的；新中国成立后著名的已故名老中医蒲辅周先生重视通降胃气，通利窍机，透达邪气，亦是重视升降理论在临床应用的典范，等等如此不胜枚举。

气机与气化之间的关系：正常情况下，气的升与降、出与入，保持着相对平衡。气化是指由于气机而产生的新陈代谢，即物质代谢和能量代谢的过程称之为气化。在这一过程中，既有有形物质向气的转化，又有气向有形物质的转化。气的运动引起了自然界万物的不断变化，气的运动是产生气化的前提；而自然界中的一切变化，既是气运动的结果，又是气运动的具体体现。

（二）以脏腑为核心的气机升降

1. 五脏六腑气机特点

（1）肝：主藏血，主疏泄，肝属风木之脏，性升发，胆为中精之腑，性通泄。肝为刚脏，肝血为体，肝气为用，肝血充沛，肝气柔和，升而不散。肝喜条达而恶抑郁，肝气升发不郁不亢，则情志舒畅，纳化、疏泄正常，气血调和。肝胆表里相合，升降相宜，畅达气血，疏利三焦，调和情志。

（2）脾：脾主运化，主升清，胃主受纳，主降浊，两者同居中州，担负着气机升降之枢轴的重要责任。黄元御《四圣心源》耳目根原及目病根原中提到："清阳上达，则七窍空明，浊阴上逆，则五官晦塞，晦则不睹，塞则不闻，明则善视，空则善听……清升浊降，全赖乎土。水木随己土左升，则阴化而为清阳，火金随戊土右降，则阳化而为浊阴。"脾胃升降有度，出入有序，使机体与外界环境不断进行新陈代谢。

（3）肺：主气司呼吸，主宣发肃降，为气机的重要调节器官。又是三焦水道之上源。宣发是向外散达，肃降是向内向下收敛。阴阳转化，寒来暑往，秋收冬藏，肺的肃降，收敛作用为接下来的肾的收藏做准备。

（4）肾：五脏之中肾位最下，属水，主藏精，寄寓命门之火，主纳气。为水火之宅，阴阳水火之间有升有降。升者有三，一者肾之精气上达化髓充脑，灌髓海，濡空窍，聪耳明目；两者肾气气化将下降之津液清者上归于肺布散全身，浊者由膀胱排出体外；三者肾水上承，与心火相交，使心火不亢。

（5）心：心主神明，心主血脉，诸脉属目。从升降的角度来看心为阳脏，位居上焦。心火下蛰于肾，以资肾阳，使肾水不寒，肾水得火而升；肾水上奉于心，以资心阴，使心阳不亢，心火得水而降，心肾以三焦为通路，上下相交，水火既济。肾水充足，则火藏于水中，龙雷不升。肾阳含心下降之阳，肾水得阳气的蒸腾，精气布散全身，滋养人体各部组织器官。

五脏气机升降不是孤立的，相互之间是密切联系的，在相互联系间形成了机体气化活动的整体性。心肾的水火升降是升降的根本，脾胃的升降是升降的枢纽，肺肝为外轮，肝主升发，性喜条达，内寓相火，其气左升；肺主肃降，其气右降。脏腑之间的升降相互交织，互相牵制。使全身的气机调畅，上下内外周流不休。从而保持了人体生命的勃勃生机。

肝升肺降则气机调畅，气血循环贯通。心主血，肾藏精，精血互相滋生，心肾之间升降有序，则阴与阳，精与神，水与火之间协调平衡。肝藏血，心行之，心肝之间升降正常，则精神情志舒畅，血液运藏有序。肺为水之上源，肾为主水之脏，肺为呼气之主，肾为纳气之根，肺肾之间升降协调，则呼吸和力，水道通畅。肝藏血，肾藏精，肝之疏泄与肾之闭藏升降正常，则精血渗灌，藏泄适度。心主血，肺主气，心肺之间升降正常则气血相依，运行不息。气为血之帅，血为气之母，气行则血行，气滞则血瘀。脾主升清，胃主降浊，脾胃升降有度，出入有序，使机体与外界环境不断进行新陈代谢。肝与脾，肝脾同主升，相辅相成，脾为阴土，得木而达，肝木升而不及则脾土难升，肝木升发太过则横逆犯脾土。脾血以濡肝体，使肝木调畅升达而不过亢。还有脏腑自身亦有升降比如肺的宣发与肃降，肾的潜藏与升腾，胆的升降，胆气之降表现在胆泌精汁，助胃消化，胆气之升表现在少阳春升之气，胆气春升，则余脏从之；相火寄居于胆，布于三焦升腾布化，温煦周身。

《素问·六微旨大论》云："升降出入四者之有，而贵常首，反常则灾害至矣。"清阳之气不能上充，后天之精不能归藏，水谷难以进入，废浊不能排出，脏腑气血壅塞，表里内外闭阻则疾病生成；《素问·六微旨大论》继续说道:"死生之机,升降而已。"

外感六淫,内伤七情,饮食劳倦,年老等都可导致阴阳失衡,气机升降失常。如果脏腑气机失常又会带给眼睛什么样的病理变化呢?《四圣心源》中谈到:"官窍者,神气之门户也。清阳上升,则七窍空灵,浊阴上逆,则五官滞塞。清升浊降,一定之位。人之少壮,清升而浊降,故上虚而下实,人之衰老,清陷而浊逆,故下虚而上实。"

(三) 脏腑气机失调与眼病的关系

1. 理论基础　《灵枢·大惑论》描述:"五藏六府之精气,皆上注于目而为之精。精之窠为眼,骨之精为瞳子,筋之精为黑眼,血之精为络,其窠气之精为白眼,肌肉之精为约束,裹撷筋骨血气之精,而与脉并为系。上属于脑,后出于项中。"眼有主视万物,别黑白,审短长,辨颜色等功能,这段经典论述不仅表明了五脏六腑的精气和眼睛的密切关系,还表明了视觉与大脑的关系,从而也为后世中医眼科的五轮辨证奠定了基础。所以眼在生理上与五脏六腑的生理功能相互联系,病理上相互影响。我们具体来看,五脏六腑器官孔窍均有气的升降出入,金元时期刘完素将气的门户"玄府"引入中医眼科解释病机,所著《素问玄机原病式》言:"……玄府者,无物不有……人之脏腑皮毛,肌肉筋膜,骨髓爪牙,至于世间万物,尽皆有之,乃气出入升降之道路门户也,人之眼、耳、鼻、舌、身、意、神,识能为用者,皆升降出入之通利也。有所闭塞者,不能为用也。若目无所见,耳无所闻……悉由热气怫郁,玄府闭密而致气液血脉,荣卫精神,不能升降出入故也。"

医圣张仲景在《金匮要略·脏腑经络先后病脉证》中指出"五脏元真通畅人即安和",即指五脏六腑、血脉经络、三焦腠理,元真之气守其常度,畅通无阻,人则平安无病,若有郁滞壅塞,气机阻滞,则变生多种疾病。目集五脏六腑精华,司辨色视物,若气血精微充沛,阴阳和抟,气机通畅,则神光发越,光华远及。若有火、气、痰、瘀阻滞脉络,或气血、阴精、阳气不足均可导致气机升降不利而使玄府闭塞,神光发越障碍,视物不清。

(1) 肝:"肝开窍于目""肝主藏血""肝经上连目系""肝之液为泪""肝气和则目能辨色视物"。若肝气失调则可导致升而不及的肝郁,或升而太过的亢逆。窍是气血津液流通的通道,在这里也是神光发越之处,窍道最喜通利而恶闭塞,一有瘀滞则神光发越受阻,导致神光泯灭,视物不清或不见。《黄帝内经·五脏生成》云:"人卧血归于肝,肝受血而能视。"

保持肝的功能正常则目视精明。如果过度用眼则为"久视伤肝血",若熬夜则为"血不归藏于肝",若不能调畅情志则气机不调,郁而化火伤阴等,诸如这些都会导致肝阴、肝血不足从而视物不清,常见的有眼干、眼涩、视物昏花等主症,还可伴见有口苦、口干、急躁或抑郁等兼症。肝在表对应黑睛角膜,在眼底对应视网膜、视神经,如果肝郁化火,循经上扰目窍,在外会出现黑睛疾病,在内出现暴盲。逍遥散及丹栀逍遥散是眼科常用的方剂。逍遥散中的柴胡、薄荷助肝升发,当归、白芍养肝血,以补肝体;白术、茯苓健脾以防肝木克伐脾土,丹皮、栀子清肝的郁热。

(2)脾:如果脾不升清则目昏,如益气聪明汤(黄芪、党参、蔓荆子、黄柏、赤芍、升麻、葛根),以健脾益气升清以充养清窍,使耳聪目明;脾在水液代谢中发挥着重要作用,"诸湿肿满,皆属于脾",眼底视网膜的水肿、黄斑的水肿、渗出等症多与脾功能失常有关,所以五苓散、参苓白术散健脾渗湿;脾可维系组织器官的位置,如果脾失其升,则脏腑易出现下垂,眼部则以上睑下垂为主要表现,庞赞襄先生的培土健肌汤则是以健脾为主要的治疗思路。

(3)肺:宣发与肃降相反相成,如果肺失宣降,则气失和降,在早期的外感热病肺卫阶段常见有白睛红赤、水肿、畏光流泪、眵多黄白等症状,尤其是在儿童上呼吸道疾病的过程中,眼部白睛的症状是非常典型的,所以在白睛疾病中风热犯肺常是疾病的早期证型,而银翘散、桑菊饮则是常用的方剂之。重者可用泻肺饮。

(4)肾:若先天禀赋不足,后天劳伤、衰老都是导致肾精不足的原因。肾精不充,肾气不足,髓海空虚则目无所见,或阴虚相火妄动引发多种水轮疾患,所以诸多眼底疾病诸如黄斑变性、视网膜变性及一些眼底疾病的晚期阶段,治疗起来多重视肾精的补充。临床上常用的杞菊地黄丸、明目地黄丸、金匮肾气丸、石斛夜光丸、封髓丹等都是补益肝肾明目,封潜肾精之意。

(5)心:水火的偏胜偏衰会导致水火不济也就是临床常见的心肾不交的现象,可见上焦官窍出现眼干、口干、红赤、疼痛、眼底脉络出血等火性炎上的表现,失眠、烦躁等火扰心神的表现。在下常有腰膝酸软、肢冷等。常用六味地黄丸、交泰丸等。

(四)气机失调的治疗法则

1. 燮理升降是治疗气机升降失调的基本原则　谨守病机,各司其属。在顾靖远的《顾氏医镜》中有:"升降者,病机之最要也。"升为春气,有散之之义，降为秋气，有敛之之义。阳气下陷，泄痢不止，宜升阳益气，因湿洞泻，宜升阳除湿；滞下不休，宜升阳解毒，开胃除热，郁火内伏，宜升阳散火、肝木郁于地中，以致少腹作胀作痛，宜升阳调气，此病之宜升之类也。阴虚则火无制，火因上炎。其为症也，为咳为嗽，为多痰，为吐血衄血，为头痛齿疼，为眩晕眼花，为恶心呕吐，为口苦舌干，是为上盛下虚之候。宜用苏子、贝母、麦冬、白芍、竹茹、枇杷叶之属以降气，气降则火自降，而又益滋水添精之药，以救其本，则诸症自瘳，此病宜降之类也。设宜降而妄升，当升而反降，将使轻者变重，重者必毙矣。"

2. 气机理论指导的眼病用药特点　运用药物的升降浮沉之性，调治病理的升降失常之偏。《医源》云："吾人业医，必先参天地之阴阳升降，了然于心目间，而后以药性之阴阳，治人身之阴阳，药味之升降，调人身之升降，则人身之阴阳升降，自合于天地之阴阳升降矣。"从这段话中，我们理解为要了解自然阴阳的变化规律；要掌握药物的升降浮沉之性；要清楚患者的气机失常的情况。

自然的阴阳升降规律，春生夏长秋收冬藏，四时节气的更替对脏腑气机升降出入及药物的趋向有重要影响，"必先岁气，勿伐天和"，春夏养阳即养生养长，用药宜偏辛温、辛热、辛甘及诸风药之类以助阳气的升发；秋冬养阴即养收养藏，用药偏酸凉苦寒及淡渗之品，以助阳气的敛藏。如果深入探讨则是应用五运六气的理论来分析在一般规律情况下的每年特有的规律，五运六气都有五行的属性，体现了生长化收藏的象，具备天地之气升降出入的运动趋向。根据六经欲解时辨证用药，更好地实现阴阳的升降出入。药物的四气五味决定着药物的升降功能，药物的归经也体现了部分药物顺应脏腑之性而有升降的作用。

3. 眼科调理气机的常用方剂举例　逍遥散为疏肝理脾养血之方，清代医家费伯雄言："逍遥散，于调营扶土之中，用条达肝木、宣通胆气之法，最为解郁之善剂。"适用于以气郁为主，伴有脾虚及血虚之证的眼病患者，尤其是视神经疾病。以逍遥散为基础方，疏利气机，健脾养血，气郁得疏，气机升降有序，则玄府通利，脾健则生化有源、升清如常，血盛则濡养有力，气血充盈。有郁热者应用丹栀逍遥散。

小柴胡汤是《伤寒论》治疗少阳病的代表方子，少阳病的证候特点：①易经、腑同病；②易化火、易气郁；③易生水、生痰、生饮；④易兼太阳、阳明、太阴不和及心胆不宁。少阳主枢，人体的少阳就是胆和三焦。《素问·六节脏象论》云："凡十一脏取决于胆也。"三焦是水火气机的通道，是气化的场所，是元气之别使，内寄相火。人体少阳（胆和三焦）木气的展发，对肝气的疏泄，脾胃的升降，心气心阳的振作，肺气的宣降，肾气的藏泄，表气的布达，里气的疏通，能量的合成、输布和利用，情绪的稳定和舒畅，都有着调节、控制、激发、推动作用，现代用小柴胡汤和枢机，解郁热，达三焦，畅气机，攻补兼施，寒热同调，温而不燥，寒而不凝。热病用之可解热，郁证用之能解郁。配补药扶正以祛邪，合血分药行气以活血，配生津药解热以生津，合利水药行气以利水，配化痰药畅气以祛痰，合温阳药疏郁以通阳，配养阴药调气以育阴。

四逆散为疏肝理脾、透邪解郁之剂，《伤寒来苏集·伤寒附翼》言："四逆皆少阴枢机无主，升降不利所致。"适用于肝气不舒，手足逆冷，调气机，再复升降，升降有序，令气血得以上承眼目。

对于肝开窍于目来说，这三个方剂应用机会是很多的。

升降散：源自杨栗山的《伤寒瘟疫条辨》，将其列为治温15方之总方。蒲辅周先生对升降散倍加赞誉，国医大师薛伯寿更是将升降散应用得炉火纯青，效如桴鼓，薛教授认为灵活应用升降散可提高治疗外感热病及内伤杂病临床疗效，"僵蚕、蝉蜕，升阳中之清阳；姜黄、大黄，降阴中之浊阴，一升一降，内外通和，而杂气之流毒顿消矣。"薛教授认为风热邪毒、秽浊郁闭，影响脏腑之升降出入失常是升降散治疗外感热病和内伤杂病的病机要点。要在辨病辨证选方用药基础上合用升降散都是提高疗效的奥秘。临床应用70余症。诸症虽异，然病机则一，是调升降的名方，眼科用于热毒之邪壅塞玄府，导致玄府不通的眼病患者，常以小柴胡、丹栀逍遥散等为基础方配合应用，升清降浊，清利玄府，提高疗效。

升阳散火汤、升阳益胃汤、补中益气汤：此三方为李东垣治疗火郁之效方，简称"东垣三方"。方中升麻、葛根、防风、羌活、柴胡为风药以升举清阳，发散火郁，人参、甘草之甘调补中焦，白芍之酸以收敛防止发散太过而耗气伤阴。充分体现了升降的理念。眼科常在眼底疾病中应用诸风药用来升清阳，开目窍，祛风除湿，轻清灵动，以应目窍的至高之位。补中益气汤在临床最为常用，对于上睑下垂中气不足的患者用之有效。

益气聪明汤：是金元时期《东垣试效方》的著名方剂。具有补中气、升清阳、散风热之功效，善治中气不足、清阳不升而致风热上扰、头痛眩晕、内障初起、视物不清、耳鸣耳聋或齿痛等症。

封髓丹：由黄柏、砂仁、甘草组成。《医宗金鉴》有"封髓丹为固精之要药"赞语。清代医家郑钦安在临证中体会到："此一方不可轻视，余常亲身阅历，能治一切虚火上冲，牙疼、咳嗽、喘促、面肿、喉痹、耳肿、面赤、鼻塞、遗尿、滑精诸症，屡获奇效，实有出人意外、令人不解者。余仔细揣摩，而始知其制方之意重在调和水火也。至平至常，至神至妙，余经试之，愿诸公亦试之。"（见《医理真传》），学者在临床中感悟到很多患者常因虚火上炎导致眼病的上热下寒的寒热错杂、虚实互见之证，该方用起来真如古人所言。

气机升降学说，从动态角度出发，以阴阳五行为基础，以脏象为核心，高度概括了人体生命活动的形式。不仅是祖国医学理论的重要组成部分，而且对临床实践有非常重要的指导意义。

九、从《黄帝内经》养生观谈眼睛保健与防护

《黄帝内经》虽然是两千多年前的著作，却对现今的养生保健仍然起着重要的指导作用，接下来将从《黄帝内经》中上古之人之养生、眼病常见的致病原因及眼健康保健三个方面来进行阐释。

1. 上古之人之养生　《素问·上古天真论》岐伯对曰："上古之人，其知道者，法于阴阳，和于术数，食饮有节，起居有常，不妄作劳，故能形与神俱，而尽终其天年，度百岁乃去。"故上古之人养生遵循天道，守法自然；阴阳和平，生气通天；以神御气，以气化精。道即自然，遵守自然规律以养生；《黄帝阴符经》言："宇宙在乎手，万化生乎身。"宇宙运行千变万化，身手行动变化万千，人身即小宇宙，佛家言"一花一世界，一叶一菩提"，所以眼睛亦为宇宙的缩影，万事万物都应遵循天道，守法自然。一年四季春生夏长秋收冬藏，人当亦按此规律以生长壮老已，以生长化收藏。阴阳和平之人，眸子了然而美好，《素问·生气通天论》云："夫自古通天者，生之本，本于阴阳……其气九州、九窍、五脏、十二节，皆通乎天气……故圣人抟精神、服天气，而通神明。失之则内闭九窍……"圣人专一精神，聚精会神，则气血不乱和自然界的阴阳变化相统一，阴阳平和，如果违反了这一规律则会五脏之气不利，九窍不通。

人生三宝——精、气、神。《素问·脉要精微论》对眼睛的描述"夫精明者，所以视万物别白黑，审短长，以长为短，以白为黑。如是则精衰矣。"《灵枢·大惑论》云："五脏六腑之精气，皆上注于目而为之精。精之窠为眼，骨之精为瞳子，筋之精为黑眼，血之精为络，其窠气之精为白眼，肌肉之精为约束，裹撷筋骨血气之精，而与脉并为系。上属于脑，后出于项中。"此论述不仅说明了五脏六腑之精气与眼睛的关系，还阐明了眼与脑的关系，也为后世的五轮辨证法及八廓辨证法打下基础。气是构成

和维持生命活动的物质基础，来源于先天精气，水谷之谷气，呼吸吐纳之清气。气的升降出入维持着人体的基本生命活动。《素问·六微旨大论》中称："出入废则神机化灭，升降息则气立孤微……是以升降出入无器不有。"大到人体，小到器官孔窍，其功能无不体现着气的升降出入的顺畅，一有郁闭，则目无所见，耳无所闻。《素问·阴阳应象大论》言："神在天为风……在窍为目。"《道德经》言："五色令人目盲，五音令人耳聋""是以圣人为腹不为目，故去彼取此"。《素问·上古天真论》说："上古有真人者，提挈天地，把握阴阳，呼吸精气，独立守神，肌肉若一……中古之时，有至人者……积精全神，游行天地之间，视听八达之外。其次有圣人者……精神不散，亦可以百数。其次有贤人者，法则天地，像似日月。"《素问·痹论篇》说："……静则神藏，燥则消亡。"《素问·上古天真论》强调："恬淡虚无，真气从之，精神内守，病安从来。"目既为传神之灵窍，又为耗散精气神之门户，所以目前手机、电脑、网络给人们带来生活便利的同时，也以其鲜艳的色彩、大量的信息而冲击着人们的眼睛，轻则伤形，伤津耗液，使眼目干涩，重则伤神，激荡欲望，迷乱神志，精神涣散，故常有报道在长时间玩手机的情况下出现突然失明或猝死。所以应该节制用眼的时间以积精全神，保命全形。

2. 眼病常见的致病原因　分析眼病常见的诱发原因为久视、过劳、熬夜、情志、饮食、外感、年龄等。《素问·金匮真言论》云："开窍于目，藏精于肝。"《素问·宣明五气篇》说：五脏化液"肝为泪"，五劳所伤"久视伤血"。所以久视者伤耗肝血肝阴及泪液，而出现双目干涩、视物不清；《素问·五脏生成篇》云："人卧血归于肝，肝受血而能视，足受血而能步，掌受血而能握，指受血而能摄。"肝主藏血，肝主疏泄。经常熬夜或久患失眠之人，则使肝血不得充养而出现视物不清，双目干涩，肝的疏泄功能失常而出现气机的逆乱、情志的失调及胆汁的疏泄失常，所以眼病患者常有急躁易怒或忧郁焦虑，口干口苦之症。《灵枢·脉度篇》云："肝气通于目，肝和则目能辨五色矣。"《灵枢·经脉》云："肝经连目系。"《素问·天元纪大论》云："人有五脏化五气，以生喜怒思忧恐。"故情志异常将使气机逆乱，升降出入不畅，神光发越障碍而使视物不清。《素问·生气通天论》中言："阳气者，烦劳则张，精绝，……目盲不可以视，耳闭不可以听，溃溃乎若坏都，汩汩乎不可止。"《素问·举痛论》云"劳则气耗……"，过劳包括劳心、劳力、房劳，"精脱者耳聋，气脱者目不明"。《素问·阴阳应象大论》云："清阳出上窍，浊阴出下窍……"《四圣心源·目病根源》云："目病者，清阳之上衰也。"眼为九窍之一，位居于上，故需清阳之充养，清阳来源于中焦脾胃化生，饮食不节会伤害脾胃功能，使脾不能升清，胃不能降浊，清阳不能上升以荣养，浊气不能下降反上蒙而导致清窍被蒙，视物不清。风寒暑湿燥火本为天之六气，伤害人体则为六淫，《素问·刺法论》云："正气存内，邪不可干。"《素问·评热病论》云："邪之所凑，其气必虚。"《素问·百病始生篇》云："虚邪之风，与其身形，两虚相得，乃客其形。"故使人体正气充沛，则邪不能伤人。

3. 眼健康保健　所以应当如何进行眼睛的保健呢？《素问·阴阳应象大论》云："夫上古圣人之教下也，皆谓之虚邪贼风，避之有时，恬惔虚无，真气从之，精神内守，病安从来。"《审视瑶函》云："内则清心寡欲，外则惜视缄光。"心清则火熄，欲寡则水生，惜视则目不劳，缄光则膏常润，故脏腑之病不生，眼目之患不起。

十、浅谈养血祛风法在外障眼病中的应用

外障与内障是眼科特有的辨证方法之一，凡是胞睑、两眦、白睛、黑睛部位的病变，均属于外障眼病范畴，发病原因多为六淫外袭，或遭受外伤所致，一般来说，外障眼病多属有余之证，所以临床上多应用疏风清热、泻火解毒等方法。然而对于一些久治不愈的外障眼病应用养血祛风法会收到很好疗效，诸如睑弦赤烂、目劄、胞轮振跳等，初期多为感受六淫外邪，若失治、误治，使邪气留于体内，耗气伤血，而使病情迁延难愈，此时若单纯祛风则因风药之燥烈之性更伤气血，气血不足，则无力驱邪外出，单纯补益又易犯闭门留寇之弊，只有养血祛风并用才能收到很好效果。

（一）典型医案

例1：患者张某，女性，40岁，十年前患目病，每到夏天炎热之时发作，目痒难忍，用手反复揉擦以致目睛红赤，胞睑皮肤肥厚粗糙，亦不解痒，甚者将双眼浸泡于冷水之中以减轻症状，多年来一直用氯霉素、泼尼松眼水，但初期有效，以后逐年加重，对此已不敏感。患者素来体弱，平日偶有头晕、心悸，月经量少色淡，不规律，舌质淡，苔白，脉细弱，辨证为血虚生风，血虚为本，风胜为标，采用养血祛风法。处方如下：当归12g，川芎10g，生地15g，白芍10g，防风10g，薄荷6g，连翘10g，紫河车粉6g（冲服）。每到夏天来临之前服3～5剂，患者近4年来未发作过。

例2：患者杨某，女性，36岁，3年前感眼边痒甚，白屑附着于睫毛，睑缘皮肤肥厚，粗糙如橘皮状，发作无时，时轻时重，曾用红霉素眼膏涂眼，效果不理想。患者面白、唇淡，偶有头晕，舌质淡，苔薄白，脉细弱，辨证为血虚生风，采用养血祛风、滋阴润燥法，处方如下：当归15g，川芎10g，生地15g，赤白芍各10g，防风10g，荆芥10g，银花10g，花粉15g，麦冬10g，菊花10g。水煎服，日1剂，用第三煎的药汁淋洗患眼，15剂后治愈，胞睑皮肤恢复原状。

（二）体会

中医治病注重整体观念和辨证论治，眼为人体的视觉器官，全赖五脏六腑之精气上荣，才能维持其正常功能，气血虚弱，卫外不固，常招致外邪入侵，正不敌邪，邪气留恋又损正气，单纯依靠局部用药显然不能根治。古代医家对于血虚生风的认识比较深刻，如《原机启微》在治疗七情五贼劳役饥饱所致的睛珠疼痛，黑睛溃陷久不修复，或眼睑无力，常欲垂闭等，提出了当归养荣汤，为四物汤加羌活、防风、白芷，以补血养血、祛风止痛。七情五贼劳役饥饱重伤脾胃，而脾胃为多气多血之所，脾胃受伤，气血亦病，血虚不能养睛故引发多种眼疾。《原机启微》中的著名方剂除风益损汤，为四物汤加防风、藁本、前胡，对于外伤性眼病，络伤出血，气血受损易招致邪风侵袭者，用之可促进瘀血吸收，帮助伤口愈合，减少并发症的发生。《审视瑶函》里分析胞轮振跳时，其病机为血虚生风，目不待人开合而自牵拽振跳，血虚为本，风胜为标，所以拟以当归活血饮，以四物补血为主，羌活、防风等祛风为辅，常收到明显疗效。《银海精微》中的止泪补肝散则是以四物汤为基础加蒺藜、木贼、防风、夏枯草来治疗肝虚流泪，迎风则泪出不止，临床中用于泪道不完全性阻塞的流泪及老年人因泪小管周围肌肉松弛，收缩无力，虹吸减弱而泪道通畅的流泪，亦可与黄芪、党参等补气药配伍应用。近代的《眼科证治经验》中的四物退翳汤，以四物为主加入退翳之蝉蜕、木贼草、谷精草、密蒙花，对于黑睛星翳渐愈，翳膜初结，遮掩黑睛者，用之甚好，黑睛毫无血络供养，为少气少血之地，故在治疗黑睛疾病时，应及早应用活血药物，既可消除血热壅滞，又可增加黑睛血供，黑睛得以气血之濡养而利于病变向愈，瘢痕减薄。古人云："治风先治血，血行风自灭。"所以对于外障眼病不能仅仅依靠局部用药，久治不愈的患者采用中药进行全身调理，会收到理想效果。

十一、失眠与眼疲劳

眼疲劳是眼科常见病，其致病原因复杂，是眼睛局部的、全身的、还有心理因素相互交织所造成而表现在眼部的一组综合征，视疲劳综合征的临床表现多种多样，但客观检查阳性体征较少，患者症状常有眼干涩、酸胀、疼痛、怕风、流泪、视物不能持久、甚至伴有头痛、眩晕、恶心、胃部不适、急躁、心悸、失眠等，与干眼症常相伴而生。失眠即中医所讲的不寐，是指经常不能获得正常睡眠而言，轻者入寐困难，或寐而不酣，时寐时醒，醒后不能再寐，严重者可整夜不能入寐，失眠既是视疲劳重症的一个症状，也是导致视疲劳的一个原因，它们在临床之中相互影响、密不可分。现代医学对两者没有较好治疗方法。

祖国医学认为，眼的视瞻功能与五脏六腑均有关系，但与肝最为密切，《素问·金匮真言论》云："东方青色，入通于肝，开窍于目，藏精于肝。"视疲劳在古代又称之为肝劳，为劳损伤肝引起的虚损之证，《素问·宣明五气篇》说"五劳所伤，久视伤血，久卧伤气，久坐伤肉，久立伤骨，久行伤筋"，皆因劳逸不当、气血筋骨活动失调而引起，《灵枢·脉度篇》亦云"肝气通于目，肝和则目能辨五色矣"，又云"故人卧血归于肝，肝受血而能视……"，所以，肝有充盈之血可载，气血冲和条达，肝中之血在气的推动下上行目中，目得血养，视瞻万物。如果不能应天时而睡卧，或入寐艰难，或寐后易醒，或多梦纷纭，辗转反侧，都会使血不能入归于肝，而肝血亏虚，目的视瞻功能亦受到影响。故视疲劳的病机多为肝血不足，目失濡养。

根据视疲劳与失眠的轻重程度、病程长短及其他兼症情况，在临床上常分为五种类型：肝气郁结型者应疏肝理气解郁；肝经郁热型应疏肝解郁清热；心肝脾虚型应健脾养心、养肝生血；肝肾阴虚型应补益肝肾，养血宁神；心胆气虚型应补肝益胆、安神定志。

肝气郁结型：主要表现为稍用目力则眼球酸痛、畏光流泪、精神抑郁、情绪不宁、多疑善虑、不喜与人接触，甚则不明原因常暗自垂泪、不思饮食，或食之无味，入睡之前辗转反侧，心绪烦乱，久不能寐，舌质淡红，苔薄，脉弦。本证思虑劳倦太过，情志不遂，导致肝气郁结，肝郁抑脾，生化乏源，心失所养，神失所藏，而致郁郁寡欢，闷闷不乐。气机郁滞，血行不畅，目失濡养，故不能久视。方药选用逍遥散加味。

肝经郁热型：表现为眼球酸痛、突胀感、灼热、热泪频流，先有精神抑郁，后感急躁忧愤，潮热、盗汗、失眠，女性则表现为月经色红质稠，大便黏腻不爽，小便黄赤，舌质红，苔薄黄腻，脉弦细数。本证多因恼怒伤肝，肝失条达，气郁化火，上扰心神而不寐，情志忧思郁结，气机不舒，久则化热，热郁伏于内不易发泄，而成急躁忧愤，小便黄赤等症，但又因热郁于内耗气烁血，则逐渐体力衰退而出现潮热、盗汗等虚热证候。方药选用丹栀逍遥散加味。

心肝脾虚型：主要表现为头目眩晕、消瘦、乏力、不能久视，不能视细小之物，否则目珠痛、眼眶痛、前额空痛，目欲垂闭不喜睁开，失眠健忘，多梦易醒，妇女多有经少、经淡、经闭等症，舌质淡苔薄，脉细弱。本证因过用目力耗伤肝血，或久病之人气血俱虚，或产后失血失于调养。心主血，肝藏血，脾为气血生化之源，血不养心，则神不守舍，故多梦易醒；气血亏虚不能上奉于脑，清阳不升，故头晕目眩；脾失健运，气血生化乏源，则消瘦乏力；肝无可藏之血，故不耐久视。方药选用归脾汤加味

肝肾阴虚型：表现为双眼干涩疼痛，目珠内陷，午后尤甚，心烦不寐，头晕耳鸣，五心烦热，舌质红，脉弦细而数。本证脏阴不足，营阴暗耗，阴精虚少不能濡养于目，故双眼干涩疼痛，精血不能充养于目，故目珠内陷；阴亏则虚阳上浮，故见头晕耳鸣；阴血亏耗，心神失养，阴虚生热，虚热扰神，则心悸少寐而烦躁，舌质红，脉弦细而数亦为阴虚有热之象。方药选用一贯煎加味。

心胆气虚型：主要表现为不能看尖锐的东西，如笔尖、钉子之类，否则如有物将刺伤自己的胆怯感觉，亦有不能看与自己对话的人的眼睛，否则头晕、恶心，心悸，临床上往往还伴有失眠多梦，易惊醒，胆怯心悸，遇事善惊，气短倦怠，舌质淡或暗，脉弦细或滑。本证体弱心胆素虚，善惊易恐，夜寐不宁，易有因受到惊吓、情志刺激、情绪紧张而致，胆本为中正之官，主决断，心为五脏六腑之大主，神明之府。《诸病源候论·五脏六腑病诸候》云："胆气不足，其气上溢而口苦，善太息，呕宿汁，心下澹澹，如人将捕之。"心虚则心神不安，胆虚则善惊易恐，方药以温胆汤、酸枣仁汤加减。

中医学认为，眼的视瞻功能与五脏六腑均有关系，但与肝最为密切；不寐原因很多，但不外乎虚实两种，正如《景岳全书·不寐》中说："不寐证虽病有不一，然惟知邪正二字则尽之矣，盖寐本乎阴，神其主也，神安则寐，神不安则不寐，其所以不安者，一由邪气之扰，一由营气之不足耳。"人不仅是自然人，而且还是社会人，随社会竞争的不断加强，生活

节奏紧张、失调，各种人群都面临着很大的压力，失眠人数逐渐增多，这些压力多来自学习、工作、家庭等方面，致使思虑劳倦太过，伤及心脾，心阴暗耗，心火上炎，脾伤则食少纳呆，化源不足，营血亏虚，不能上奉；五志过极，抑郁寡欢，愤怒暴悖，致肝失调达，气郁不舒，而肝血不足是失眠和视疲劳的主要原因，三者相互影响，失治则易形成恶性循环，加重症状。故在临床中注重养肝血，以养血疏肝、健脾清心为此类患者的治疗大法。肝血得养，神宁魂安，夜能安寐，肝血充沛则目视精明，正因于此在治疗现代临床常见的因失眠所致视疲劳中收到了较好疗效。

典型医案1：患者王某，女，32岁，2015年7月5日就诊。双眼酸痛，不能胜任目前工作，伴有头昏、善太息、饮食无味、失眠，情绪低落，经追问病史得知其工作环境中因不能很好地处理人际关系，致使昼夜思虑，夜不能寐，舌质淡，苔薄，脉弦细弱。处方如下：当归12g，白芍10g，柴胡10g，茯苓15g，白术10g，枳壳10g，菊花10g，酸枣仁10g，夜交藤15g，甘草6g。二、三诊稍作加减，共服药三周而痊愈。

按语：治疗疾病当注重追问病史，力求找到根本的致病原因，尤其是眼病与肝关系密切，不良的情绪状况会导致肝的功能发生变化，再根据病程长短，患者的兼症，舌脉表现，而推断病位、病性。本例患者是典型肝气郁结型，肝气郁结不能条达舒畅，疏泄无能，故其性消沉；木不疏土，故饮食乏味；气血生化无源，肝血不足，而有头昏、目不能久视。当寐之时，血归于肝，然辗转反侧，肝血不充，神不守舍，而致失眠。故采用逍遥散加味，当归、白芍养血柔肝，茯苓、白术健脾补中，柴胡、枳壳疏肝理气，菊花清肝明目引药上行，亦有解郁之功能，酸枣仁、夜交藤养肝安神。全方理法严密，配伍精当而收到较好疗效。

典型医案2：患者54岁，女性，2016年3月就诊。双眼灼热疼痛，胀闷不舒月余，晨起较轻，下午尤甚，眼科检查未见明显器质性病变，故而诊断视疲劳，伴急躁易怒，失眠，表现为入睡困难，心绪烦乱，心中懊恼。患者近半年来亦有因家事不遂所致的明显的情志刺激史，舌质淡红，苔薄黄腻，脉弦细数。处方：牡丹皮10g，栀子10g，当归12g，白芍10g，柴胡10g，茯苓15g，白术10g，薄荷6g，夏枯草15g，淡豆豉6g，酸枣仁10g，夜交藤15g，甘草6g。本方应用十余剂而收全效。

按语：此处方实为丹栀逍遥散加栀子豉汤变化而来。患者年老，肝血不足，血虚固可生热，肝郁亦可化火，火热上扰心神而致上述主症，牡丹皮泻血中伏火，栀子泻三焦之火导热下行，栀子与豆豉相伍为张仲景清热除烦之经方。酸枣仁、栀子相配应用亦为施今墨先生治疗失眠的对药经验，当归、白芍、茯苓、白术养血柔肝，健脾补中，夜交藤甘平入心肝经，养心安神，夏枯草清肝火、散郁结、止目痛。全方配伍严谨而获显效。

十二、读《黄帝内经》谈阳气在眼病中的意义

人体阳气的生理病理早在《黄帝内经》中就有比较系统的认识。《素问·生气通天论》说"阳气者，若天与日，失其所，则折寿而不彰，故天运当以日光明"，突出指明了阳气的重要性。《素问·阴阳应象大论》中亦说"阳生阴长，阳杀阴藏"，这里的"阳生阴长"是说明一切事物的生长功能，"阳杀阴藏"是说明一切事物的收敛功能。

从自然界来看，春夏的阳气旺盛，万物得以生长发育壮大，秋冬阳气衰减，万物亦随阳之衰减而伏藏甚至死亡。结合人体生理病理而言，阳气旺盛，可以促进消化吸收而化生阴精，故而体魄健壮；阳气衰减，吸收迟缓，则阴精的化生亦必导致减弱而体衰。"阳化气，阴成形"，"气"指的是气化功能，"形"指的是有形的物质，无形的气化功能生成有形的物质。阳气为人体生长、发育、繁殖之根源，《素问·上古天真论》说："女子七岁肾气盛，齿更发长；二七而天癸至，任脉通，太冲脉盛，月事以时下，故有子……，七七任脉虚，太冲脉衰少，天癸竭，地道不通，故形坏而无子也；丈夫八岁肾气实，发长齿更；二八肾气盛，天癸至，精气溢泻，阴阳和，故能有子……，八八天癸竭，精少，肾藏衰，形体皆极，则齿发去。"这里的肾气，实际上就是人体之阳气，它贯穿于人体生、长、壮、老、已的整个生命过程。阳气还是人体各脏腑组织、经脉发挥正常功能及精、血、津液输布的原动力，五脏六腑、十二经脉得阳气的激发而各行其职，共同维持人体的正常生理功能。人体的呼吸、语言、声音、耳能听、目能视、鼻能嗅、脑能思维及肢体运动、筋力的强弱，皆与阳气密切相关。《素问·阴阳应象大论》言"清阳出上窍，浊阴出下窍"，清阳是人体的清阳之气及体、泪、津液等轻清之物，对清窍具有温煦、卫护与濡养之功。眼为九窍之一，位居于上，得上升清阳之温煦、濡养与护卫而目精神明。若脏腑气机不利，则清阳不升，浊阴不降，清窍壅塞，神光遮蔽而视物昏蒙。李东垣更是从清阳立论治疗眼病，认为"耳、目、口、鼻为清气所奉于天……""清气不升，九窍为之不利"，清代黄元御《四圣心源》发四圣经典之精蕴，崇尚气化，认为"耳目者，清阳之门户也……清阳一败，体用皆亡，浊阴逆上，孔窍障塞，则熟视不睹泰山，静听不闻雷霆，

耳目之官废矣""目病者，清阳之上衰也"，故目窍的功能赖于清阳。《灵枢·邪气脏腑病形》言："十二经脉，三百六十五络，其血气皆上于面而走空窍，其精阳气上走于目而为睛。"人体的精血津液的化生、输布及代谢产物的传送与排泄，也全赖阳气的作用才能达到生化不息。《素问·生气通天论》说"阳者卫外而固也"，阳气布散于肌表，可以抗御外邪，所以邪气能够中人，皆因人体阳气不足所致。若人体阳气固密，在外则邪气无从入侵，在内则机体内脏精气平静不乱，从而维持了人体正常生理状态。

　　阳气如此重要，当重视补中培土以旺清阳生成之源。李东垣在《内外伤辨惑论·辨阴证阳证》说："夫元气、谷气、荣气、清气、生发诸阳上升之气，皆饮食入胃，谷气上行，胃气之异名，其实一也。"黄元御《四圣心源》耳目根原及目病根原中提到"清阳上达，则七窍空明，浊阴上逆，则五官晦塞，晦则不睹，塞则不闻，明则善视，空则善听……清升浊降，全赖于土。水木随己土左升，则阴化而为清阳，火金随戊土右降，则阳化而为浊阴。"心肺在上，在上者宜降；肝肾在下，在下者宜升，脾胃居中，通连上下，为升降的枢纽。脾胃为水谷之海，气血生化之源，后天之本，脾胃健则水谷得磨，清升浊降，清者上奉清窍，耳聪目明，浊者降泻于下，走于前后二阴。若脾胃虚弱，水谷不化精微，或脾失健运成痰饮积聚，或泛溢于上而蒙蔽清窍，或阻隔于中而障碍气机，或流于脉络阻塞脉道，均致清阳不升，清窍失养。《素问·阴阳应象大论》云："阴阳者，天地之道也……故清阳为天，浊阴为地，地气上为云，天气下为雨……"，清阳性升，则出上窍，发腠理，实四肢。然阴中有阳，阳中有阴，天地交感，故升中有降，降中有升。目为清窍而居上，故需得肝脾之性将精、血、清阳上奉，需得胆、胃之性以使浊阴下降，需得肺之宣发肃降以调气的升降出入，五脏六腑和调承制、无亢无害，如此才能血脉经络通畅。

　　避免阳气的消耗。《素问·生气通天论》曰："阳气者，烦劳则张，精绝，……目盲不可以视，耳闭不可以听，溃溃乎若坏都，汩汩乎不可止。"蒲辅周先生将"烦劳则张"解释为"阳虚"，一来烦劳则腠理开张，卫阳虚衰；二来烦劳伤阳则不能养神。《素问·生气通天论》曰"阳气者，精则养神，柔则养筋"，阳气旺，阳生阴长，阴精上奉，故养心神。阳虚，阳不生，阴不长，阴精不上奉而心火盛。故云"精绝，辟积于夏，使人煎厥"。其阳虚正是脾胃病之源，故云"形体劳役则脾病"。"夫脾胃不足，皆为血病，是阳气不足，阴气有余，故九窍不通"，李东垣总结为脾胃虚弱都是阳气不足造成的；阳不生，阴不长导致心火亢盛，血分火旺，不但灼伤阴血，而且心火还会上炎；阴盛于下则心火旺于上，甚则上热如火，下寒如冰；阳不生，阴不长，心火炎于上，九窍失养，故九窍不通利；对于眼目之病来分析，脾胃健，清阳生，升降有序，目窍得养。

重视预防和消除损阳的因素，始终保持人体阳气的充盛，在治疗疾病的各阶段中注意保护阳气，消除各种损阳因素，以达邪去正安的目的。避免医源性损伤阳气，医源性损阳主要指过度的使用寒凉药物，或汗、吐、下法，误治、失治及祛邪过度而损伤阳气。若失于及时的治疗，延误病机，也可能导致疾病的深入而损阳。因素有"目不因火不病"的理论，所以眼病治火是眼科治疗大法之一，且医界向有"投凉见害迟，投温见害速，投凉之害在日后，投温之害在日前。"而目前临床上常见的眼病更多的是表现出"寒热错杂"，所以用药方面不能一味过用寒凉，《格致余论》言："凡火盛者，不能骤用寒凉药，必用温散。"

临床观察最多见的激素依赖型的色素膜炎、过敏性结膜炎、干眼症现在均属于难治性疾病，临床中多应用清热解毒、清热祛风、养阴清热、清热凉血等方法，可见清热在眼病的治疗中占据很重要的地位，然而不效者亦多，当然一则源于本身是难治性眼病，二则不能正确认识阳气在疾病中的作用而忽略阳气的温补。我在临床跟随石守礼老师见石老治疗过敏性结膜炎应用小青龙汤，药物组成为麻黄、桂枝、白芍、干姜、细辛、半夏、甘草、五味子，以上这些药物均为温药，对于以打喷嚏、流鼻涕、眼痒、流泪为主要表现的过敏性结膜炎、鼻炎有很好的治疗效果。还有色素膜炎反复发作 3 年的患者，因服用大量激素及硫唑嘌呤后发烧，经应用抗生素后虽然不再发烧，但导致体毛全部脱落，经过调整中药，减清热解毒凉血的药物，加以巴戟天、菟丝子温和温阳药物，而使患者恢复正常，经半年后随访发现原一月必犯的疾病，已稳定半年未发作。所以重视阳气的温补在眼科的难治性疾病中不失为一种思路。

十三、学习《伤寒论》应用小柴胡汤加减治疗眼病

小柴胡汤为《伤寒论》中和解半表半里，少阳枢机不利的基础方，本方寒热并用，攻补兼施，温而不燥，寒而不凝，使胆腑气机条畅，三焦气机通达，水火升降，气通津布，而达调和的作用。此方不仅在内科应用广泛，眼科临床用小柴胡汤加减治疗多种眼病，亦屡获效验。

少阳病的特点为易经腑同病，易气郁易化火，易生痰、生饮、生水，易伴发太阳、阳明、太阴之气不和。少阳经证为少阳经气循行所过之处的

不适，如目赤、耳聋、胸胁苦闷，往来寒热。少阳腑证为口苦、咽干、目眩、心烦、喜呕，默默不欲饮食等。肝胆互为表里，是气机升降中重要的脏腑，气机通畅则气血调和，气机不利则易郁而化火，循经上扰，而目为肝窍，黑睛属肝，目系属肝，故气郁化火易导致眼病；少阳三焦，主持诸气，疏通水道，总司人体的气机和气化，元气根于肾，通过三焦而充沛布达周身，以激发、推动各个脏腑组织器官的功能活动。全身的津液代谢，虽由许多脏腑协同作用而完成，但必须以三焦水道通调，津液代谢方能维持正常，故眼部出现的水液积聚的情况，勿忘调治三焦。

"柴胡半斤，黄芩三两，人参三两，半夏半升（洗），炙甘草、生姜各三两（切），大枣十二枚（擘）。上七味，以水一斗二升，煮取六升，去滓，再煎取三升，温服一升，日三服。若胸中烦而不呕者，去半夏、人参，加栝蒌实一枚；若渴，去半夏，加人参，合前成四两半、栝蒌根四两；若腹中痛者，去黄芩，加芍药三两；若胁下痞硬，去大枣，加牡蛎四两；若心下悸，小便不利者，去黄芩，加茯苓四两；若不渴，外有微热者，去人参，加桂枝三两，温覆微汗愈；若咳者，去人参、大枣、生姜，加五味子半升，干姜二两。血弱气尽，腠理开，邪气因入，与正气相抟，结于胁下，正邪纷争，往来寒热，休作有时，默默不欲饮食。藏府相连，其痛必下，邪高痛下，故使呕也，小柴胡汤主之。"

方中柴胡"主心腹，去肠胃中结气，饮食积聚，寒热邪气，推陈致新"（《本经》），能透解邪热，疏达经气。黄芩"主诸热黄疸，肠澼，泄利，逐水，下血闭"（《本经》），能清泄邪热。邪在表者宜汗，在里者宜下，而少阳病是邪在半表半里之间，故既不可汗，又不可下，只能用柴胡透达少阳半表之邪，黄芩泄半里之热，二药相合，外解内清，经腑同治。在郝万山教授讲述的《伤寒论》中认为人参、大枣、甘草，此三味药相配伍，可将其看成半个理中汤，也可以将其看成半个四君子汤，因为少阳为阳气初生，为小阳，抗邪能力较弱，三药的应用可以扶助少阳正气以祛邪，再者少阳之邪容易内传太阴，故先安未受邪之地，以防传变。半夏"主伤寒，寒热，心下坚，下气……头眩胸张，咳逆肠鸣，止汗"（《本经》），有和胃降逆之功。生姜"味辛，温。主治胸满，咳逆上气"（《本经》），两味辛药，不仅疏达气郁，又可降逆止呕，还可化痰、消饮去水。诸药共奏和解少阳，疏利三焦，调达内外，清透邪热，益胃降逆，补津除饮之功。小柴胡汤的作用重点就是和解，通过疏导或调和的方法，恢复三焦通达，气机和畅，达到邪祛病解的目的。

本方在眼科的临床运用可治少阳目赤睛痛，目赤肿痛多为外邪侵袭，经脉不利，气血壅阻所致。《伤寒论》中即有"少阳中风，两耳无所闻，目赤，胸中满而烦者……"，此为邪热郁于少阳经，胆火上炎，清窍壅滞，用小柴胡汤酌加疏风清热之药，和解少阳，清利头目，调畅气机，则赤肿清散。亦可用于气虚胃弱，少阳升发无力，黑睛翳障，眼干不适等，病久多郁，病久多虚，眼病中的气郁和脾虚更为常见，气郁则易化火，故用柴芩解郁清热，参枣草健脾助运化，使精微能够循经荣养目窍；三者三焦失枢，玄府郁闭，湿邪留恋，视衣水肿，视物昏矇变形。因肝开窍于目，在眼科五轮辨证中，黑睛属风轮，内应于肝，在内五轮辨证中视神经及视网膜神经上皮层属肝。故黑睛疾患多从肝论治，初起的肝经风热，肝经郁热，疾病发展的肝胆火炽，久病导致的肝阴不足，肝血亏虚等。而视神经疾病则多为情志不畅，气郁化火，玄府郁闭，神光发越障碍，导致视物不清，然而气郁导致血瘀再致水肿常常是眼底视神经视网膜疾病常见的病理机制，故小柴胡汤加减应用机会较多。

现代由于生活节奏加快，工作压力大，饮食起居不规律，如饮食不节制，过食生冷或煎炒油炸之品，熬夜，或者干脆夜干通宵，白天睡觉，因而患者肝不得养，肝血肝阴不足，肝气不舒，肝阳上亢，于是出现眼病常伴见急躁易怒、失眠、盗汗、五心烦热、口苦或是神情淡漠，兴趣低下，悲伤欲哭。肝经连目系，肝气和则目能辨色视物，肝之液为泪，肝胆互为表里，故少阳枢机不利所引发的眼病均可从小柴胡汤加减来论治。

十四、试以李东垣"补脾胃、泻阴火、升阳气"理论组方治疗视网膜静脉阻塞黄斑囊样水肿

黄斑囊样水肿是视网膜静脉阻塞常见的并发症之一，严重者导致黄斑裂孔而影响中心视力，现代医学给予玻璃体腔注射抗VEGF药物治疗，有些患者能在短时间取得较明显的效果，然而远期疗效不显著，需要反复注射，从而加重了患者的经济及心理负担。视网膜静脉阻塞属于中医"络瘀暴盲"范畴，《金匮要略》水气病篇提出"血不利则为水"的著名论点，是临床治疗水肿的指导理论，临床中常常采用活血化瘀通脉配以健脾渗湿、泻肺利水、温阳利水的方法，然而患者情况复杂，眼病治疗见效很慢，往往舌脉表现无证可辨，加之该病病程较长，变化较多，甚至可以导致失明，是中西医颇感棘手的难题。读李东垣《脾胃论》中的"补脾胃泻

阴火升阳气"的理论，或可为此病的治疗开辟一条新的思路。

"夫脾胃不足，皆为血病，是阳气不足，阴气有余，故九窍不通……"《黄帝内经》云"形体劳役则脾病"，李东垣总结为脾胃虚弱都是阳气不足造成的；阳不生，阴不长导致心火亢盛，血分火旺，不但灼伤阴血，而且心火还会上炎；阴盛于下则心火旺于上，甚则上热如火，下寒如冰；阳不生，阴不长，九窍失养，故九窍不通利。

心主血脉，肝主藏血，营血与气共行脉中而无瘀滞，脉道和缓通畅，若气滞血瘀，若心火偏亢均会导致血溢脉外。心火亢的主要原因一是化源虚弱，营血供养不足，阳不生，阴不长，不能上奉，心失充养而心火亢盛；二是七情郁结，暗耗营血，导致营血不能涵养心火。现代医学认为视网膜静脉阻塞者年轻人发病多考虑炎性所致，而中老年发病多为血栓栓塞所致，与高血压、动脉硬化等全身情况有关。《黄帝内经》中提出"年四十而阴气自半"，人至中老年，阴液不足，阳无所制，《银海指南·肾经主病》认为本病"属相火上浮，水不能制"之病。由此可见该病所导致的眼底出血与"心火"有关，其性质有虚实之别，其并发症黄斑囊样水肿病机性质则与虚、湿、热相关。

根据李东垣的理论，应用补脾胃而养营血，泻心火以滋肾水，升阳气而利水湿，恰对该病的病机。尤其对于久病之人，病程较长，往往经过前期的清热凉血、养阴清热、疏肝解郁等方法，在应用凉药的过程中已伤及阳气，也许是导致后期黄斑囊样水肿不易消退的原因。李东垣"补脾胃泻阴火升阳汤"的药物组成为柴胡、炙甘草、黄芪、苍术、羌活、升麻、人参、黄芩、黄连、石膏，其中黄芪、人参、炙甘草补脾胃气虚，黄连、黄芩泻心火，柴胡、升麻升阳，苍术、羌活去其寒湿，风药以应肝之性升发阳气。李东垣谓："诸风药皆是风能胜湿也"，如柴胡、羌活、藁本、白芷、川芎、升麻、细辛、蔓荆子等，诸等风药不仅能够胜湿，还能生发阳气，使阳生阴长而阴精上奉，散火通窍，即有"火郁发之"之意，而近代中医眼科名家庞赞襄教授亦善用风药则是取其开玄府散郁结，能行能动、风能胜湿、通窍明目之意。

综观于此，学者在临床常组方为苍白术、茯苓健脾祛湿助运化；黄连泻心火以滋肾水；生地、玄参滋肾水清虚热；赤芍、牡丹皮、蒲黄、三七凉血活血通脉；柴胡、防风、木贼、羌活胜湿升发阳气，开玄府散郁结；车前子清肝利水明目。如果脾胃虚甚则加以参芪，年轻患者则加以四妙勇安汤以清热解毒凉血通脉。全方斡旋中焦，使心火下降、肾水滋生，肝气顺而升发，符合脏腑气机升降，患者久用亦不会有寒热偏性之弊，初步观察有较好的疗效，此思路应得益于东垣补脾胃泻阴火升阳气的理论基础。

十五、基于玄府学说指导干眼的治疗心得

干眼是指任何原因引起泪液质和量异常或动力学异常导致的泪膜稳定性下降,并伴有眼部不适,导致眼表组织病变为特征的多种疾病的总称。

干眼病因繁多,与视频工作时间过长,环境污染,角膜接触镜佩戴,女性内分泌影响及社会老龄化因素有关。患者主要表现为眼部干涩、畏光烧灼、视物模糊、视力波动、不适感、异物感和易疲劳等症状,是目前最为常见的眼表疾病。泪膜由脂质层、水样层和黏蛋白层组成。脂质层由睑板腺分泌,而睑板腺上既有雌激素受体又有雄激素受体,现代医学研究这些受体在睑板腺分泌方面可能起到了主要调节作用;水样层由主、副泪腺分泌;黏蛋白层由结膜杯状细胞、结膜和角膜上皮共同分泌。对干眼的分型细分为水液缺乏型、脂质异常型、黏蛋白异常型、泪液动力学异常型、混合型。治疗此病最常应用人工泪液点眼,以缓和干眼的痛苦;泪小点封闭,缝合颞侧睑裂,植入泪小管塞和腺体移植等手术治疗。然而此病病理过程复杂,不单是眼局部的病变,应与全身的神经内分泌状态密切相关,所以临床疗效不满意。

祖国医学认为干眼属于白涩症范畴,《审视瑶函》认为本病为神水将枯症。干眼虽为眼表疾病,但与整体有着密切的关系,从其生活、工作环境,情志状态整体考虑,现代人饮食不节,长时间电脑、手机前工作、娱乐,工作生活环境与自然环境差异较大,精神紧张,繁忙劳碌,从而导致人体五脏功能紊乱,清气当升不升,浊气当降不降,虚实夹杂,目珠津液不足故而眼干。导致津液不足的原因或由水液摄入不足,人体吸收不良,津液转输不利,流失过多而引起。临床常表现出眼干、灼热,烦躁抑郁,情绪低落等一系列局部及全身症状。根据"玄府学说"及"目病多郁论"治疗此病应调理五脏,清热、解郁、润目并用。刘完素云引《黄帝内经》曰:"出入废则神机化灭,升降息则气立孤危,故非出入,则无以生长壮老已;非升降,则无以生长化收藏,是以升降出入,无器不有",并指出"玄府者……乃气升降出入之门户也。"干眼所涉及的眼表组织中根据眼与脏腑经络的关系及五轮分属,胞睑属肉轮,为脾所主,睑板腺在胞睑中;角膜属风轮,为肝主;结膜属气轮,为肺主;血络属血轮,为心主;久病及水轮,为肾主。

五脏之中肝与眼关系最为密切。目为深藏于体内的肝脏和外界相通的

窍道，《素问·金匮真言论》曰："东方青色，入通于肝，开窍于目，藏精于肝。"泪为肝液，《素问·宣明五气》云"五脏化液……肝为泪"，《银海精微》明确提出"泪乃肝之液"，泪液有润泽目珠的作用，隋代巢元方《诸病源候论·目涩侯》分析为："目，肝之外候也……上液之道……其液竭者，则目涩"；肝主藏血，肝受血而能视，《素问·五脏生成篇》说"肝受血而能视"，肝主藏血，具有贮藏血液调节血量的功能，若肝血不足则视物不清；肝主疏泄，主调畅气机，肝的疏泄功能，包括生发透泄的作用，此作用可使全身气机舒畅，诸如食物消化与排泄，营养成分吸收与输送，气体交换与利用，血液循环与调节，神经活动与传导，激素的分泌与释放，水液的代谢与调节，都必须在肝气生发透泄的作用正常的前提下运行。肝气调和畅达于目，脏腑之精、血、津液才能源源不断上注于目；津液在目外为润泽之水，化为神水则为眼内充养之液，润泽之水少则干涩不适，充养之液少则视物不清。津液以水为主体，含有大量营养物质，是人体一切正常水液的总称，是构成人体和维持人体生命活动的基本物质。关于津液的生成、输布和排泄，是一个涉及多脏腑一系列生理活动的复杂生理过程，在《医略十三篇》中说"玄府者所以出津液也"，若玄府郁闭，气液不通，则津液不出，清窍失养，故眼干燥涩。而导致玄府郁闭的原因，如外感六淫、内伤七情、痰饮瘀血、饮食劳逸等均可致玄府郁闭不通，此为实证；或年老体弱、气血津液精不足而导致的玄府无以出入，此为虚证。

根据干眼患者的病因病机分析多为因劳瞻竭视，耗伤肝血津液，目珠无以滋润；精神紧张，气机不展，玄府郁闭，气液不行；郁滞日久更化热伤阴；而目为至高之清窍又易招致六淫之邪外袭。在临床实际中多种原因交织，病机复杂，故治疗当开玄府、散郁结、通彻气液，清热养血润目。《素问·六节藏象论》言："气和而生，津液相成，神乃自生。""和"是少阳枢机不利很重要的法则。所以干眼症的治疗当在玄府理论的指导下，清、解、润并用，气血兼调，故在临床上拟定了柴芩清解润目方治疗干眼取得较好疗效。

中西医眼部解剖名称对照

视衣　视网膜。
目系　视神经。
神膏　玻璃体。
神水　房水。
胞睑　眼睑。
白睛　球结膜，巩膜。
黑睛　角膜。
瞳神　瞳孔（狭义），瞳孔后的组织（广义）。

参考文献

[1] 廖品正. 中医眼科学 [M]. 上海：上海科学技术出版社，1986.

[2] 葛坚，王宁利. 眼科学 [M]. 第 3 版. 北京：人民卫生出版社，2020.

[3] 谢宁. 中医学基础（普通高等教育"十一五"国家级规划教材）[M]. 北京：中国中医药出版社，2011.

[4] 庞赞襄. 中医眼科临床实践 [M]. 石家庄：河北人民出版社，1976.

[5] 刘怀栋，张彬，魏素英. 庞赞襄中医眼科经验 [M]. 石家庄：河北科学技术出版社，1994.

[6] 石守礼. 眼底病的中医证治研究 [M]. 北京：中国科学技术出版社，1996.

[7] 李发枝. 李发枝方证辨证 [M]. 北京：人民卫生出版社，2021.

[8] 薛伯寿，薛燕星. 蒲辅周医学真传——外感热病传承心悟 [M]. 北京：人民卫生出版社，2015.

[9] 顾植山. 疫病钩沉（第 2 版）[M]. 北京：中国医药科技出版社，2015.

[10] 李士懋，田淑霄. 李士懋田淑霄医学全集 [M]. 北京：中国中医药出版社，2015.

[11] 刘景源. 刘景源温病学讲稿 [M]. 北京：人民卫生出版社，2008.

[12] 韦企平，孙艳红. 韦氏眼科 [M]. 北京：人民卫生出版社，2018.

[13] 李佃贵. 中医浊毒论 [M]. 北京：人民卫生出版社，2016.

[14] 李佃贵. 眼病浊毒论 [M]. 北京：中国中医药出版社，2020.

[15] 王明杰，罗再琼. 玄府学说 [M]. 北京：人民卫生出版社，2018.

[16] 寇华胜. 中医升降学 [M]. 南昌：江西科学技术出版社，1990.

[17] 苏颖. 五运六气概论 [M]. 北京：中国中医药出版社，2016.

[18] 郝万山. 郝万山伤寒论讲稿 [M]. 北京：人民卫生出版社，2008.

[19] 杨培增. 葡萄膜炎诊治概要 [M]. 北京：人民卫生出版社，2016.

[20] 彭清华. 全国中医眼科名家学术经验集 [M]. 北京：中国中医药出版社，2014.

[21] 刘家琦，李凤鸣. 实用眼科学 [M]. 第 2 版. 北京：人民卫生出版社，2006.

［22］灵枢经［M］.2012 年第 1 版.北京：人民卫生出版社，2020 年第 16 次印刷.

［23］黄帝内经素问［M］.2012 年第 1 版.北京：人民卫生出版社，2020 年第 18 次印刷.

［24］张仲景.金匮要略［M］.2005 年第 1 版.北京：人民卫生出版社，2016 年第 21 次印刷.

［25］张仲景.伤寒论［M］.2005 年第 1 版.北京：人民卫生出版社，2015 年第 23 次印刷.

［26］李东垣.脾胃论［M］.2005 年第 1 版.北京：人民卫生出版社，2014 年第 14 次印刷.

［27］王清任.医林改错［M］.2011 年第 1 版.北京：中国医药科技出版社，2011 年第 1 次印刷.

［28］刘完素.素问玄机原病式［M］.2019 年第 2 版.北京：中国医药科技出版社，2019 年第 1 次印刷.

［29］陈无择.三因司天方［M］.2019 年第 1 版.北京：中国医药科技出版社，2019 年第 1 次印刷.

后 记

随着临床的不断深入及对经典的再学习,越来越体会到中医理论的深刻内涵。人体是一小宇宙,与天地自然相感应,受外感六淫、内伤七情、饮食劳倦、外伤等影响而致病。人体心居上,肾居下,肝居左,肺居右,脾胃居中。肝体阴用阳,以升为顺,升肾之阴肝之血上奉清窍,以应春生,病当调肝以恢复其性,与胆为表里,经络相通,脏腑相应,主人体半表半里而为少阳之枢,病则当和解而非克伐;肺金清肃助心火下降以温肾水,中焦脾胃斡旋如轴。水谷、清气进入人体,经过腐熟、气化、运转等复杂的生理过程,营养物质被输送到全身各处,糟粕则经前后二阴及皮肤排出体外,故五脏六腑的疾病会带来整体的功能失调,顺各脏腑之性,使其和调,成为中医治病的基本思路。

中医眼科根植于内科而又有自己的独特之处,如五轮辨证、眼底脏腑辨证、内外障辨证等。在临证之时还需辨病与辨证相结合,根据中医基础理论进行理法分析,根据大法得出基本处方。重视兼症,兼症是眼科辨证中非常重要的信息点,如寐欠安、纳差、大便干、排泄不畅、头痛、急躁易怒、口干、口苦、腰膝酸软、五心烦热、耳鸣、自汗、盗汗等。在诸多兼症中学者更加重视饮食、二便及睡眠、纳食正常与否,以了解中焦脾胃运化、气机升降出入情况。保证正常的纳化是疗效的前提;夜寐是否安好以了解患者心肾是否相交、脏腑气血休养情况;二便是否通畅,以了解体内五脏情况,正如《素问·五脏别论》云"魄门亦为五脏使",大肠的正常排泄符合人体的升降出入,一旦不能正常排泄则代表体内的部分脏腑功能异常。根据兼症结合舌脉辨别眼病的表里、寒热、虚实。在选药时尽可能选用一药多效作用的药物,减少用药,减轻患者负担,如夜寐欠安、大便干燥则选用施今墨先生的对药柏子仁、酸枣仁,既可养心安神,又可润肠通便;如肝热上扰目赤肿痛,又有大便干燥者,则用决明子清肝明目通便等。

总之，中医经典理论是提高中医临床思维的指南，所以在临床中应不断地重温经典，使理论与实践相结合，以提高诊治疑难眼病的疗效。以上只是笔者的一些浅见，在今后的临床实践中还需不断地探索和总结。

陈小华

2023 年 12 月